POR AMOR A LA TIERRA

Elogios de los lectores de "Por Amor a la Tierra"

"Una lectura obligada para todos los agricultores y administradores de tierras. Nicole emplea una maravillosa combinación de experiencia personal, interesantes casos de estudio y ciencia basada en evidencias para mostrar cómo los sistemas de agricultura regenerativa pueden mejorar la productividad agrícola, reducir los costos de producción, mejorar la biodiversidad, generar resiliencia y mitigar sustancialmente la actual crisis existencial. Es realmente una solución en la que todos ganan al enfrentar los múltiples problemas de la agricultura actual."

-André Leu, Director Internacional, Regeneración Internacional, Embajador, IFOAM - Organics International

"Durante años, muchos de los que hemos participado en la agricultura regenerativa hemos promovido la conexión entre la salud del suelo, la salud de las plantas, la salud de los animales y la salud humana, ¡pero nadie los ha unido tal como lo hace Nicole en "Por Amor a la Tierra"!

Nos muestra a través de sus experiencias personales y las de agricultores, ganaderos, investigadores y profesionales médicos de todo el mundo que las respuestas están en la tierra. Una lectura provocadora que invita a la reflexión y que es una llamada a la acción para todos nosotros. ¡Recomiendo encarecidamente "Por Amor a la Tierra" a cualquier persona interesada en su salud, la salud de sus hijos y la salud de nuestro planeta!"

- Gabe Brown, Rancho Brown, Nourished by Nature

"William Gibson dijo una vez que "el futuro está aquí, solo que no está distribuido de manera uniforme". Nicole afirma con modestia que la información del libro no es un pensamiento nuevo, pero su resíntesis de las lecciones que ha aprendido en colaboración con los administradores de tierras regenerativas es nueva y poderosa. Comparte lúcidamente las lecciones aprendidas tanto por ella como sus socios agrícolas y ganaderos sobre las diferentes capas de suelo. Lo leo con asombro, sacando algo nuevo y útil en cada página.

Nicole escucha profundamente la tierra y las personas que la trabajan. Me sorprendió su humildad, su elegancia y la delicadeza que aporta a la gestión práctica de la tierra regenerativa. Es probable que la vida útil de las versiones

en papel de este libro sea corta, ya que rebotará en los salpicaderos de los camiones agrícolas y en las alforjas, y las manos trabajadoras lo leerán, releerán, marcarán y escribirán notas en él."

- ***Abe Collins***, Collins Grazing, Cofundador, Soil Carbon Coalition

"Comprender la complejidad y la sabiduría de la naturaleza se hace fácil de leer y entender gracias a esta experta mundial en suelos. Con el conocimiento que ella comparte, nos permite tomar acción con la confianza de que todos podemos marcar la diferencia, aunque solo sea por nuestra elección de alimentos."

-**Tim LaSalle, PhD.** Centro de Agricultura Regenerativa de la Universidad Estatal de California Chico; CEO del Instituto Rodale; Director Ejecutivo del Savory Center for Holistic Management.

"Nicole Masters abre esta maravillosa carta al mundo con la declaración "¡No soy normal!" A medida que experimentamos su apasionada llamada a la acción, nos sentimos cada vez más agradecidos de que esta alma única no haya nacido 'normal'. ¡Ella es una guerrera del suelo!

Con su estilo narrativo único, Nicole describe el defectuoso sistema actual de producción de alimentos que necesita una revisión urgente. Nos habla del trabajo heroico de los Regeneradores, quienes han aceptado este desafío, y proporciona un plan de juego pragmático e inspirador para aquellos que observamos este reto. Una lectura obligada para aquellos que buscan una receta sólida basada en la ciencia para un cambio significativo. Descubrirás que realmente es posible ser más rentable y más sostenible, sin sacrificios."

-**Graeme Sait**, CEO, Nutritech Solutions

"Que lo que sucede bajo nuestros pies no esté a la vista o en nuestra mente no es una excusa para ignorar lo que está sucediendo. Nicole Masters nos lleva a un recorrido subterráneo, presentándonos un elenco de personajes invisibles que determinan la productividad de la granja y la salubridad de los alimentos producidos. Nicole escribe tal como habla. Con un estilo colorido y sensato, aborda ideas complejas y desarrolla los conceptos sin simplificarlos."

-**Dave Pratt**, Fundador, Ranch Management Consultants

"Aprendemos mucho mejor y las ideas se nos "PEGAN" cuando se cuentan con historias. "Por Amor a la Tierra" es una lectura excelente y divertida, que le da a la tierra la esperanza de tener aire, agua y alimentos limpios y ricos en nutrientes."

*-**Gary Zimmer**, Autor, 'Advancing Biological Farming,' Midwestern BioAg*

"Este es un libro importante que llevará a los agricultores y ganaderos, agrónomos y científicos a prácticas regenerativas y nuevas formas de pensar. Nuestros sistemas globales de producción agrícola están frecuentemente en guerra con la salud de los ecosistemas y la madre naturaleza. En este libro, Nicole declara la paz con la naturaleza y nos proporciona la ciencia y las pautas para unirnos al movimiento de agricultura regenerativa al tiempo que aumentamos los beneficios."

*-**Terry McCosker,** Director, Resource Consulting Services, Carbon Link*

"¿Qué aspecto tiene un suelo sano? ¿Cómo determinamos el estado del suelo bajo nuestro cuidado, ya sea un rancho, granja, jardín o patio? Y, lo más importante, ¿cómo mejoramos su condición? Nicole Masters aborda estas preguntas con maestría en su libro Por Amor a la Tierra"

*-**Lill Erickson,** Director Ejecutivo, Western Sustainability Exchange*

"Por Amor a la Tierra logra captar la elegancia, la complejidad y el poder de la naturaleza. El conocimiento y la experiencia de Nicole nos descubren la regeneración biológica de los suelos y ecosistemas de este planeta.

Como ejemplo de soluciones, una de sus frases: "son los soportes estructurales y el modo de pensar actuales lo que nos ha metido en los aprietos a los que nos enfrentamos en la agricultura, y será necesario un cambio de razonamiento para descubrir soluciones a largo plazo". ¡Este libro describe y demuestra este cambio hacia prácticas lógicas, de sentido común y amigables con el ecosistema que lograrán esas soluciones tan necesarias!

Recomiendo este libro a todos para que logremos comprender cómo la vida ha dado forma a esta tierra y cómo podemos alinearnos con estos procesos para crear un futuro mejor para nosotros, nuestros descendientes y este planeta."

POR AMOR A LA TIERRA

- Dr David Johnson, Profesor Adjunto, California State University, Chico, Center for Regenerative Agriculture and Resilient Systems

"Nicole profundiza en el suelo y las redes de hongos que nos nutren. Ella nos ayuda a entender a las raíces, tallos, hojas, gusanos,... conceptos como micelio, luz solar, azúcar, oxígeno y carbono, y los entrelaza en este libro cautivador y esencial sobre la práctica y la sabiduría profunda de la agricultura regenerativa. Lectura imprescindible si queremos salvar la vida en el planeta."

- Gretel Ehrlich, Autor, *"The Solace of Open Spaces"*

Por Amor a la Tierra

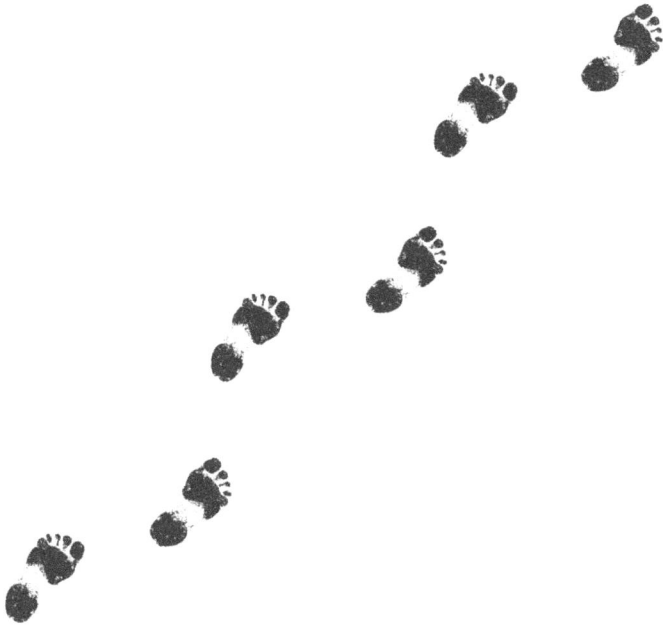

Estrategias para Regenerar Nuestros Sistemas de Producción de Alimentos

Nicole Masters

POR AMOR A LA TIERRA

Imágenes y fotografías interiores: Nicole Masters

Diseño de portada y diseño interior: Jeremy Masters

Concepto de la portada: Bryn Masters

Foto del autor: Laura Nelson

Traducción a Español: Javier Prieto Martínez (www.javierprieto.net)

Corrección de errores, edición y el uso de la ortografía neozelandesa son responsabilidad de la autora.

Publicado por primera vez en Nueva Zelanda en 2019 por Printable Reality: www.printablereality.com

Datos de catálogo de la publicación en la Biblioteca del Congreso: Masters, Nicole R.

Por Amor a la Tierra / Estrategias para Regenerar Nuestros Sistemas de Producción de Alimentos [por Nicole Masters}.

p.cm

Incluye referencias bibliográficas e índice.

ISBN 978-0-578-31609-3 (pbk)

1.Agricultura Sostenible 2. Restauración del Suelo 3. Agronomía I. Título.

PRINTABLEREALITY.com

Contenidos

POR AMOR A LA TIERRA

Prólogo
Doctora Gwen Grelet

Me convertí en ecologista de suelos molecular para comprender mejor las maravillas de la naturaleza. También me motivó el deseo de compartir ese conocimiento, para que todos pudiéramos ser administradores competentes de nuestro planeta. Sin embargo, en 2016 me sentía muy incómoda al ver la dirección que tomaba mi carrera. Había perdido mi pasión, alegría y sentido del logro. En un momento tan necesario, el método científico me estaba alejando del objetivo principal. Su enfoque reduccionista se alejaba y no tenía sentido para el mundo real. Su estrategia de evitar riesgos obliga a los científicos a permanecer dentro de la zona de confort, donde rara vez se encuentran los hermosos descubrimientos.

Cuando me propuse cambiar mi enfoque, descubrí la agricultura regenerativa, un movimiento que parecía abrazar por completo la complejidad y la fuerza vital de la naturaleza, trabajando para mejorar las sinergias entre todos los organismos vivos, incluidos los humanos. Estaba muy emocionada al descubrir los principios agrícolas que analizaban el sistema al completo. Era un marcado contraste con mi estilo anterior que simplemente trataba de aislar relaciones complejas en "unidades" aparentemente más manejables.

A medida que aprendía más y más, identifiqué a varios profesionales regenerativos a la vanguardia de esta innovación. Sabía instintivamente que para que cualquier investigación sobre agricultura regenerativa pudiera ofrecer un conocimiento profundo y relevante, necesitaba asociarme con ellos. Eso fue lo que me llevó a Nicole Masters.

Nicole fue una luz brillante en el movimiento de agricultura regenerativa en Nueva Zelanda. Simplemente ¡no podía seguir adelante sin tenerla a bordo!

Después de intentar durante meses contactar con Nicole, finalmente me inscribí en uno de sus talleres, decidida a (1) aprender más sobre su enfoque de la agricultura y (2) conocerla en persona. ¡No tenía ni idea de cómo mi modelo mental de la ecología del suelo se iba a ver totalmente desmantelado y reestructurado!

¿Cómo podría una persona abordar todo lo desconocido de la "caja negra" del suelo (es decir, las miríadas de organismos que viven bajo tierra, desconocidos, invisibles y, a menudo, ignorados por nosotros, las criaturas humanas de la superficie) con tanta confianza y, me atrevo a decir, casi una pizca de magia? ¿Cómo pudo ella?

Pasé la mayor parte del tiempo investigando bases de datos científicas para verificar lo que decía esta mujer y si sus historias estaban respaldadas por datos y estudios científicos confiables. Cada vez, los hechos respaldaban sus afirmaciones. Por supuesto, ¡esta mujer sabía de lo que estaba hablando! En cierto modo, la imagen completa que Nicole describía y divulgaba tan bellamente fue muy desafiante para mi mente académica, entrenada para discutir solo los hechos observados. ¡Sin embargo, lo encontré tan refrescante e inspirador...!

Más tarde, nos sentamos juntas para discutir las formas en que cada una abordábamos nuestra búsqueda de conocimiento y nuestro trabajo y la importancia de no solo reconocer los hechos. También exploramos cómo podemos gestionar las vulnerabilidades y las alegrías en lo que hacemos y esto también resultó ser una perspectiva refrescante en mi vida.

Mientras Nicole escribe este libro, estamos trabajando juntas en varios proyectos. Proyectos que se centran no solo en la ciencia de la agricultura regenerativa, sino también en la mentalidad, la cultura de las personas y las relaciones con su comunidad y la tierra.

Este libro es una compilación maravillosa del trabajo de su vida y una personificación asombrosa de los dones de Nicole: conecta la salud del suelo con el bienestar humano y ambiental en un universo amplio, desafiante y científicamente fundamentado. Se las arregla para dibujar una imagen inspiradora para el creciente número de personas, comunidades e iniciativas que hoy en día se están empoderando para regenerar nuestra conexión con la tierra y dar verdadero sentido a la gestión de nuestro planeta.

Este libro es una aventura hacia el futuro de la agricultura y la producción de alimentos. Disfruta del viaje.

Introducción

No soy normal.

La definición del diccionario de Oxford para 'normal' es: "Conforme a un estándar; usual, promedio, común, típico o esperado", incluyendo sinónimos como ordinario, convencional y fijo. Sí, soy buena sin ser normal. No tuve una infancia o adolescencia "normal", y estoy agradecida de haber tenido una vida totalmente distinta de las pesadas jornadas de trabajo completo (9 a 5). Más bien, disfruto de agradables compañeros de viaje con quien tengo agradables conversaciones, compartiendo historias sobre lo que los vecinos están haciendo. Lo que despierta mi curiosidad es descubrir más sobre lo que realmente es inspirador y las historias que merecen la pena. Probablemente no recordaré los nombres de sus hijos, lo siento. Sin embargo, dame los resultados de tus pruebas de suelo y recordaré esos datos en los próximos años.

Los agricultores, productores y ganaderos con los que trabajo tampoco son "normales". Son de mente abierta, de alto rendimiento, deseosos de desarrollar sus propias habilidades y asumir nuevos retos; y no les preocupa trabajar junto a mujeres educadas, motivadas y obstinadas, recibiendo consejos de ellas. Si el mercado es bueno, venderán todo su rebaño, dejarán crecer la hierba, ganarán algo de beneficio y luego se reaprovisionarán nuevamente un año después, cuando el mercado baje. Estos gestores son innovadores, investigadores prácticos, observadores, alquimistas y tomadores de riesgos calculados. Y abren un camino hacia un suelo más saludable, sobre el cual descansa nuestro futuro colectivo.

Las promesas de la Revolución Verde dan ahora sus frutos. La pérdida de suelo crece más allá de la capacidad que tiene para regenerarse, con impactos dramáticos en el medio ambiente, la densidad de nutrientes de los alimentos y la vida humana. Los científicos calculan que, en los últimos 40 años, hemos perdido casi un tercio de la tierra cultivable debido a la degradación y la erosión y es posible que nos queden tan solo 60 cosechas antes de una crisis catastrófica.[1] Entramos en una tormenta perfecta, con una creciente dependencia de fertilizantes y pesticidas, agravando los factores que destruyen el clima, menor resiliencia en los sistemas de producción de alimentos y peores resultados para la producción de alimentos. Esta disminución se está produciendo ahora que más que nunca necesitamos seguridad alimentaria. Sin embargo, en lugar de ver estos resultados como un desastre, ¡los veo como una oportunidad para llamar la atención de las personas sobre lo que no está funcionando e inspirar acciones para darle la vuelta a este proceso!

La ciencia brinda grandes avances en el conocimiento y su aporte es vital, sin embargo, el método científico es imperfecto cuando se trata de la naturaleza. Probar teorías científicamente en sistemas complejos, como los que se encuentran en la naturaleza, no es fácil ni económico. Comprender sistemas completos es un desafío. Si tuviéramos el presupuesto de Bayer, tendríamos mejores resultados en la salud del suelo, la reducción de carbono y los problemas de calidad del agua se reducirían más rápidamente. Pero la sociedad es adicta a las soluciones rápidas y a pensar en grandes proyectos. Es relativamente sencillo desarrollar y comercializar nuevas innovaciones técnicas: "Mira, qué brillante" o "Mira, este organismo modificado genéticamente brilla en la oscuridad" o "Mira este nuevo herbicida. ¡Puedes beberlo!"

Investigar y financiar buenas prácticas de gestión no es atractivo para las empresas que buscan crear productos comercializables. Lo que me fascina y me da la seguridad de que se avecina un cambio, ha sido presenciar los avances de la gente sobre el terreno. No son los productos "milagrosos", la investigación científica o los últimos dispositivos tecnológicos liderando el sector, sino que son los agricultores, ganaderos y agricultores los que están transformando la salud del suelo, utilizando aplicaciones prácticas que funcionan en el mundo real. Si esperamos que la ciencia proporcione las respuestas, nunca llegarán.

Soy una agro ecóloga, educadora y pensadora de sistemas con veinte años de experiencia trabajando en Australasia y América del Norte en lo que se llama "agricultura regenerativa", "agricultura biológica" o "agricultura holística". Este libro no sabe de etiquetas. Habla de los enfoques, herramientas y pensamiento necesarios para mejorar la salud del suelo y los ecosistemas, la calidad de los alimentos y la rentabilidad. Puedes llamarlo como quieras. Yo lo llamo sentido común.

En los años 70, la etiqueta "sustentable" (o "sostenible") se convirtió en sinónimo del movimiento ambientalista; los preocupados por las pruebas atómicas y el aumento de desechos, la contaminación y la destrucción de los ecosistemas. Puede traducirse literalmente como "mantener lo que tenemos", ¡lo que tampoco es una aspiración muy elevada! El uso moderno del término sostenible se ha convertido en "greenwashing", es decir, un lavado de imagen por parte de las empresas químicas, por lo que la palabra ahora se usa para representar negocios convencionales. Cualquier objetivo que se establezca para sostener sistemas degenerativos o extractivos, se queda corto para lo que es urgente hacer hoy.

A los que promueven la agricultura regenerativa se les pide que definan qué significa el término "agricultura regenerativa" y cómo se puede medir y, en última instancia, certificar. Definir un proceso completo, con principios que lleven a mejorar la función del ecosistema actual, tiene pros y contras. Una definición clara es útil para los científicos, las agencias de financiación, los consumidores y los especialistas en marketing, para ayudar a difundir la comprensión y promover el enfoque. Para mí, la agricultura regenerativa exige términos en torno a la integridad, la restauración de los ciclos naturales y la transparencia de los sistemas de producción de alimentos. El término "regenerar" incluye ideas como: renovar, restaurar, crecer y dar nueva vida. Cualquier definición de regenerativo, por lo tanto, requiere que sepamos dónde están nuestros puntos de partida. ¿Está reconstruyendo, restaurando y trayendo vida con más fuerza a su tierra cada temporada? Esto también significa que los objetivos para medir el éxito son eficaces.

Este impulso de definir y etiquetar la agricultura regenerativa reduce los principios y prácticas generales a un conjunto objetivos estancos, y esto me preocupa porque ponen freno a la innovación. Personalmente, estoy interesada en cómo podremos seguir expandiendo y transformando las capacidades de los paisajes y las personas en este mundo en evolución.

También he estado reflexionando sobre cómo comunicar un término que englobe a los grupos de personas que cultivan alimentos y otros productos. Los términos habituales son: productores, operadores, gerentes, empresas y cría de animales y plantas. Todas estas describen el "hacer": control, finanzas, maquinaria y masculinidad. No me malinterpretes, amo lo masculino y amo lo femenino, y ambos son necesarios en los sistemas alimentarios. Sin embargo, necesitamos una nueva forma de comunicarnos sobre la agricultura, que no se centre en el control, la dominación y la propiedad de los recursos. Este pensamiento es el que nos ha llevado a la crisis agrícola actual. Los nuevos agricultores son adaptables, flexibles y sinérgicos[1], y se ven a sí mismos como cuidadores activos, custodios, administradores o colaboradores. Todos estos términos describen el "ser", y son estas formas de ser las que resultan en acciones sobre el terreno.

Usar etiquetas y términos ayuda a resumir y comunicar rápidamente ideas complejas. Para mayor facilidad, en este libro voy a utilizar el término "regenerativo" y "regeneradores" para describir la mentalidad y las acciones de los agricultores, ganaderos y productores, que están devolviendo una nueva vida vibrante a sus tierras.

Casi todos los que viven y trabajan en la tierra se ven a sí mismos como administradores. La mayoría desea dejar un legado de valor por todos los esfuerzos durante su vida. Pueden sentir frustración o decepción cuando este legado se queda corto debido al aumento de recursos usados, plagas, malezas, degeneración de la calidad del agua y la consiguiente disminución de la rentabilidad. Yo veo potencial en estos sueños incumplidos, la diferencia entre lo que se compromete a hacer y sus acciones sobre el terreno. Para mí, al trabajar con personas sobre el terreno, observar cada palabra y prueba real, forma parte de un viaje sin destino final.

En este libro, comparto lo que inspiró y permitió a estos innovadores e intrépidos regeneradores, a salirse de los comportamientos rurales convencionales y las recompensas que dicho valor ha cosechado. Estos productores de alimentos están esforzándose cada vez más en imitar a los sistemas naturales. Al hacer esto, están creando sistemas de producción de alimentos con una dependencia reducida de recursos externos. Enfocados en imitar los sistemas naturales, son recompensados con ciclos de nutrientes, carbono y agua más eficientes, mejor salud vegetal y animal, densidad de nutrientes, estrés reducido y, en última instancia, mayor rentabilidad. También compartiré contigo algunos campos minados o problemas a evitar.

A menudo me piden que escriba un libro sobre el suelo "para tontos", lo siento pero este libro no es así . No hay nada tonto en la agricultura, la ganadería o el suelo. De hecho, aquellos que trabajan con la tierra son algunos de los equipos más inteligentes, más capaces y con talentos múltiples que encontrará jamás. ¿Dónde podrías encontrar a un mecánico, un veterinario, un contable, un constructor, un carnicero, un cocinero, un comercial..., todo en uno? Lo que le deja poco tiempo para leer, lo comprendo, pero por favor, quédese conmigo, porque dentro de estas páginas hay oro, para ustedes y para la salud de nuestros ecosistemas.

---

[1] Un efecto sinérgico es aquel en el que el todo es mayor que la suma de sus partes.

En 1996, fui a la universidad para estudiar Ecología y convertirme en una investigadora del gran tiburón blanco, pero en lugar de eso "descubrí" la ciencia del suelo. Lo que más me cautivó no fueron los principios científicos, sino preguntarme, ¡¿por qué no hay más fanáticos o *frikis* del suelo?! Si está interesado en la calidad del agua, la seguridad alimentaria, los bancos de pesca, el cambio climático, los alimentos y la salud humana, realmente debe interesarse por la salud del suelo. En la raíz de todos estos grandes y complejos problemas, conocidos también como "problemas retorcidos", está nuestra relación con el suelo. Ahora bien, para algunos, conceptos como "cambio climático" pueden provocar dolores de cabeza, ¿mi consejo? Toma lo que necesites y desecha lo que no.

Hay un mundo entero bajo nuestros pies, pidiendo ser explorado. Es un mundo que se ha ignorado y se ha mantenido fuera de la vista hasta hace poco. Estamos gastando billones, tratando de llegar a Marte o descubriendo vida en otros planetas, cuando apenas comprendemos la vida que tenemos en la Tierra. Se invierten grandes cantidades en buscar cómo comunicarse con la vida extraterrestre, cuando aún tenemos que descifrar el lenguaje de los delfines y los chimpancés, ¡y de los microbios del suelo! El suelo no ofrece el mismo atractivo que ofrece el lanzamiento de un gran cohete al espacio (bueno ... para la mayoría de la gente) ... lo entiendo. Es difícil para la mayoría de las personas emocionarse con algo invisible a simple vista. Los microbios del suelo son pequeños y es difícil imaginar el impacto dramático que lo invisible puede tener en todo el planeta. Hasta que vea su propio suelo a través de un microscopio, los microbios del suelo parecen un cuento de hadas y poco más que un acto de fe.

Las prácticas agrícolas modernas, surgidas durante la Revolución Verde, aportan un gran avance en la producción, aunque son "pan para hoy, pero hambre para mañana". Los costos para el medio ambiente y la pérdida de suelo y carbono del suelo no se han tenido en cuenta durante mucho tiempo, y ahora los cobradores de deudas están llamando a la puerta. Las numerosas "soluciones" que ofrecen los proveedores de productos químicos para paliar estas consecuencias son a menudo reacciones a los síntomas. Los desafíos requieren acciones y pensamiento proactivo. En estas páginas, investigaremos cómo abordar los problemas de raíz, consiguiendo un medio ambiente más saludable; reduciendo eficazmente la necesidad de fertilizantes, herbicidas, pesticidas o fungicidas. También mostraré cómo los productos químicos son una peligrosa rueda, requiriendo cada vez más producto, con una resiliencia y una rentabilidad decrecientes.

Todos los que cultivan alimentos están experimentando crecientes presiones globales, mientras luchan contra los costos crecientes, los mercados desfavorables y las variaciones climáticas. Ahora más que nunca, la agricultura debe considerar el sistema completo y devolver el poder y las ganancias a las manos de los productores. Las comunidades rurales tienen la sensación de que la economía y el medio ambiente son malos compañeros. Estas preocupaciones son infundadas. Los regeneradores, que son los protagonistas de este libro, están demostrando los beneficios de trabajar en sincronía con la naturaleza. Estos productores representan un pequeño ejemplo de un gran movimiento global y de rápido crecimiento.

Este libro nace del deseo de comunicar y compartir mis procesos de coaching, qué busco y cómo clasifico mis acciones. Hablar de la salud del suelo no es la única forma. Mi objetivo es desmitificar un proceso identificando factores que facilitan la producción, el rendimiento y descubrir puntos de apalancamiento. Así como la naturaleza no usa un martillo para corregir los desequilibrios, veremos cómo "acariciar nuestros sistemas", usando la menor presión posible, produce mejores y mayores respuestas en el suelo y las plantas. En estas páginas, leerá lo posible y gratificante que puede ser el viaje hacia la salud del suelo, la resiliencia y el cultivo de alimentos nutritivos y cómo usted también puede regenerar su suelo.

Las personas son las que aportan la "cultura" en la agricultura. Este libro incluye historias de productores, muchos de los cuales cultivan alimentos en los entornos más extremos y pintorescos del mundo, lo que los llevó a cambiar su forma de pensar. Algunas de las cosas que les mostraré pueden ser de ganaderos, cultivadores y agricultores, que pertenecen a diferentes ecosistemas al suyo, trabajando con diferentes cultivos o animales. Los invito a dejar a un lado cualquier temor como, "sus terrenos son más fáciles, o esto no se aplica a mí". He llevado a ganaderos montañeses a visitar tierras de cultivo en Australia Occidental, a agricultores a visitar las instalaciones de compostaje o a viticultores para ver cultivos en estaciones de ganado ovino. Lo que todas estas empresas tienen en común es el suelo, y le sorprendería saber cómo una perspectiva diferente puede enseñarle una valiosa lección.

La información contenida en este libro no es un pensamiento nuevo; La gente ha estado trabajando y escribiendo sobre prácticas regenerativas durante siglos. Es revelador leer los trabajos de autores y agricultores que creían firmemente de que somos parte de la naturaleza, que entendieron que la observación es clave y vieron cómo los microbios y el humus son el pegamento que mantiene unida a la sociedad. A principios del siglo XX, muchos autores, como Louis Bromfield, Newman Turner, Rudolf Steiner, Lady Eve Balfour, Aldo Leopold y otros, han expresado su preocupación por la industrialización de los alimentos; temores tan válidos hoy como hace 100 años.

Como escribió una vez el elocuente Aldo Leopold: "Abusamos de la tierra porque la vemos como una mercancía que nos pertenece. Cuando vemos la tierra como una comunidad a la que pertenecemos, podemos comenzar a usarla con amor y respeto". Los agricultores pioneros sobre los que escribieron estos autores estaban produciendo mejores rendimientos y alimentos de mayor calidad, al tiempo que cuidaban la salud del suelo. Hechos que han quedado sólo en recuerdos. No estoy proponiendo que retrocedamos en el tiempo, pero lo que tenemos hoy es una mejor comprensión de la ciencia detrás de lo que estos innovadores estaban descubriendo en el campo.

Me apasionan los métodos que ayudan a reducir el uso de productos químicos, pero no soy fundamentalista. Mi objetivo es llegar a la raíz de por qué se requieren productos químicos en un proyecto determinado. En mi empresa, Integrity Soils, trabajamos con productores que han estado tratando a sus plantas y animales durante décadas de manera económicamente ineficaz. Al abordar las causas fundamentales, podemos ahorrar costosas y, a menudo, innecesarias, facturas de productos químicos, convirtiéndonos en parte de la solución a los problemas.

En 2009, reuní a destacados científicos y regeneradores, en la primera Conferencia sobre el Carbono del Suelo en Nueva Zelanda, para discutir y compartir investigaciones y experiencias del mundo real desde un enfoque de "los suelos primero". Fuimos objeto de un ataque sostenido en los periódicos rurales, con editores y agrónomos argumentando que no había "ciencia probada" detrás de un enfoque en mejorar la salud del suelo y reducir los insumos de manera rentable. Curiosamente, los términos "ciencia probada" o "pseudociencia" fueron acuñados por primera vez por las multinacionales del tabaco para desacreditar la evidencia de que el humo causa enfermedades. Más tarde se convirtió en un argumento en apoyo de las hormonas en la carne de res y en los implantes de silicona. Los investigadores advirtieron a los profesionales de la salud que el movimiento de la "ciencia probada" no se trataba de ciencia en absoluto, sino de un discurso político muy inteligente, con el objetivo de manipular los estándares científicos para "servir mejor a los intereses corporativos de sus clientes".[2]

Ojalá hubiera estado al tanto de la historia de la "ciencia probada" en 2009. Habría gestionado nuestros mensajes en prensa de manera más asertiva, sin sufrir tantas noches de insomnio por toda esa injusticia. El argumento de la "ciencia probada" ha dejado huella en la comunidad agrícola tradicional de Nueva Zelanda, que exige investigación durante varios años en varios sectores, revisada por pares, en su propia región y clima, antes de que la gente se involucre en una discusión. Aun así, no es suficiente para que salgan de su zona de confort.

En las comunidades rurales, los estándares dan un sentido de estabilidad y confiabilidad, donde dicha confianza en los vecinos a veces se traduce en decisiones de vida o muerte. Salir de las normas requiere mucho coraje y compromiso. Este deseo de imponer la normalidad y la estabilidad hace que nuestras vidas sean aburridas, restringe la innovación y la resolución de problemas ecológicos y, a su vez, sin darnos cuenta, destruye el suelo del que depende la vida en la tierra.

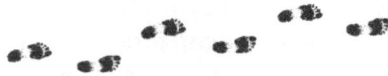

Originalmente, me recomendaron escribir este libro como un manual técnico. Tengo muchos valiosos libros de referencia, están en las estanterías, y en su mayoría acumulan polvo. Lo que espero compartir con ustedes, en cambio, es la cultura de la agricultura regenerativa aportando aspectos técnicos de algo que, con suerte, será real y más accesible. Al hacerlo, aporté más de mi toque personal de lo que pretendía inicialmente, para llevarte conmigo en este viaje.

Antes de comenzar, me gustaría compartir un aspecto fundamental de mi historia regenerativa. En 2000, mi padre, Brian, se retiró de su carrera internacional de vuelos de larga distancia para perseguir el sueño de su infancia de convertirse en agricultor. Compró una propiedad en Katikati, Nueva Zelanda, al pie de las montañas salvajes de Kaimai, y me uní a él, con un bebé recién nacido en mis brazos. Espero haberle sido de alguna ayuda, ya que planificamos y plantamos 700 árboles de aguacate y un huerto. También emprendimos un gran proyecto de revegetación de humedales con su nueva esposa Gaye y cuidámos un pequeño rebaño de ganado Gelbvieh rojo Gelbvieh (pronunciado Gel-fee). Gelbvieh se considera ganado de triple propósito, para leche, carne y tiro. Para nosotros, fue una experiencia de aprendizaje vertical sobre el impacto de grandes animales en terrenos empinados y la genética materna, que era peligrosamente buena. Papá llegaba por la noche con sus historias: "Me interpuse entre la vaca y su cría y ella me empujó doce metros por el suelo. ¡Suerte que había una cerca!" Y luego se reía. Más de una vez el tractor terminó en una zanja; sus frenos fallaban demasiado.... "no se preocupe, simplemente suelta las horquillas si necesitas detenerte", me aconsejaba. La vida en una granja con novatos nunca es aburrida. La granja me brindó una experiencia increíble y un lugar idílico para criar a mi hijo.

Papá eligió uno de los mejores climas de cultivo del mundo. Nuestro entorno incluía un río fresco para nadar junto a la casa, rodeado por un denso arbusto de color verde oliva, como contrapunto a la hierba verde. No es fácil encontrar trabajo como madre soltera en comunidades rurales y el papel de madre que se queda en casa no me resultó natural. Un día fortuito, mi padre se topó con un anuncio titulado: "Granja de lombrices fallecidas". Se nos despertó la curiosidad y decidimos comprar el negocio, lo que cambió radicalmente mi pensamiento y mi vida por completo. Comencé a enseñar el cultivo de lombrices en las escuelas y a hablar con productores y jardineros sobre micorrizas y carbono.

Encontré mi ikigai.[2]

Muchos regeneradores que he conocido, simbolizan perfectamente ese estado de ikigai. Con el negocio de las granjas de lombrices, conseguí una pasión y una misión, sin embargo, faltaba rellenar el círculo "por lo que te pueden pagar". Sabía que la salud del suelo era importante, ¡Nueva Zelanda simplemente no estaba lista para el mensaje! Algunos días uno se siente como si hubiera estado empujando una gran carga a lo largo de una cuesta hacia arriba, sólo para intentar que la salud del suelo reciba la atención que se merece. Sin embargo, el gusano sigue girando y girando rápido.

---

[2] *La palabra japonesa "Ikigai" se traduce como; "Encontrar el propósito de tu vida", ¿qué es lo que te hace levantarte de la cama cada mañana? Este punto dulce surge cuando todos estos diferentes aspectos de la vida se unen en equilibrio.*

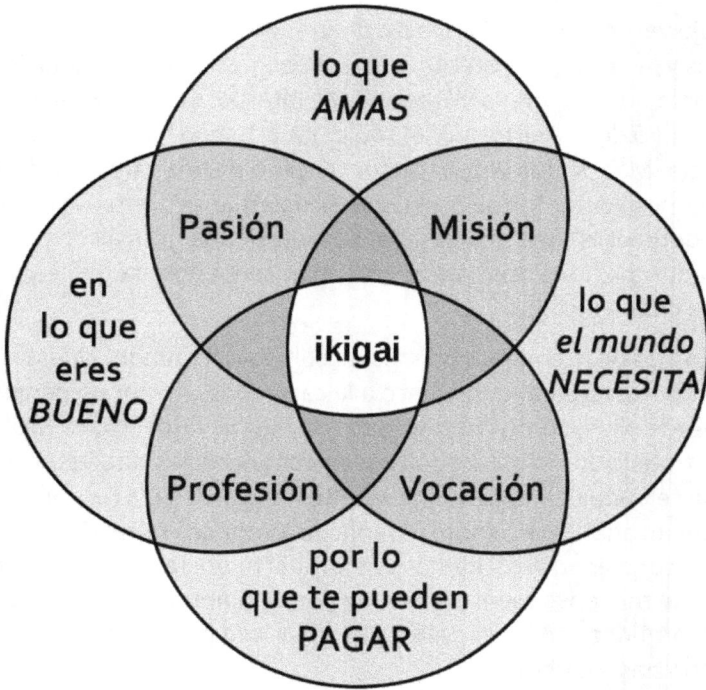

lo que
AMAS

Pasión   Misión

en
lo que
eres
BUENO

ikigai

lo que
el mundo
NECESITA

Profesión   Vocación

por lo
que te pueden
PAGAR

Representación gráfica de Ikigai por Emmy van Deurzen.[3]

He recorrido una gran distancia, tanto en millas como en aprendizaje, desde aquel arbusto del color jade y aquellas mañanas húmedas y brumosas cuidando gusanos en el cobertizo abandonado de papá. En estos días, al menos por ahora, viajo desde ranchos semiáridos a cursos con mi caballo como compañero. Usando como campamento base un viejo remolque de 26 pies (8 metros), hemos estado recorriendo el oeste de América del Norte durante los últimos años. A medida que viajo, se hace evidente que el virus del suelo se está imponiendo rápidamente, ya que los agricultores, ganaderos y científicos comienzan a compartir sus extraordinarias historias. La agricultura regenerativa es todavía un minúsculo porcentaje de nuestra producción de alimentos, sin embargo, una vez que se logran transmitir los beneficios del sentido común en la salud del suelo, no hay vuelta atrás. ¡Es hora de que la salud del suelo se vuelva viral!

1
Dejando Huella

Tenía 10 años cuando mi padre, que había sido piloto de la Real Fuerza Aérea de Nueva Zelanda, se fue para trabajar en Hong Kong para Cathay Pacific Airways; esto también significaba que mamá, mis dos hermanos y yo nos íbamos a mudar a la ciudad. Vivíamos en una pequeña granja cerca de Whenuapai, al norte de Auckland, Nueva Zelanda, con algunas cabras, cerdos, un caballo y gatos. Mi único conocimiento del lugar se limitaba al nombre impreso en mis caballitos de plástico que decía: "Hecho en Hong Kong". En 1985, era el lugar más densamente poblado del planeta, con 6.300 personas viviendo en cada kilómetro cuadrado. Decir "impacto cultural" era quedarse corto.

Cuando era una joven kiwi, me encantaba caminar descalza, orgullosa de las plantas de mis pies endurecidas. Los mayores del lugar me sermonearon sobre los peligros de "cosas en el suelo". Sin embargo, era invencible y continué descalza por la comunidad durante cinco años, antes de que contraje una misteriosa enfermedad. Me subió la fiebre y los músculos de mi cuello y hombros se tensaron, tenía dolor de estómago y el corazón se me aceleraba. Cuando tuve un brote, me llevaron de urgencia al hospital sospechando que tenía meningitis. Una punción lumbar reveló que estaba a salvo. Cuando la fiebre bajó, me dieron de alta.

Puede que me librara de la muerte, pero durante los siguientes 15 años seguí con dolores de cabeza casi constantes, migrañas, erupciones por fiebres, embotamiento mental y una falta total de interés en la escuela, la familia o los deportes. Todos estos síntomas podrían atribuirse a la variedad de comportamientos hormonales normales y algo repulsivos de los adolescentes. Visité todos los tipos de profesionales de salud imaginables: quiroprácticos, osteópatas, acupunturistas, terapeutas sacro-craneales, masajistas de técnicas Bowen y otros. Algunos me aliviaban temporalmente, otros no consiguieron ningún resultado. Lo que todos consiguieron fue quitarme el dinero de mi cartera.

Me dijeron que mis vértebras C1-C2 estaban fusionadas y que no se podía hacer nada, hasta que conocí a un horticultor en Hawkes Bay, Nueva Zelanda. Compartió un gran avance que había descubierto sobre la fatiga crónica, al trabajar con un especialista en desintoxicación química en Auckland. En este punto, casi me había rendido. Tenía 30 años y sentía que había explorado todos los caminos. Este, me prometí a mí misma, sería un último intento para buscar una solución.

Viajé durante 6 horas hasta Auckland, con una migraña constante, para reunirme con el Dr. Matt Tizard. El médico tenía más de 80 años, pero sus brillantes ojos azules me transmitieron la confianza en que sabía un par de cosas sobre salud. Al entrar en su acogedora clínica, una pared tenía libros del suelo hasta el techo, la otra contenía viales de líquidos etiquetados, en la tercera pared, una máquina radiónica descansaba sobre una mesa de madera pulida. Esta máquina usa "frecuencias" en su diagnóstico, al igual que la radiestesia (o método zahorí); lo que requirió un acto de fe para mi cerebro analítico. Él usó procedimientos para analizar múltiples agentes químicos, ambientales y conocer el origen de mi enfermedad.

¿Su resultado radiónico? Envenenamiento por paraquat (dipiridilio, un herbicida altamente tóxico), posiblemente contraído a través de un corte en mi pie al caminar por una calle recién rociada por el herbicida en Hong Kong. Aquellas ancianas cantonesas sabían de qué estaban hablando, después de todo. No tenía idea de qué era el paraquat en ese momento. Había estado trabajando en el sector orgánico, en horticultura, viticultura y carne, y nunca había aparecido en ni siquiera una conversación.

Muy usado en Hong Kong, el paraquat es un herbicida restringido de acción rápida, que a menudo se usa como alternativa al glifosato (Round-up). Es una eco-toxina conocida, particularmente en las vías fluviales a la que se ha relacionado con la enfermedad de Parkinson. Por eso ha sido prohibido en 38 países, incluida China y en la UE desde 2007. Ese mismo año, 2007, Nueva Zelanda levantó su prohibición. El paraquat ingresa al cuerpo a través de la ingesta o heridas abiertas, como cortes en los pies. Cuando se inhala, puede causar intoxicación y dañar los pulmones. A principios de la década de los 80, el gobierno estadounidense roció paraquat para destruir plantas de marihuana, lo que generó controversias sobre sus posibles impactos en los fumadores de marihuana. En los países del tercer mundo, es un método muy empleado para el suicidio. Es barato, fácil de conseguir, no tiene antídoto y solo necesitas una o dos cucharadas para causar una muerte desagradable y dolorosa.

El Dr. Tizard insistió en que el paraquat se había acumulado en mi columna vertebral. Hay dudas científicas sobre la capacidad del paraquat para atravesar la barrera hematoencefálica. Sin embargo, la punción lumbar facilitó el acceso a mi líquido cefalorraquídeo, donde causó estragos durante los siguientes quince años de mi vida.

El tratamiento del Dr. Tizard incluyó tres sesiones en una cámara hiperbárica con vitamina C intravenosa, seguidas de un ciclo de homeopatía.[3] Tras el primer tratamiento, me sentí como si me hubiera atropellado un camión. Durante los siguientes diez días, una sustancia gris, desagradable y con olor a tóxico, goteó por mi nariz. En unos días tuve movilidad completa del cuello, y los músculos que normalmente estaban tensos y me dolían, se relajaron, dejando a mi osteópata desconcertado. Lo que los médicos me habían dicho durante décadas que era un problema espinal, realmente era envenenamiento químico.

Hay 171.476 palabras en el diccionario de inglés de Oxford. En cambio, hay más de 20 millones de nombres para denominar a los productos químicos. Cada 3 segundos, se inventa un nuevo químico. ¿Quién sabe qué impacto tendrán en el medio ambiente o en las personas? La agricultura occidental estadounidense, que se considera un ejemplo de optimización del rendimiento, ya no innova en el campo, se ha trasladado al laboratorio.

Una de mis preocupaciones sobre el experimento químico que estamos llevando a cabo en el planeta es que sus efectos no han sido valorados. Los seres humanos somos ciegos y lentos para responder a sucesos que no tienen efecto inmediato, sino que ocurren durante generaciones; lo que los ecologistas llamamos "ciclos de retroalimentación". Varios agricultores y expertos en productos químicos se han sorprendido por la gravedad del

[3] Debido a la práctica de administrar vitamina C intravenosa, el Dr. Tizard fue eliminado del registro médico. Fue un adelantado a su tiempo. Hoy día, este tratamiento tiene el reconocimiento que se merece, volviéndose a usar para tratamientos contra el cáncer, la enfermedad de Lyme, el herpes zóster y la fatiga crónica. Fue un visionario que salvó la vida de muchas personas, a costa de sufrir personalmente.

impacto del paraquat en mi salud. "Solía rociarme todo sin equipo, y estoy bien", decían. Entonces, les pregunto por sus hijos y el tono cambia. "Bueno, nuestra hija murió de leucemia", o mencionan autismo, trastornos del aprendizaje y otros problemas de salud crónicos. Existe una creciente evidencia de que estamos alterando nuestro genoma debido a las exposiciones químicas y, como muestra la epigenética, a su vez, altera la estructura genética de nuestros hijos. En un intento por comprender los componentes de nuestro mundo, los científicos se centraron en el ADN. Es el ADN el que forma nuestros genes; sin embargo, son las proteínas epigenéticas las que activan la expresión genética. Estas proteínas están dirigidas por el entorno y aspectos ambientales, como la dieta, el estrés, el estilo de vida y las toxinas. Imagine este proceso como la construcción de un rascacielos: el ADN suministra los planos, mientras que los genes aportan los materiales de construcción. La epigenética es el capataz y los albañiles que construyen el edificio. Si algo sale mal, quizá los operarios bebieron demasiado la noche anterior, o el capataz estuvo bajo mucha presión. Como resultado, el edificio no es estructuralmente sólido.

La investigación del impacto de la exposición química de bajo nivel sobre la salud humana está aumentando. Y nos deja en mal lugar. Por ejemplo, el bisfenol A (BPA), y su colega, el ftalato, empleado en recipientes de plástico desde la década de 1960, está relacionado con enfermedades cardíacas, alteraciones endocrinas y diabetes en humanos. En ratones, la exposición temprana al BPA cambia los marcadores epigenéticos relacionados con la obesidad, el metabolismo y el envejecimiento. Cuando las mujeres embarazadas lo consumen, por ejemplo, al beber de una botella de plástico, estos productos químicos contribuyen a la reducción drástica de los espermatozoides de sus bebés varones, hecho que se ha producido durante los últimos 40 años. Desde 1980, cada hombre llega a la madurez con la mitad de espermatozoides que su padre. ¿Quizás estemos resolviendo sin querer nuestra crisis de población?

A menos que haya sido criado en una cabaña de troncos y vestido con pieles de animales, ha estado expuesto a una gran cantidad de sustancias químicas que alteran el genoma. Aunque el aislamiento no ofrece ninguna garantía. Las pruebas de las poblaciones inuit en el polo norte obtienen resultados con muchos metales pesados y "contaminantes orgánicos persistentes" como el DDT, PCB, toxafeno, clordano y otros. A pesar de las buenas intenciones y los conocimientos científicos, el coste de "producir a cualquier precio" ahora lo paga toda la sociedad. Hoy en día, no morimos por enfermedades infecciosas propias del siglo XIX, sino que nos acechan trastornos autoinmunes lentos, cánceres y fallos orgánicos crónicos.

Escuchar las pistas y señales de la naturaleza es una habilidad crucial para regenerar el entorno. Escuchar requiere que usemos todos nuestros sentidos, incluyendo el sentido común, en relación con las elecciones que hacemos en la tierra y para nuestros propios cuerpos. Lo más intrigante sobre el impacto del paraquat en mi vida, es que ya me había embarcado en un camino dedicado a reducir los químicos en el medio ambiente; sin saber nada todavía sobre mi propia carga química. Mi cuerpo y mi corazón lo sabían. La intuición y el conocimiento de nuestro cuerpo están increíblemente infravalorados en nuestra sociedad actual. Nos burlamos de ello, como si fuera raro, como si fuéramos hippie o débiles. No somos más fuertes cuando ignoramos nuestra intuición. Todo lo contrario. Nos volvemos más aburridos. Entorpecemos nuestros sentidos y, por lo tanto, limitamos nuestras oportunidades para una vida rica y plena que surge de prestar atención y sincronizarnos con la naturaleza.

Los regeneradores que conozco escuchan su instinto. Constantemente cuestionan sus propias suposiciones y cuestionan las decisiones que toman: "¿Es el paraquat, la atrazina o el glifosato un ingrediente alimentario?" "¿Este producto mejora la calidad de mi suelo o cultivo, o lo degrada?" "¿Esta práctica hace que mi estómago se revuelva o me duela el corazón?" Ha llegado el momento de pasar del paradigma químico al paradigma de la naturaleza. No hay duda de que los humanos somos un grupo de recursos. Simplemente tiene sentido alinearse con un socio mucho mayor, más inteligente, más eficiente y más creativo para resolver problemas que nosotros.

Así que muchas respuestas están en el suelo. Estos suelos funcionales y llenos de vida aportan beneficios, no solo a las personas que las trabajan, sino a toda la sociedad y, en definitiva, a la salud de todo el planeta.

2

Consecuencias No Intencionadas

"Dondequiera que miremos, la compleja magia de la naturaleza arde ante nuestros ojos."

Vincent van Gogh.

El Boxing Day (26 de diciembre) de 2004 vio cómo el planeta se estremecía. Un terremoto de magnitud 9.1 abrió más de 600 millas (965 km) de fondo marino cerca de la costa de Indonesia. Generando una serie de tsunamis de hasta 30 m (100 pies) de altura, que azotaron las costas de 11 países, dejando ecosistemas, medios de transporte y comunidades devastadas. Los sistemas de alerta no se activaron correctamente y más de 227.000 personas perdieron la vida. Después de que las aguas retrocedieron y comenzó la recuperación, se observó un fenómeno interesante: los pueblos indígenas, que muchos temían podrían haber sido exterminados, sobrevivieron. De hecho, el pueblo marino Moken o "gitanos del mar" sufrió una sola muerte.

Los Moken viven en el mar de Andamán, cerca del epicentro del terremoto, y se les considera una de las poblaciones "menos influenciados por la civilización moderna". Sus hijos aprenden a nadar antes de caminar. En comparación con usted o conmigo, sus ojos se han adaptado para ver el doble de bien bajo el agua e incluso pueden reducir su frecuencia cardíaca para sumergirse profundamente durante largo período de tiempo. Los Moken tienen tradiciones orales que hablan de un espíritu del mar, que "come gente". Antes de que llegara el tsunami, se dieron cuenta de signos inusuales: animales inquietos, delfines que se dirigían al mar, corrientes cambiantes, peces que desaparecían y cigarras del bosque en silencio. Los Moken que estaban en tierra firme, al ver todas estas señales, llevaron a sus hijos y a otros turistas a terrenos elevados. Los que estaban en el mar, llevaron sus barcos a aguas más profundas y tranquilas. Los pescadores birmanos, que habían estado en la misma zona que los Moken, no sobrevivieron a las olas. Cuando se les preguntó por qué los birmanos no escucharon las señales, los pescadores Moken dijeron, "ellos solo ven sus calamares, no miraron nada. No saben mirar." [1]

Los Moken representan una forma ancestral de ser parte de la tierra o del mar, profundamente conectada con los ritmos de la naturaleza. Sus reacciones instintivas fueron más efectivas que los sistemas tecnológicos modernos. Muchos de nosotros hemos perdido esta conexión intuitiva con la tierra. Hoy nos enfrentamos a una elección: seguir relajándonos en la playa o prestar atención a las advertencias respondiendo de forma proactiva al tsunami que se avecina. Cómo adaptarnos y responder a un futuro incierto es el mayor desafío al que se enfrenta la humanidad.

La mayor parte de la degradación ambiental que encontramos en todo el mundo no es el resultado de un comportamiento intencional o malicioso, sino simplemente "consecuencias no intencionadas". Los productores bien intencionados, a menudo adoptan nuevas tecnologías o soluciones rápidas que tienen consecuencias ocultas. Como humanos, hemos sido expertos en entender sistemas complicados tales como maquinarias y computadoras. Sin embargo, como pensadores de la complejidad ecológica, nuestro entorno actual y el estado de la salud humana a nivel mundial es testigo de nuestros defectos.[2]

El quid de la cuestión es que los sistemas de producción de alimentos no son complicados; son complejos. Muchos impactos ambientales de la agricultura se encuentran a nivel local e involucran a múltiples partes interesadas. Estos complejos, o, en términos científicos, "problemas retorcidos", no tienen soluciones simples. Los sistemas complejos tienen partes interconectadas, múltiples factores involucrados y un cambio en una dirección puede afectar de manera impredecible a otra. Los problemas complejos incluyen cuestiones de peso como la atención médica, las leyes sobre armas, la epidemia de obesidad, la "guerra contra los opiáceos" o el cambio climático. Temas que a menudo interesan a la gente, pero de los que nadie tiene la solución definitiva. Opiniones muchas, soluciones, ¡cero! Considere la complejidad involucrada en la crianza de un niño; no hay un factor predominante en el resultado, ni un método que funcione con todos los niños. De lo contrario, ¡toda la industria editorial sobre la educación infantil estaría en quiebra! Al tratar problemas complejos con soluciones mecánicos complicadas, terminamos con más problemas. El pensamiento mecánico nos brinda soluciones, como prohibir los opioides o el azúcar, para abordar los problemas de salud sistémicos u ofrecer pastillas para adelgazar o metadona. Estas soluciones rápidas no tratan con la raíz de por qué está aumentando de peso. ¿Es algo hormonal, biológico, epigenético o emocional y qué podemos hacer para abordar esos factores determinantes?

El uso de nitrógeno en Nueva Zelanda (NZ) es un ejemplo de un problema complejo "retorcido" que ha calado en la sociedad. La conciencia sobre el exceso de fertilizantes nitrogenados (N) se remonta a principios de la década de 1970, cuando los agricultores y pescadores notaron por primera vez la proliferación de algas después de las aplicaciones aéreas de urea. En 1986, el gobierno de Nueva Zelanda publicó un informe que incluía sus temores sobre la calidad del agua y la necesidad de reducir el uso de nitrógeno. No se tomó ninguna acción. Durante la última década, debido al mayor consumo de leche y al aumento del 160% en el uso de N, la calidad del agua en Nueva Zelanda ha disminuido considerablemente. El "balance de nitrógeno de Nueva Zelanda aumentó más que en cualquier otro país de la OCDE entre 2000 y 2010".[3] Me horroricé al visitar granjas lecheras mal administradas, que "necesitan" aplicar más de 300 unidades de N (por ha / año), en tierras ubicadas junto a sistemas fluviales. Muchos lagos y ríos están llegando al límite de "buena salud" debido a la carga de nitrógeno y fósforo. En algunas áreas, debido a la lenta filtración de nitrógeno a través de acuíferos profundos, los fertilizantes usados en la década de 1950 están llegando ahora a los ríos. Con una mayor conciencia de los efectos del nitrógeno, se están realizando esfuerzos para reducir la lixiviación de N en el terreno. La mayoría de las acciones propuestas incluyen soluciones mecánicas o tecnológicas tales como: ingeniería genética, inhibidores de fertilizantes nitrogenados, áreas de separación para el ganado, riego de precisión y cercado de vías fluviales.[4]

Aunque estas medidas pueden ayudar en el corto plazo, la aplicación de soluciones tecnológicas a los problemas biológicos generalmente tiene como resultado consecuencias no intencionadas más adelante. Por ejemplo, los inhibidores de nitrógeno, utilizados para detener la conversión de N en formas más volátiles, se vertieron en Nueva Zelanda para inhibir los ciclos naturales del N. Como efecto secundario, se liberó amoníaco, con impactos mucho más negativos en la calidad del agua que los nitratos. Posteriormente se descubrieron estos inhibidores químicos en la leche y estos productos se retiraron inmediatamente del mercado. Al igual que con muchos problemas que surgen lentamente, se ignoraron las primeras señales de advertencia. Hoy en día ha habido pocos avances en la mitigación del problema de N. Y el elefante sigue en la cacharrería... ¿por qué se sigue usando N a tasas tan elevadas?

¿Cómo podemos abordar muchos de los complejos problemas que enfrenta la sociedad y el planeta actualmente? Necesitamos ser más inteligentes al contabilizar "sistemas completos" al usar los recursos. Incluyendo todos los costos desde el principio. ¿Cuál es el coste total de extraer un combustible mineral o fósil de la tierra? ¿O el coste final incluyendo la eliminación de las toxinas o la limpieza de la contaminación del agua o del aire? ¿Y si incluimos los efectos y costos en nuestros sistemas de salud?

En la naturaleza, no existe el concepto de "basura". Cuando se trata de contaminación, los humanos modernos siempre hemos creído en un lugar mágico llamado "allí", un lugar fuera de la vista y de la mente. Primero, lo tiramos a las calles, luego al vertedero, luego a las profundidades del subsuelo, al mar e incluso al espacio. Todos estos vertederos están ahora bajo intensa presión y nuestro legado derrochador de tirarlo todo " allí" finalmente nos cobrará factura.

Los agricultores, jardineros y ganaderos a menudo me piden un remedio para sus problemas, ya sea con el nitrógeno, malezas o cualquier otro. Quieren: "La Solución Mágica". Pero igual que no hay una única manera de criar a un niño, no hay una única respuesta cuando hablamos del suelo. Para encontrar soluciones a problemas complejos, se requieren nuevos enfoques y nuevas formas de pensar. ¿Qué haría la naturaleza? A través de hacer más estrecha nuestra relación con la naturaleza y sus procesos, podemos mejorar los sistemas naturales, reducir el desperdicio y la necesidad de productos externos.

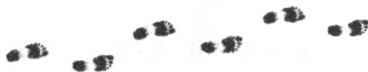

Como mi padre, mi abuelo por parte de madre, el capitán Robert Allen, era piloto. También, como mi padre, era muy guapo; un clon del famoso actor Clark Gable, y estoy seguro de que causó sensación entre las señoritas de su época. Todos conocíamos al Capitán cariñosamente como "Grump". Me dejaba conducir su tractor tras de su etapa como piloto. Yo pretendía ser una granjera, mientras que él contaba historias volando con fertilizantes, nada menos que en un Douglas DC-3. Este avión bimotor revolucionó la industria aérea en la década de 1930, transportando hasta 32 pasajeros con comodidad. Como un héroe, llevó tropas a regiones remotas durante la Segunda Guerra Mundial. El DC-3 incluso se utilizó en la guerra de Vietnam; para lanzar propaganda a la población y bengalas para iluminar los escondites del Viet Cong. Dudo que Donald Douglas alguna vez imaginara su hermosa aeronave siendo utilizada para esparcir fertilizante. A menudo me imagino los días de Grump como piloto de Fieldair en Nueva Zelanda, planeando a través de valles empinados y cordilleras doradas en Hawkes Bay. Seguro que eran unas vistas impresionantes.

En los 60, los pilotos esparcían superfosfato, una roca de fosfato tratada con ácido sulfúrico. El fosfato es la "P" en el triángulo de fertilizantes químicos triples NPK. Fue promocionado por el gobierno de Nueva Zelanda, para acelerar la conversión de áreas de arbustos nativos en producción de pasto. El origen de esta roca de fosfato era la roca de guano de alta calidad (excremento de aves marinas antiguas), extraída de las islas del Pacífico, Nauru y Banaba, parte de la República de Kiribati. ¿Has visto alguna vez Banaba en algún folleto turístico? Lo dudo. Lo que una vez fue una isla paradisíaca de 6 km2 llena de vida ahora es un desierto inhóspito.

Entre 1900 y 1980, la extracción de rocas fosfóricas eliminó el 90% de la superficie de la isla, un proceso que se repitió en su vecina Nauru. La altura del terreno descendió entre 50 y 60 metros, antes de que se agotaran las reservas de P. Después de 80 años de fiesta, llegó la resaca y los mineros siguieron adelante. La isla ahora se asemeja a un apocalipsis moderno, adornado por equipos de minería abandonados, piscinas vacías, un viejo proyector de películas oxidado y campos de golf, recuerdos de un frenesí de codicia.

Este fue uno de los costos del rápido crecimiento de las economías agrícolas de Nueva Zelanda y Australia. La Dra. Katerina Teaiwa, académica nacida en Fiji, nos pide que saquemos una lección de la historia de Banaba: ver lo que hay tras el crecimiento de productos básicos como la carne de res, el trigo, el maíz o los productos lácteos. "Esta cadena de fertilizantes ... hace posible que tengas una agricultura extensiva", "Creo que es importante que la humanidad piense cuál es la compensación para todas estas cosas que damos por sentado". ¿Dónde y cómo se cultivó su comida? ¿Están estos productores enfocados en cultivar alimentos ricos en nutrientes? ¿O están detrás de productos básicos baratos y de baja calidad, donde los costos se pagan en otros lugares?

¿Hemos aprendido la lección? Parece que no. A medida que el fosfato se vuelve más difícil de extraer, otras regiones comienzan la minería en China, Florida, Marruecos y Bou Craa en el Sahara Occidental. El fosfato es un elemento esencial en los sistemas agrícolas industriales modernos y cualquier riesgo para el suministro es una amenaza para la seguridad alimentaria mundial.[5] El fosfato es la "manzana de la discordia", y una de las causas por las que Marruecos reclama sus derechos sobre Bou Craa y el Sahara Occidental. Si añadimos las reservas potenciales de petróleo y los valiosos recursos pesqueros en alta mar, tenemos el botín perfecto para despertar los intereses de sus vecinos.[6] Sin duda ha oído hablar de los "diamantes de sangre". De manera similar, la guerra ha estallado en torno a los suministros de P, y algunos ahora se refieren a la roca como "fosfato de sangre". Lo que has comido esta semana seguramente contenía esta disputada roca.

Por desgracia, a medida que se secan las vetas de mayor calidad, el P de menor calidad se va al mar, siendo contaminado con niveles elevados de metales pesados, cadmio (Cd), cromo (Cr), mercurio (Hg), plomo (Pb) y elementos radiactivos como el uranio (U). Estos elementos se acumulan en el suelo y son tóxicos tanto para humanos como para animales.[4]

El cadmio está relacionado con enfermedades humanas, incluidas dolencias estomacales, osteoporosis, enfermedades cardíacas y renales, problemas de fertilidad y cánceres de endometrio, mama y próstata. El cadmio se acumula en los órganos principales. En Nueva Zelanda, tras la muerte de perros en 1990 por comer carne contaminada, la Autoridad de Seguridad Alimentaria impuso restricciones al suministro y exportación de despojos o casquería de animales mayores de 30 meses. "Afortunadamente para la industria láctea", dice Dr. Mike Joy, experto en agua, "el cadmio ingerido por las vacas no pasa a la leche. De ser así, se hubiera prohibido su

---

[4] Como referencia, los límites de Cd permitidos en la UE son 20 ppm, Australia 131 ppm, Nueva Zelanda 280 ppm y en Canadá, la friolera de 889 ppm. Más de la mitad del elevado fosfato de Cd enviado desde Marruecos va directamente a Canadá. Esto me hace preguntarme: ¿quién decide qué nivel de Cd es aceptable para la salud humana, del suelo y de los animales?

exportación hace décadas". El Dr. Joy ha asumido el mismo rol de alerta que el del canario en el pozo de la mina, al avisar del deterioro en la calidad del agua de Nueva Zelanda. Continúa defendiendo el agua, a pesar de los intereses que buscan amordazarlo y desacreditarlo como científico.

Cada año, los agricultores de Nueva Zelanda emplean casi dos millones de toneladas de superfosfato, vertiendo 30 toneladas de cadmio en las fértiles tierras agrícolas volcánicas. Preocupado por las posibles reacciones negativas de los ciudadanos cuando el uso del terreno pasa de agrícola a residencial, el gobierno de Nueva Zelanda tuvo la genialidad de abordar el problema de frente ... eliminando las tierras agrícolas para que no fueran declaradas oficialmente contaminadas por cadmio. Maravilloso. "Allí", está ahora bajo nuestros pies. Me pregunto si el Cd hubiera llegado a través de la leche, ¿quizás el medio ambiente de Nueva Zelanda estaría mejor?

A nivel mundial, estamos usando y abusando de este recurso finito a un ritmo alarmante. La mayor parte del P aplicado en la agricultura está destinado a acabar "adherido" al suelo, antes de unirse a las partículas del suelo para contribuir al colapso de las vías fluviales y las "zonas muertas" oceánicas: vastas franjas de agua del océano desprovistas de vida.

Estas zonas muertas se generan debido a la contaminación excesiva de nutrientes, de actividades humanas como fertilizantes y aguas residuales, que alimentan la floración de algas. A su vez, estas floraciones agotan la luz solar y el oxígeno necesarios para sustentar la mayor parte de la vida marina, creando una entorno sólo apto para medusas y para nada más. ¿Alguien quiere medusas para cenar? Estas zonas muertas se pueden encontrar en la mayoría de las costas habitadas del mundo. Por ejemplo, la zona muerta en el Golfo de México, que drena los ríos del cinturón de maíz y trigo de EE. UU., tuvo un tamaño récord en 2017, más de 22,730 kilómetros cuadrados (8,776 millas cuadradas), aproximadamente el tamaño del estado de Nueva Jersey y más grande que Croacia[7]. Con inundaciones en los EE. UU., los pronósticos para 2019 son terribles, con las explotaciones pesqueras pidiendo a los legisladores declarar una especie de estado de emergencia. Hay miles de estas zonas muertas en todo el mundo, cubriendo casi 260.000 kilómetros cuadrados (100.000 millas cuadradas). [8] Se estima que estas áreas han provocado la muerte o el éxodo de más de 10 millones de toneladas de crustáceos, peces y mamíferos. Incluso Nueva Zelanda "verde y limpia" tiene una importante zona muerta cerca de Port Waikato.

La ciencia no sabe qué hacer con el fosfato; buscando más y más soluciones tecnológicas para un problema que la naturaleza resolvió hace unos 240 millones de años.

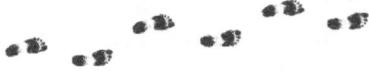

Mientras mi abuelo volaba sobre superfosfato, los insectos del lugar, incluida la porina, una oruga gigante y voraz que habita en el suelo, estaba disfrutando de, literalmente, un día de campo en los cultivares de pasto introducido. En respuesta al aumento de estos insectos, se añadió el organoclorado DDT a la mezcla de superfosfato. ¿Por qué no matar dos pájaros de un tiro? El DDT era excelente para matar a una multitud de insectos a la vez ... y sin querer eliminar miles de peces y anguilas. En definitiva... más de dos pájaros. El DDT se acumuló en la cadena alimentaria, por lo que todavía se puede encontrar en la orca de Nueva Zelanda, los mamíferos marinos más contaminados del hemisferio sur. Con una dieta basada en mantarrayas que habitan en los sedimentos, las orcas también están llenas de retardantes de llama y PCB (otra sustancia prohibida que simplemente no desaparece).

El inventor del DDT fue galardonado con el Premio Nobel, ya que ayudó con el control eficaz de la malaria durante la Segunda Guerra Mundial. A finales de los 50, el DDT atrajo la atención de Rachel Carson y del mundo en su revolucionario libro sobre el medio ambiente, Primavera Silenciosa. El DDT fue prohibido por primera vez en Hungría en 1968 y en los Estados Unidos en 1972. ¿Y la Nueva Zelanda verde y limpia, tierra de El Hobbit? No se prohibió por completo hasta 20 años después que Hungría. ¿Qué sucede? La hermosa tierra que me enorgullece llamar hogar parece como si estuviera tratando de ganar una carrera, mientras lleva vendas en los ojos.

Mi abuelo Grump era un hombre muy educado, empático y cariñoso que se preocupaba por las personas y el medio ambiente, pero sin darse cuenta formó parte de un capítulo triste en la historia de Nueva Zelanda, que lamentó hasta el final de sus días. Y aquí estamos, haciéndolo todo de nuevo; todavía sin aprender de las lecciones de nuestros mayores y seguir creyendo que existe un lugar mítico "allí". Más consecuencias no intencionadas para las generaciones futuras. No necesitamos más intelecto, conocimiento o capacidad informática para abordar estos impactos.

Parafraseando a Albert Einstein, son los cimientos y nuestro modo de pensar lo que nos ha metido en los aprietos que enfrentamos en la agricultura y será necesario un cambio en nuestro pensamiento para encontrar soluciones a largo plazo.

Evitar las "consecuencias no intencionadas" empieza con el uso de todos nuestros sentidos. Esto incluye aprovechar nuestro sentido de asombro. Ahora estamos pasando a la siguiente fase de la agricultura, lo que los investigadores llaman agricultura agroecológica o "posmoderna".[9] Este enfoque de la producción de alimentos revierte las ineficiencias y el desperdicio mediante la optimización de los productos y la gestión. No requiere tecnología más moderna ni insumos costosos. Sin embargo, requiere que los productores perfeccionen sus observaciones, pensamiento y habilidades de aprendizaje para producir alimentos ricos en nutrientes de la más alta calidad. Si no nos fijamos en las bases de la agricultura y solo miramos el cambio, continuaremos transmitiendo estas consecuencias no intencionadas a las generaciones futuras. Para ello, se requiere una transformación en la forma en la que vemos, pensamos y actuamos sobre la producción de alimentos.

Seamos claros, transformación no es lo mismo que cambio. La transformación implica cambio, pero no todo cambio es transformador. Cuando pensamos en el cambio, a menudo buscamos hacer las cosas mejor o distintas de cómo eran en el pasado. Estos cambios son externos y pueden ser sencillos, como comprar un equipo nuevo, dejarse crecer la barba o ponerse a dieta. Cuando se hace un cambio, a veces es fácil dar pasos atrás: abrir esa caja de galletas o afeitarnos la barba. La transformación, por otro lado, es irreversible, una puerta que una vez abierta, no se puede volver a cerrar. La mariposa no puede volver a ser crisálida. Cuando ocurre un cambio transformador, es un proceso interno que cambia nuestros valores y deseos fundamentales y, por lo general, implica un "momento eureka". El mundo parece diferente de alguna manera y las relaciones cambian. Esta podría ser una relación con tu familia, contigo mismo o con tu tierra.

La transformación puede dar miedo a veces. Esa vocecita en nuestras cabezas, nuestro ego, nos anima a hacer las cosas de manera igual y familiar, y lo asociamos con una sensación de seguridad. Cualquier cosa nueva y desconocida puede generar ansiedad, miedo, aprensión, sospecha y rechazo. Tu vocecita se equivoca, pensando que lo *desconocido* y lo *nuevo* era arriesgado, cuando en realidad, el mayor riesgo es no mirar más allá de lo conocido. Si no estamos experimentando una sensación de ansiedad de bajo nivel, estrés del bueno, probablemente no estemos viviendo la vida al máximo. Es en este estado un poco incómodo donde se encuentran las cosas buenas. El único riesgo que existe lo padecen aquellos que no están dispuestos a asumir prácticas regenerativas. Este libro indaga en cómo los productores estudian los problemas para transformar sus empresas. Esta es una llamada a la acción para que toda la agricultura preste atención a los beneficios de profundizar nuestras relaciones con la tierra, para ser como el pueblo Moken y no solo para enfocarnos en el calamar que tenemos ante nosotros.

3

Hacia una Vida Apasionante

"De este puñado de tierra depende nuestra supervivencia. Cuídalo y hará crecer nuestra comida, nuestro combustible y nuestro refugio y nos rodeará de belleza. Abusa de él y el suelo colapsará y morirá, llevándose a la humanidad consigo." Texto sánscrito ~1500 A. C.

Este es un momento emocionante para los agro-ecólogos y para todos aquellos que, como usted, se apasionan con y por el suelo. Hay iniciativas en todo el planeta que celebran el valor intrínseco del suelo. En 2015, el gobierno francés planteó la iniciativa "4 por 1000" justo antes del COP 21 en París. ¡Parecía que el gusano finalmente giraba! El suelo y el carbono del suelo finalmente estaban siendo reconocidos por su relevante papel en la reducción del carbono y otros gases de efecto invernadero. Sin embargo, con los científicos discutiendo sobre técnicas de medición, estimaciones y cálculos globales, el compromiso necesario para tomar medidas globales se estancó. Parece que la puesta en práctica de iniciativas reales ha quedado en gran medida en manos de los que están sobre el terreno.

En 2018, tuve el privilegio de que Alannah McTiernan, la Ministra de Agricultura de Australia Occidental (AO), abriera un taller sobre el suelo. Su postura sobre la salud del suelo fue clara: "Si Australia Occidental no adopta la agricultura regenerativa, no habrá agricultura de aquí a 10 años". Ciertamente una profecía sorprendente. Nunca ha sido fácil cultivar en AO, con temperaturas extremas, sequías y heladas (¡sin hablar de las moscas!). Todas las proyecciones apuntan a una agricultura aún más complicada en el futuro, sin sistemas de suelos sanos y resilientes.

No hay nada como ser un viajero global, para darse cuenta de cómo los extremos climáticos son ahora una realidad en todo el mundo. Todos hemos sido testigos de los días más calurosos, ventosos, fríos, húmedos y secos registrados históricamente. La resiliencia es lo que nos permite tener la capacidad de adaptarnos o recuperarnos de estos desafíos, y esto es fundamental ahora más que nunca. La mejora de la salud del suelo es la base de nuestra capacidad para resistir las tormentas que se avecinan. Tener suelos saludables, impacta en todas las facetas de la sociedad y el medio ambiente.

Entonces, ¿qué es exactamente la salud del suelo? La mayoría de los laboratorios agrícolas definen un suelo saludable como aquel que proporciona rendimientos máximos; y necesitan décadas de pruebas para respaldar esto. Lamentablemente, este modelo de prueba ha resultado inadecuado para lo que los productores y la sociedad necesitan. Otra definición considera la salud del suelo como la ausencia de plagas o enfermedades, lo cual es un punto de vista pobre de sostener. Cualquier definición de salud del suelo debe incluir tanto la rentabilidad como la calidad del cultivo. Las definiciones en torno a la salud del suelo también deben considerar la reducción de las emisiones de gases de efecto invernadero, la capacidad de absorber las toxinas y la resistencia a las presiones climáticas. Los suelos sanos tienen ciclos funcionales de agua, carbono, descomposición y minerales. Estos suelos son vibrantes y están vivos con una integridad estructural completa, capaces de resistir el calor, la sequía, las inundaciones y recuperarse rápidamente después de cualquier circunstancia.

El Departamento de Agricultura de los Estados Unidos (USDA por sus siglas en inglés) define un suelo saludable como: "la capacidad continua del suelo para funcionar como un ecosistema vivo y vital que sustenta a las plantas, los animales y los seres humanos". Que esta definición atribuya al suelo como vivo es un gran paso adelante para entenderlo todo. Sobre todo, si se tiene en cuenta que la mayoría de las escuelas de suelos basan sus enseñanzas en teorías del científico Justus von Liebig de mediados del siglo XIX. Liebig es considerado por muchos como "el padre de la agricultura química". Su teoría era que todo lo que un cultivo necesitaba para crecer eran los tres grandes elementos: nitrógeno, fosfato y potasio, también conocido como NPK. Descartó rotundamente que el humus tuviera algún papel en el crecimiento de las plantas. Liebig también propuso la "ley del mínimo", en el que una deficiencia de cualquier nutriente es el eslabón débil de una cadena, lo que reduce la absorción de otros minerales. Hay rumores de que llegó a lamentar sus hallazgos y luego se retractó, al darse cuenta del valor intrínseco de la materia orgánica. Sin embargo, a día de hoy, una gran cantidad de empresas químicas están comprometidas a garantizar que su tren del dinero no descarrile.

Los importantes avances científicos del siglo XX han transformado la forma que tenemos de ver el universo y a nosotros mismos. Las teorías revolucionarias sobre física cuántica, matemáticas, la conciencia y la naturaleza misma de la realidad, nos hicieron ver que sí, todo está conectado y sí, *todo* es energía. En 1942, el científico cuántico y matemático Luigi Fantappie, acuñó el término "sintropía" para describir la fuerza de atracción hacia la que gravitan todos los sistemas naturales: orden creciente, complejidad, estructura y vida. Los sistemas de suelos regenerativos son una demostración de este principio en acción. Si bien muchos campos científicos dieron grandes pasos hacia adelante, las "ciencias naturales" de la agricultura, el suelo y la agronomía continúan basándose en modelos reduccionistas lineales del siglo XIX; viendo la vida como una "máquina". Al seguir confiando en la doctrina de Liebig, todos nuestros sistemas de educación agrícola y de suelos sufren de graves defectos. La investigación microbiana actual especula que la mayoría de las funciones de los nutrientes están mediadas por y para la biología. Ignorar la premisa básica de que los suelos están vivos le está costando caro a la sociedad.

Un productor, experto en la evaluación comparativa y el establecimiento de objetivos, es el enérgico propietario de Riversun Nurseries, Geoff Thorpe. Geoff tiene un espíritu juvenil, que contradice su decidido impulso por la excelencia. En la primera reunión, podría ser excusado por pensar que se ha cruzado con un surfista, con sus salvajes mechones dorados y su sonrisa arrugada por el sol. Su pasión por la calidad y llevar la innovación al límite no se ha desvanecido en sus 35 años en Riversun.

El vivero está en Gisborne, en el extremo este de la Isla Norte de Nueva Zelanda; la primera ciudad del mundo que ve el amanecer. Es cerca de aquí donde James Cook avistó por primera vez Nueva Zelanda, y la waka (canoa) maorí Horouta desembarcó por primera vez. Horouta trajo el Kumara, o Batata (*Lpomoe batatas*), que se cultivaba y constituía un alimento básico esencial y vital en la dieta de los maoríes. El clima cálido, húmedo y templado de Gisborne dio vida al Kumara que había viajado durante muchos meses a través de los mares. También fueron estos mares oceánicos y el clima ideal lo que mantuvo a Geoff, que había sido en su día un ávido windsurfista, en la región.

Riversun es un proveedor premium de Nueva Zelanda de vides de uva injertadas y suministra injertos para los mejores viñedos del país. En años de gran producción, han injertado alrededor de 5 millones de vides. También están produciendo árboles de aguacate injertados y kiwis en respuesta a los mercados cambiantes. Geoff tiene el ojo puesto en predecir las tendencias del mercado. En este negocio, adivinar el futuro puede ser la diferencia entre el éxito y la quiebra. Los viveros de injertos deben poder predecir qué cultivos estarán de moda para la temporada siguiente. En 2008, hubo un colapso importante en la industria de la vid, que acabó con un comercio en auge y de treinta viveros de uva sólo quedaron cuatro.

En 2017, Geoff fue nombrado Oficial de la Orden del Mérito de Nueva Zelanda (ONZM) reconociendo sus servicios en el sector del vino. Su pasión por la calidad es contagiosa, algo que transmite a su equipo de 70 empleados a tiempo completo que trabajan en diversos proyectos, entre los que se incluye un laboratorio de élite y un equipo de científicos que trabajan en la identificación de enfermedades y en la ejecución de la prueba PLFA (Análisis de ácidos grasos fosfolípidos) para la salud del suelo. La prueba PLFA mide los ácidos grasos que se encuentran en las membranas celulares de los microbios vivos del suelo. Muchos organismos producen tipos específicos o distintivos de biomarcadores PLFA, que luego pueden proporcionar una huella digital precisa de los microbios presentes y activos en un suelo.

Para Geoff, la calidad y la salud del suelo no son negociables, son los principales valedores de su exitoso negocio. Su pala es su compañera infatigable, ha cavado más hoyos que la mayoría de los agrónomos experimentados. Caminamos por las altísimas hileras plantadas con diversos tipos de hierbas, pastos y leguminosas. Excavando debajo de las enredaderas, toma los agregados del suelo, los grandes terrones que indican un suelo sano, y los acaricia suavemente entre los dedos. Sus suelos de color marrón oscuro tienen una barra coloidal, que deja una mancha en sus manos. Respira el olor de la tierra profundamente antes de sonreír y decir: "el secreto está en la tierra". Esa atención a los detalles y su amor por el suelo son la base para una empresa de gran éxito.

A principios de la década de los 80, el vivero funcionaba principalmente siguiendo principios orgánicos. Sin embargo, la realidad de proporcionar injertos certificados libres de virus y enfermedades a un público exigente hizo que el sueño orgánico se detuviera. Los viveros pasaban los meses de invierno desnudos con productos químicos en barbecho. En primavera, sus hermosas margas volcánicas se cultivaban en una labranza fina, se cubrían con plástico, se sembraban con fertilizantes de liberación lenta, se regaban y luego se cosechaban al final de la temporada. Además, una sopa de fungicidas y pesticidas organofosforados mantenían a raya las enfermedades y los insectos, como la cochinilla. Durante 30 años, las raíces orgánicas de Riversun se habían erosionado, como una pescadilla que se muerde su cola con el uso de controles químicos.

Al ver esta decadencia, Geoff hizo un balance en 2005 y reunió a un equipo experto en suelos para hacer un análisis más profundo: "¿Cómo en un ecosistema perturbado podría mejorarse la salud del suelo, generar carbono y mejorar una comunidad microbiana ideal para el crecimiento saludable de la vid?". Las líneas de base se registraron en torno al suelo, las finanzas, además de los datos en profundidad ya recopilados en los bloques de injertos sobre los patrones de crecimiento. Hacer preguntas de "por qué" es fundamental para aprovechar las decisiones regenerativas. Preguntar "por qué" en Riversun reveló un legado de decisiones bajo poca reflexión. "Si no podemos seguir haciendo esto en la misma tierra, en la misma comunidad y en el mismo planeta durante los próximos 100 años y los próximos 1000 años, entonces no es sostenible", dice Geoff.

Una práctica común en los viveros es la colocación de gránulos de fertilizante de liberación lenta. Al probar otros productos alternativos, que incluyen sangre y huesos, estiércol de pollo, pescado y un suelo de control que no utiliza insumos en absoluto, el equipo de Riversun pronto descubrió que podían descartar los gránulos de liberación lenta sin ninguna reducción en la salud, el vigor o el rendimiento de la planta. El hecho de que los fertilizantes orgánicos costaran menos que los fertilizantes de liberación lenta fue otra ventaja adicional.

Después de cuatro años, de usar solo fertilizantes orgánicos, han reducido el uso de nitrógeno a la mitad. Lo que me encanta de Riversun es su capacidad para probar nuevas ideas con rigor; tienen bloques de prueba a gran escala que NO han recibido N añadido durante dos años seguidos y no han visto ninguna diferencia en el color, el vigor o el rendimiento de la vid. Esto es a pesar de que los resultados de las pruebas de suelo les dicen que no hay N disponible en el perfil del suelo. Los suministros orgánicos de nitrógeno son, de hecho, lo último en "fertilizantes de liberación lenta."

Riversun también ha estado probando varios cultivos orgánicos diferentes. Estos se cultivan cada tres años, como una fase de descanso para los suelos de vivero. El objetivo es eliminar la necesidad de añadir fertilizantes nitrogenados al suelo, en lugar de depender de los cultivos de leguminosas y las bacterias del suelo para cosechar el nitrógeno atmosférico (¡después de todo, el 78% del aire que respiramos es nitrógeno!).

También se cuestionó el uso de plástico negro. El plástico se utiliza tradicionalmente en los viveros de vid de todo el mundo para controlar las malas hierbas y calentar los suelos a principios de la primavera. Desafortunadamente, también detiene la penetración de agua, por lo que se coloca cinta de riego debajo, cada año. Tan pronto como llega el sol de verano, este plástico se calienta demasiado, por lo que se requiere mano de obra para pintar el plástico negro de blanco para evitar que el aire muy caliente debajo del plástico perjudique los esquejes injertados. Se probó un bloque reemplazando el plástico con paja de cebada. Al enrollar pequeñas pacas entre las filas, se ahorró la necesidad de riego, plástico y pintura. Los suelos ahora podían respirar e incluso con el costo de la mano de obra y la paja, la cebada es mucho mejor opción, tanto financiera como ambientalmente. Tampoco es necesario deshacerse de miles de metros de cinta de riego y plástico. El único inconveniente del primer año fue que la semilla de cebada brotó y se encontró un hongo creciendo en los troncos. Como resultado, la cebada ahora se esteriliza con vapor a su llegada.

Desde que se embarcó en un programa regenerativo, enfocándose en sistemas vibrantes de salud del suelo, Riversun ha eliminado los herbicidas de los campos operativos de vivero. Con una respuesta positiva en la salud de la planta, el vivero ha eliminado los fungicidas sintéticos y sistémicos, así como también todos los insecticidas. Como suele ocurrir con las prácticas regenerativas, la ecología y la economía, van de la mano.

Actualización: la mera logística de cultivar, cosechar, pasteurizar y luego esparcir la paja (1,500 pacas convencionales / ha, 750 / acre), sin mencionar el intento de controlar el crecimiento de malezas de finales de otoño que aparecen una vez que la paja comienza a descomponerse, ha hecho que Riversun concentre su esfuerzo de investigación en encontrar un mantillo genuinamente biodegradable. Han encontrado un fabricante especializado en Europa y a finales de 2019 pusieron en marcha algunas pruebas.

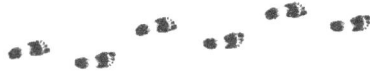

Muchos de los ejemplos compartidos en este libro provienen de paisajes degradados y desafiantes. Cómo se pueden regenerar estos suelos es uno de los desafíos más importantes para nuestra generación. Los productores de los que hablo en este libro están regenerando sus suelos, restaurando los ciclos del agua y devolviendo la vitalidad a los ecosistemas enfermos que se han debilitado. Su éxito radica en la capacidad de identificar puntos críticos de apalancamiento, un triaje literal para abordar lo que se puede denominar los "factores limitantes" o "habilitadores". Al considerar cuál es el factor número uno para el crecimiento, la mayoría de los productores piensan en el agua. El agua es tan inmediata y en épocas de poca lluvia, cada productor ve la respuesta instantánea de un evento de lluvia. Sin embargo, ese no es el primer límite de producción. El principal impulsor de la producción es el sol, luego el aire y luego el agua. Si no sale el sol, ¡todos tendremos un gran problema! ¿Cuánto tiempo puedes sobrevivir sin aire, sin agua o sin comida? Lo mismo ocurre con nuestros sistemas de suelo, microbiología y plantas. Si los suelos están apretados y compactados, luchando por respirar, este es nuestro punto de partida en nuestro triaje. Una vez que se abordan estas áreas, nuestro triaje busca los siguientes factores habilitantes: agua, descomposición y luego disponibilidad de minerales. Con demasiada frecuencia, los asesores agrícolas miran hacia el cuarto paso: el NPK de Liebig. Estos asesores capacitan a sus productores para que alcancen un saco, como primer paso en el cultivo de cultivos.

Vamos a hablar de cada uno de estos factores facilitadores en los próximos capítulos. Me gustaría que tuvieras en cuenta, por ahora, que cada uno de estos factores está influenciado por lo que llamamos las 5 M: Mentalidad, Gestión (*Management*), Microbios, Minerales y MO (Materia Orgánica). En cada capítulo, veremos cómo las 5 M interactúan y se interrelacionan para influir en la salud del suelo y sus objetivos. Las acciones que realice para abordar estos factores se rigen por principios simples de salud del suelo. Estos principios se basan en cómo funcionan los suelos en la naturaleza.

Principios de salud del suelo

* Mantener la cobertura y la protección del suelo.

* Raíces vivas durante el mayor tiempo posible.

* Incorporar ganado y/o sus abonos (cuando sea posible).

* Diversidad, diversidad, diversidad.

* Optimiza la fotosíntesis de las plantas.

* Reduzca las molestias: minimice la matanza de su fauna subterránea.

* Gestione lo que quiere, no lo que no quiere.

* Las acciones que surgen de estos principios están influenciadas por su clima y circunstancias específicas.

Ten en cuenta lo que motiva a los regeneradores; sus motivos individuales son tan variables como las personas en la tierra. Algunos van desde el aumento de la rentabilidad y la resiliencia hasta las preocupaciones de la comunidad o la familia. A algunos les preocupa el deterioro ambiental o de la calidad de los alimentos. Otros buscan el reconocimiento de la comunidad o ser los mejores productores. La agricultura regenerativa ofrece beneficios en un espectro diverso para ayudar a los productores a cumplir sus objetivos individuales.

De las 5 M, la mentalidad puede ser el mayor obstáculo o impulsor del éxito. Por ejemplo, si creen que las cosas están fuera de su control o que el cambio es difícil, ¿adivinen qué? "Si creen que pueden o creen que no pueden.... tendrán razón!" Esta actitud es la que se convierte en un reflejo de tu realidad en la tierra y en la vida. Veo que, incluso cuando inicialmente trabajo con clientes que dependen en gran medida de los insumos químicos, si tienen curiosidad y una mente abierta e inquisitiva, es mucho más probable que su programa de suelos y cultivos tenga éxito.

En nuestro trabajo de entrenamiento de suelos, hemos descubierto que uno de los mayores determinantes del éxito es la mentalidad de una persona sobre el aprendizaje y el fracaso. Una "mentalidad fija" cree que la inteligencia y el talento son con lo que naces. Tener esta mentalidad lleva a una persona a buscar influencias externas, a culpar a los demás, al clima o al tiempo, cuando las cosas no van bien. Cualquier fallo o crítica se ve como errores de uno mismo, en lugar de un fallo en producir un resultado deseado. Las personas con mentalidad fija, a menudo se ven amenazadas por el éxito de otras personas; esto a menudo se puede ver en comunidades rurales más pequeñas, donde hacer algo diferente o destacar está mal visto. Esta mentalidad puede ser la mayor limitación para la innovación y el éxito. Estas no son las personas con las que elegimos trabajar. Por el contrario, las personas con mentalidad de crecimiento creen que pueden aprender de las experiencias, que es su actitud y sus esfuerzos los que determinan los resultados. Como solía decir el granjero Neil Armitage, brillante y tristemente fallecido, acerca de la optimización de la salud del suelo, "bueno, mejor, lo mejor, nunca descanses". Nunca se conformó con ser un productor promedio. Su amor por sus vacas y su tierra significaba que nunca aceptaría simplemente un "buen" resultado. Neil siempre estaba buscando el siguiente paso para armonizar y refinar su pasto, especies de pasto o insumos. Como resultado, en más de 14 años operando un sistema de alta producción y bajos insumos, un agrónomo químico desconcertado calificó una vez sus pastos como "un 11 sobre 10."[10]

Hay una delgada línea gris entre una mentalidad fija y una de crecimiento. Puede pasar de una mentalidad fija a una de crecimiento en algunos aspectos de la vida, por ejemplo: usted, su tierra, la política o ciertos miembros de su familia... Las personas con mentalidad de crecimiento ven los desafíos, incluidos los fracasos, como una oportunidad de crecimiento. Me encanta escuchar a Gabe Brown, regenerador de suelos de Dakota del Norte, comentar en conferencias sobre agricultura. "Planeamos fallar al menos una vez al año", dice, "si no estamos fallando, no estamos probando suficientes cosas nuevas". No es tanto el fracaso como la voluntad de probar cosas nuevas lo que consigue resultados extraordinarios.

Hace unos años, tuvimos una interesante interacción con un nuevo cliente de cultivo, llamémoslo Granjero C. Durante más de una década, Granjero C había estado probando diferentes insumos y cultivos de cobertura y sentía que nada funcionaba. Cada acción que propusimos encontraba resistencia. "Eso no funcionará en mi suelo". O "Lo he intentado. No funcionó". Estaba claro. Nada iba a cambiar jamás. En la mente del Granjero C, la falta de éxito no se debía a sus acciones, sino a factores externos, como el clima, la elección de semillas u otras personas. También le preocupaba cualquier riesgo de fracaso; en su opinión, los fracasos no serían oportunidades de aprendizaje, sino más bien un fracaso personal.

Cuando se le pidió que compartiera su programa de cultivo, pasó algún tiempo antes de que lo revelara tímidamente; "Bueno, aplicamos un herbicida preemergente, luego un rocío de hoja ancha después de la germinación, hay neonicotinoides en la semilla, seis fungicidas" y por último "atrazina para desecar el cultivo en la cosecha". Luego preguntó: "¿Puedo vender esto como biológico?" ¡No tuve que reflexionar para responder a eso! El Granjero C había estado agregando inoculantes biológicos comerciales a su semilla, incluidos productos para el control de enfermedades, protección contra las heladas, absorción de agua, fosfato y nitrógeno. Todos estos organismos existen naturalmente en suelos sanos. Si los suelos están muy alterados, es posible que tengan pocos bichos. En esas circunstancias, la adición de estos productos puede brindar una valiosa oportunidad para poner en marcha un programa.

¿El verdadero problema de Granjero C? Le preocupaba tanto salir de su zona de confort, que no podía tomar las medidas necesarias para pasar a un nuevo universo de posibilidades. Mientras conversábamos, descubrí que nunca había probado nada durante un período de 3 años, todo igual. No tenía una línea de base ni métodos para evaluar si la salud del suelo y de las plantas estaba mejorando o si incluso estaba logrando sus objetivos. ¡Tampoco tenía manera de evaluar si su gestión estaba regenerando o degenerando! El Granjero C no se había preparado para el éxito; su única medida era el rendimiento. Cuando no se veían cambios inmediatos en el rendimiento, abandonaba una práctica en lugar de experimentar un posible "fracaso". Cuando preguntó: "¿Cuál crees que es mi factor limitante?" Respondí a regañadientes: "Tu actitud".

Durante los siguientes dos años, el Granjero C siguió con sus pruebas y redujo sus fungicidas y pesticidas. Vio la oportunidad de producir semillas de cultivos de cobertura para un nicho de mercado en expansión. Comenzó a ver cómo su actitud le había impedido seguir adelante o innovar con otras técnicas. También vio cómo sus preocupaciones por "el qué dirán" y el miedo al riesgo le impedían lograr sus objetivos de reducir sus insumos químicos.

La mentalidad fija hace que trabajar con métodos regenerativos sea un desafío, pero no es imposible. A pesar del término "fijo", esta forma de ver el mundo no tiene por qué ser permanente. ¡Cualquiera puede cambiar su forma de pensar! Ha sido inspirador ver crecer a una comunidad a su alrededor, hambrienta por el conocimiento adquirido durante estos años. Ha sido una alegría absoluta ver su evolución, mientras ha desarrollado valor y confianza para tomar las tan necesarias medidas.

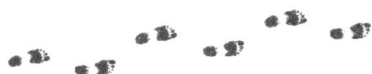

Un día, mientras viajaba para ver a un cliente, iba en el asiento del acompañante de un destartalado y viejo camión agrícola. Tuve la rara suerte de no tener que abrir ni una sola vez ninguna puerta; ¡todo estaba tirado por el suelo! La granja se parecía a la típica postal turística de Nueva Zelanda, con verdes colinas, ovejas en cada zona del campo y montañas cubiertas de blanco al fondo. Cuando me pidió un consejo de coach, fue: "¡Cierra las puertas y echa agua!" No tiene sentido invertir mucho en un sistema, si no lo vamos a administrar bien. Esto también se aplica a cualquier sector, ya sea en cultivo, jardinería doméstica o plantación de árboles.

La gestión del proyecto y del tiempo son la prioridad de cualquier proyecto: adaptar el pasto, evitar el tráfico, no cultivar con humedad, fumigar teniendo en cuenta las observaciones en lugar de únicamente el calendario, programar la poda, plantar semillas y aplicar fertilizantes. Sin una buena gestión, estamos frenando la regeneración de los suelos. Desafortunadamente, este libro no cubre todas las diferentes técnicas de gestión para cada sector. Sin embargo, hay recursos disponibles muy interesantes donde obtener más información. Para los ganaderos, hay excelentes libros de autores como Allan Savory, Jim Gerrish y Greg Judy, que cubren la dinámica práctica de manera excelente. Si tiene ganado y aún no está adoptando los principios propuestos en los modelos de pastos planificados adaptativos, entonces ese es el primer lugar para comenzar. Para huertos y empresas mixtas, Bill Mollison, David Holmgren, Michael Phillips, Mark Shepherd, Gabe Brown y Joel Salatin nos enseñan todo, desde consejos prácticos hasta cómo maximizar los beneficios en la empresa.

Trabajo con muchos ganaderos de gestión adaptativa de cero insumos, que creen que un buen manejo del pastoreo por sí solo puede resolverlo todo. Por lo que he visto, la respuesta no es tan clara: tal vez, quizá, puede ser ... es una cuestión de cuánto tiempo tiene y en qué estado se encuentra su recurso. Una vez que abordamos los factores habilitantes, el manejo del pasto es siempre su herramienta número uno. En el negocio de la ganadería, muchas propiedades "holísticas" o "adaptativas" a largo plazo chocan contra las paredes. Inicialmente, el cambio en el pasto produce saltos hacia adelante en la producción, pero luego, con el tiempo, la producción se estanca teniendo cada vez más maleza, más compactados y comienzan a perder rendimiento animal. Si están monitoreando bien (que es uno de los principios de la Gestión Holística de Allan Savory), entonces necesitarían cambios adaptativos mucho antes de llegar a este punto. En el caso de los paisajes que se han estancado, es hora de abordar qué otros factores facilitadores existen o, de hecho, volver a examinar más de cerca la gestión, ya que algo no está funcionando tan bien como debería.

Nuestra gestión, o mala gestión, ha tenido un impacto significativo en todo el mundo. La llegada de humanos a nuevas tierras se puede rastrear a través de registros arqueológicos. Hemos sido maestros en modificar paisajes y biodiversidad, allá donde nos lleven los pies: Desde los primeros aborígenes que adoptaron el fuego y exterminaron a los megaherbívoros, los maoríes de Nueva Zelanda que acabaron con las gigantescas aves terrestres, los Moa o los pueblos originarios de Estados Unidos que fueron parte en la extinción de rinocerontes, camellos, caballos e incluso el guepardo estadounidense hace unos 12.000 años. En tiempos más recientes, ha habido grandes conmociones históricas en los pastizales de todo el planeta debido a la mala gestión, las enfermedades, los invasores exóticos y el pastoreo en tierras comunes. Los humanos no podemos evitar dejar nuestra huella en el entorno.

Lo que me sorprendió cuando visité California por primera vez es la flagrante falta de cobertura vegetal en verano. Una mirada a los libros de historia es reveladora. En 1880, antes de una devastadora inundación y la posterior sequía, se estimaba que había 500.000 alces, 2 millones de ovejas y 1,5 millones de vacas en California pastando en los exuberantes y amplias praderas. Durante un período de 3 años, murieron más de un millón de animales, lo que puso de rodillas a las empresas ganaderas. A medida que se perdía cada brizna de hierba durante esta sequía, las hierbas y pastos nativos perennes de la estación cálida disminuyeron drásticamente. Con la pérdida de hábitat y una temporada abierta para la caza, también lo hizo el alce, reduciendo su número de medio millón a menos de 3.500, tan sólo cien años después. En Australia, otro entorno frágil, una dinámica de pastoreo similar tuvo lugar en un proceso de 2 a 3 años, y ahora la cobertura vegetal históricamente disponible en el verano también ha desaparecido.

Los suelos necesitan cobertura y protección durante todo el año. La mejor gestión del mundo no ayudará si los suelos están expuestos durante casi la mitad del año. La introducción de diversas plantas perennes de verano seco de raíces profundas protegerá y mejorará los suelos, abrirá la compactación y hará surgir minerales. No tengo reservas filosóficas sobre el uso de especies nativas y no nativas. En mi opinión, es una prioridad absoluta que estos paisajes vuelvan a introducir coberturas de verano. Lo que estamos viendo en ese mundo es que a medida que los procesos de salud del suelo comienzan a activarse, las especies nativas que no se habían visto en décadas comienzan a aparecer nuevamente.

Lamentablemente, muchos administradores de pastizales en América del Norte y Australia están cultivando pasto en el subsuelo dejado por decisiones históricas deficientes de gestión. Debido a una gestión deficiente y al pastoreo excesivo, la capa superficial del suelo voló o desapareció rápidamente. Es posible restaurar la función de estas tierras a lo largo del tiempo. Sin embargo, como me pasa a mí, ¡quizá no tengas tanta paciencia!

El modelo de alto impacto y recuperación más prolongada propuesto por muchos defensores del pastoreo es un desafío cuando los entornos producen poca cobertura del suelo. Veo a muchos ganaderos en ambientes semiáridos, todavía luchando después de décadas de intentar este sistema. Existen múltiples desafíos cuando intentamos iniciar el proceso de compostaje. Muchos ganaderos tienen una compactación significativa o el riesgo de generarse tormentas de polvo cuando se unen altas concentraciones de animales, sin una cobertura vegetal y sin un sistema de raíces adecuados.

Un ganadero que ha utilizado los principios del pastoreo adaptativo durante más de 30 años es Steve Charter. Su rancho, llamado "2 lazy 2" se encuentra a medio camino entre Billings y Roundup Montana. Esta tierra evoca imágenes del viejo oeste, que, antes de llegar aquí en 2013, solo imaginaba que existía en las novelas occidentales. Los cerros rocosos interrumpen los pastizales abiertos polvorientos, que están salpicados de artemisa gris y verde junto con algunos antílopes. Billings era una ciudad que vivía del ganado y sus ricas reservas de carbón y petróleo. Steve gestiona de 200 a 400 parejas de terneros en dos bloques separados que cubren más de 8.000 acres (3.250 ha). El bloque de invierno del sur es más seco y tiene un terreno más fácil, mientras que el bloque de verano es un buen paseo de 2 días hasta las cercanas montañas Bull con sus impresionantes colinas, miradores y valles protegidos.

Steve ha pasado largos días y semanas solo en estos paisajes, con su perro pastor y caballos como única compañía. En mi primera visita al Rancho, cabalgamos en la oscuridad hasta la cima del rancho. "Las vacas están por aquí", señaló a través de mil acres de colinas empinadas, pedregal, pino toro y enebro. Ve por ese camino y te encontraré en la puerta. Y luego se fue. Afortunadamente para mí, o para Steve, buscar y mover ganado me llena de alegría. Cinco horas más tarde, llenos de polvo, nos encontramos de nuevo, con la mayoría del rebaño reunido. Montar con Steve me ha enseñado muchas cosas, cuyas lecciones son evidentes en mi alforja; una navaja, bálsamo labial, cepillos para pezuñas, cinta adhesiva, protector solar, algo para comer y agua. Mi papá me enseñó: "Bebemos cuando beben los caballos". Esto puede estar bien, pero mi salud no me permite beber lo que beben los caballos ... he aprendido a llevar mi propia agua.

Steve nunca ha aceptado el status quo, impulsado por una profunda necesidad de hacer el bien en su tierra y dejarla en mejor estado. Sus padres se oponían abiertamente a la industria del carbón, que rodea sus tierras. Si bien Steve parece un hombre relajado y de voz suave, que creció en una familia que luchaba contra la industria básica de Montana, también se sabe enfadar. Sobre todo cuando se toca el asunto del carbón o los ganaderos son estafados por los mismos organismos de la industria inicialmente establecidos para apoyarlos. Las relaciones entre los vecinos han sido pobres y problemáticas en ocasiones. Las fotos de Steve circulaban por las redes. Estaba de pie en una gran grieta, restos del proceso de minería subterránea de tajo largo, que colapsa túneles detrás de las excavadoras, dejando que la tierra de arriba retroceda y se agriete. Estas fotos se volvieron virales y la compañía de carbón dirigió su ira hacia Steve. Lo llevaron a juicio varias veces, enviaron abogados a su puerta exigiendo sus correos electrónicos personales y el juez desestimó sus casos por acoso más de una vez.

La empresa quiere que se vaya y sigue empleando hostilidades para expulsarlo. La temporada pasada llegó a su terreno cercano a la mina de carbón y encontró excavadoras de la compañía de carbón trabajando, eliminando sus presas y tuberías de agua. Su ganado había estado sin agua durante varios días en condiciones de más de 30 ° C (90 ° F). Durante esa temporada trabajó duro y se las arregló usando bombas de agua y generadores para proporcionar suministros básicos a sus vacas. Sin embargo, está decidido a mantener su protesta pacífica.

Cuando Steve se hizo cargo por primera vez del rancho familiar, el Servicio de Conservación de Suelos le dio información básica; pero Steve la consideró "insatisfactoria". "Querían que sembráramos pastos nativos y plantáramos espigas de trigo, lo que no me sonaba bien". ¿Su consejo para la comunidad ganadera? "Dijeron:" No pastar temprano "," No pastar en la época de la siembra o cuando salen las raíces ". Lo que dejó a Steve preguntándose ... "Eso es prácticamente todo el año. ¿Cuándo debemos pastar entonces? Poco después de hacerse cargo del rancho, la zona se vio afectada por una sequía prolongada. Steve reflexiona ahora que si hubiera seguido sus consejos, el rancho y su suelo, habrían desaparecido.

Afortunadamente, su cuestionamiento del status quo le hizo encontrarse a principios de los 80 con Allan Savory, famoso por la gestión holística. Se convirtieron en los primeros en adoptar los métodos de pastoreo Savory, y la esposa de Steve, Jeanne, estableció el primer grupo de gestión holística en los EE. UU. Este enfoque aboga por un mayor impacto animal y recuperaciones de pastos más prolongadas. Antes de encontrarse con Savory, el ganado permanecía en áreas favorecidas, sobrepastoreo en los suelos de la pradera e ignorando lugares más alejados del agua y en laderas empinadas. Steve comenzó a dividir los prados grandes y abiertos, colocando laboriosamente cercas eléctricas, muchas de más de una milla de largo para manejar el césped de manera más efectiva. Los alces y ciervos salvajes ofrecen un desafío único para mantener las cercas eléctricas, manteniendo a Steve ocupado ya que saltan, enredan, rompen y arrastran las cercas a través de las praderas con regularidad. Las praderas altas respondieron al cambio en la gestión de los pastos con la aparición de una cubierta vegetal diversa y densa, proporcionando una excelente alimentación para el verano. Después de que la nieve se derrite, estos prados altos obtienen una buena hierba en primavera y experimentan mucho menos calor abrasador y vientos secos que sus tierras bajas.

Sin embargo, las praderas de las tierras bajas cuentan una historia completamente diferente. La tierra había sido cultivada y fue una de las víctimas en la era de las grandes tormentas de polvo de la década de 1930. La existencia de este período todavía se ve con grandes montículos de tierra a lo largo de cercas y barrancos de erosión secos excavados. Llamar a la tierra "suelo" aquí sería apropiado, ya que todo lo que ha quedado es tierra sin estructura, que llegó aquí por el viento. Durante los últimos 30 años, con un mejor manejo del pastoreo, este pastizal semiárido ha tenido cambios mínimos. En las frágiles tierras bajas de artemisa, el ganado se traslada al menos cada 5 días a nuevos pastos y no regresará hasta que haya una recuperación adecuada de la hierba. Esta rotación puede ser de un mínimo de 2 años. La tierra ha mejorado, pero la mayoría de los días Steve sentía que estaba dando dos pasos hacia adelante y dos hacia atrás. Cerca del rancho, la tierra estaba dominada por espigas de trigo crestado moribundo y la salvia, rodeada por un mar de suelo desnudo. Había comenzado a preguntarse si se había alcanzado el potencial de la tierra y "este potencial", dijo, "no era muy bueno".

Steve siente curiosidad por el biomimetismo y cómo replicar los ciclos de la naturaleza. Preguntó: "¿Cuáles habrían sido alguna vez los patrones naturales del pastoreo?" Es difícil encontrar pruebas concluyentes. Mirando hacia atrás en los registros históricos, hay algunas pistas de los saltos de búfalo (buffalo jumps) y las historias de las Primeras Naciones. Estas pistas apuntan a un posible patrón de migración del bisonte de cada 5 a 7 años. Los datos de la actividad migratoria del bisonte son difíciles de reconstruir. El uso histórico de los saltos de búfalos cercanos muestra que estos sitios no fueron empleados todos los años por los indígenas de las Primeras Naciones. Grandes manadas siguieron los buenos años de pasto, no volviendo cada 3 meses, o los 2 años que Steve ha estado practicando. Esta migración habría permitido una amplia recuperación y luego un alto impacto animal, creando de hecho una capa de desechos y materiales compostables.

A principios del siglo pasado, el pastoreo deficiente y el arado hicieron que las tierras bajas perdieran gran parte de su diversidad de especies, carbono y cobertura vegetal. Los pastos cortos predominantes, como la grama azul, la hierba búfalo y las especies de pasto medio, el hilo y la aguja, el pasto de la pradera, la semilla de arena y el pasto de trigo occidental prácticamente desaparecieron. Ahora, una situación biológica en deterioro prepara el escenario, para suelos desertificados "somnolientos", perfectos para artemisa, criptógamas (plantas que no producen semillas) y suelo desnudo.

Dejar estas áreas sin pastorear durante largos períodos de tiempo ya no es una opción. Hoy en día, el rancho de Steve no experimenta las condiciones ni tiene las especies que crean oleadas de pasto alto que podrían ser pisoteadas. No todos los métodos de gestión se ajustan a todos los ecosistemas, particularmente ahora que muchos están tan degradados. He visto a vaqueros estadounidenses convertir los suelos de Nueva Zelanda en lodo y ruinas. Agricultores de Nueva Zelanda que convierten tierras estadounidenses en polvo. Escuche sus paisajes e investigue su pasado; no hay una receta única.

Para Steve, fue su cambio de mentalidad, de centrarse en la producción sobre la tierra a lo que estaba sucediendo bajo ella, lo que desató el potencial de su rancho. En 2014, Steve comenzó a tomar acciones solo soñadas en extensos pastizales. Comenzó a rociar estimulantes biológicos y catalizadores minerales para despertar la vida del suelo.

Steve construyó un rociador de "estiércol líquido" personalizado y lo montó en un viejo camión del ejército. Estos pulverizadores están diseñados para aplicar materiales más grandes, como abono, cal y semillas, en suspensión líquida. En el primer año, en más de 400 acres, probó 4 tratamientos diferentes con mezclas que incluían melaza, pescado, algas, sal de roca y vermicast o lombricompostaje (un nombre elegante para llamar al abono de lombrices). Para Steve, los resultados han sido fantásticos. En el primer año, la calidad del trigo crestado o espigas comenzó a mejorar y para el segundo año, las gramíneas nativas comenzaron a reaparecer. En esta comunidad, los ganaderos han estado buscando formas de reducir el dominio del monocultivo de espigas de trigo. Steve ahora está viendo que naturalmente vuelve el trigo occidental, la hierba de las praderas se está espesando y la incidencia de suelo desnudo se ha reducido.

Jodie, la vaquera de Steve, nacida y criada en este país, explica que ha visto grandes cambios en los tratamientos. "Nunca había visto césped como este", dice, "¡en lugares que llega a la altura de la rodilla hasta la cintura!" ¡Jodie lo entendió! La mejora de los nutrientes del forraje también significa que hay más pasto frente al ganado, lo que permite que el número de animales aumente en el futuro, que se pisotee más pasto y más nutrientes y agua circulen bajo tierra. Steve advierte a quienes quieran adoptar métodos de gestión holística duplicando los números para generar impacto; en este entorno que podría ser catastrófico; "Primero debes tener el césped, luego aumentar tus números. Nunca al revés."

Steve también se ha centrado en aumentar la diversidad de las plantas agregando semillas a su suplemento mineral vacuno. Cuando cabalga para conducir el ganado, Steve rocía semillas de kochia forrajeras, dejando un rastro tras de si como Jonny Appleseed (Juanito Manzanas). La kochia forrajera (*Kochia prostrata*) es un pequeño arbusto perenne que tiene un lugar definido en los pastizales áridos y semiáridos. Sorprendentemente, las semillas funcionan mejor en los suelos más pobres. Los arbustos germinaron magníficamente bien alrededor de las madrigueras de los perros de las praderas o marmotas, donde inadvertidamente plantaron las semillas alrededor de sus hoyos. Las plantas crecen ahora más altas de lo que pueden pastar los perros de las praderas; haciendo poco a poco las condiciones inadecuadas para estos pequeños roedores, que ahora se están trasladando a otros lugares vecinos. A través de la acción de los bioestimulantes, las hierbas que alguna vez se extinguieron localmente están regresando en masa. Es una experiencia cabalgar con Steve, ya que él sabe lo que hace. Saltará de su caballo encantado, señalando las poblaciones emergentes de pastos nativos. Hierbas como hilo y aguja y trigo occidental, prolíficas antes de que llegaran las ovejas, vuelven una vez más a su tierra.

Steve quedó tan impresionado por los primeros resultados en las zonas de prueba que en 2015 se dedicó a construir su propia granja de lombrices. A través del correo postal, llegaron lombrices por valor de 500 dólares y se colocaron en 100 metros de hileras hechas con paja de jardín. Los gusanos fueron alimentados con una dieta diversa de hojas, desechos de remolacha azucarera, estiércol, heno y astillas de madera. Una mezcla perfecta para cultivar bacterias, hongos, protistas y nematodos beneficiosos. Durante el invierno, bajo la nieve profunda, los gusanos siguieron trabajando, cubiertos por una cubierta de geotextil y fardos de paja. A fines de 2017, la granja de lombrices producía alrededor de 30 toneladas (66.000 libras) de un elixir biológicamente diverso y de calidad. La mayoría se vendió a productoras de cultivo progresivo que ven los beneficios del catalizador microbiano proporcionado por el extracto de vermicast. También preparó un plan para alimentar con calabazas, a partir de los desechos entregados después de Halloween; en cambio, ayudó a alimentar a una nueva generación de ciervos merodeadores.

Animado por la evolución de sus pastos, en 2017, Steve trató 3.000 acres adicionales de tierras bajas, además de aventurarse en las escarpadas montañas Bull para cubrir otros 1.000 acres con su rociador de camión del ejército personalizado. Después de años de luchar para conseguir resultados con cambios en las prácticas de pastoreo, al abordar el factor habilitador de sus tierras, la vida microbiana, su proyecto ahora lleva sus pastos de tierras bajas al siguiente nivel. "Ahora me siento más empoderado y positivo sobre lo que es posible aquí y para toda la agricultura", dice Steve. Tiene claro que se necesita un cambio de paradigma en toda la sociedad, si queremos detener este ciclo de pasar de un desastre a otro. "Una vez que cooperamos y trabajamos con la naturaleza, entonces las cosas realmente empiezan a funcionar bien". Es esta mentalidad en torno al aprendizaje y la regeneración de la tierra, lo que le permite a Steve tomar medidas y experimentar en un paisaje que muchos ven como demasiado degradado y arriesgado para permitirse realizar los cambios necesarios.

POR AMOR A LA TIERRA

4

Tu Ganado Subterráneo

"Si no te gustan las bacterias, estás en el planeta equivocado."
— Stewart Brand, Editor de Whole Earth Catalogue

No sabemos nada. Bueno, tal vez sepamos un poco, como el 1% del 1% del 1%. Nuestro conocimiento se compara con estar al borde de un vacío, iluminando la oscuridad con una linterna. Lo que ilumina nuestra luz, solo es posible a través de nuestra comprensión actual, la tecnología y las preguntas que nos hacemos. Lo que los científicos tienen claro es que sabemos mucho menos sobre microbios de lo que pensamos. Las estimaciones biológicas actuales[5] indican que hay más de 36 billones de especies en el planeta. De ellas, se han cartografiado alrededor de un millón. Escucharás citas como "sabemos el 5% de lo que está sucediendo en el suelo" cuando en realidad es un objetivo en movimiento, y con cada nuevo descubrimiento, se abre otra puerta de conocimiento. Cuando la mayoría de la gente aboga por la biodiversidad, muy pocos consideran que la mayor parte de la diversidad es microbiana y se encuentra bajo nuestros pies. El suelo es el ecosistema más importante y esencial, vinculado a todas las funciones del planeta. Es una frontera de descubrimiento; desde el cambio climático hasta las claves para la salud humana, la nutrición y el ciclo del agua. Los suelos son un campo de descubrimiento increíblemente emocionante en el que participar.

Puede haber miles de millones de organismos en un puñado de suelo, invisibles al ojo humano. Si pudiera imaginarse a sí mismo como un nematodo serpenteando por el entorno del suelo, lo que se encuentra con usted es una metrópolis bulliciosa, llena de cosas para comer y depredadores que evitar. Estas "ciudades" no son lugares seguros para caminar; son

---

5 Basadas en el supuesto actual de que toda la biología proviene de un ancestro común.

comunidades dinámicas y vibrantes. Si tuviéramos el equipo para escuchar el ecosistema del suelo, ¡podría sonar como una charla salvaje y gritos espeluznantes! Muchos de los organismos del suelo son un gran tema para una película de terror, como: Aliens (hongos *Cordyceps* que brotan de los cuerpos de los insectos), The Blob (mohos de limo), El Día de los Trífidos (nematodos picadores) y Frankenstein (tardígrados). Abajo en el suelo, lejos de la luz, no hay necesidad de ojos. En cambio, los microbios tienen sistemas sensoriales increíbles: ¿Eres comida, amigo o enemigo? Los microbios transmiten señales químicas y eléctricas para comunicarse entre sí y con su sistema de soporte vital, las plantas.

Hay muy pocos microbios "buenos" o "malos", a pesar de que se catalogan de esta manera desde Louis Pasteur y su "teoría de los gérmenes" de la década de 1850. Los organismos patógenos están presentes en todos los ecosistemas y, a menudo, pueden tener beneficios positivos para las plantas y los animales. La E coli (*Escherichia coli*), por ejemplo, mencionada a menudo en noticias alarmantes sobre lechugas y espinacas, nos ofrece inmensos beneficios desde el nacimiento, protegiéndonos de otros organismos patógenos y sintetizando vitamina K y B12. Las instalaciones de investigación y las compañías farmacéuticas van por un camino cerrado, centrándose en los patógenos y cómo matarlos. Durante todo este tiempo, nuestras preguntas han estado mal planteadas. Las preguntas que debemos hacernos son: ¿cuáles son las condiciones que invitan a los microbios a venir a limpiar? Las enfermedades suelen venir por algún otro desequilibrio.

Un anciano ganadero australiano me dijo una vez; "Si tienes ganado, también tienes ganado muerto". Esta regla es válida tanto para las ovejas como para su rebaño microbiano. Si desea mantener vivo y rentable su ganado, debe seguir los mismos requisitos básicos que para las ovejas: necesitan aire, agua, comida y cobijo.

Considere que el suelo funciona de manera muy similar a su intestino: primero mastica la comida para hacerla más pequeña y luego los microbios y las enzimas la descomponen aún más para que los nutrientes puedan entrar en el torrente sanguíneo. La misma acción ocurre en el suelo, primero con insectos, hormigas, escarabajos estercoleros y lombrices de tierra, y luego con una serie de organismos cada vez más pequeños, desde nematodos a protistas, hongos y luego, las diminutas bacterias. Así como una dosis de antibióticos, el estrés o los alimentos procesados pueden provocarle trastornos digestivos, lo mismo ocurre bajo tierra después de lo que llamamos "eventos perturbadores". Estos pueden incluir sucesos naturales, como inundaciones e incendios, o perturbaciones inducidas por el hombre, como pastoreo excesivo, cultivo o herbicidas, fertilizantes de sales solubles, fungicidas y pesticidas, lo que llamamos agricultura moderna. Así como los científicos ahora están descubriendo que la mayoría de los problemas de salud que afectan a la sociedad se deben a problemas intestinales, lo mismo ocurre en nuestros sistemas de suelos. ¡Tienen indigestión, gases, estreñimiento e incluso diarrea descontrolada! Cómo reconstruir el puente microbiano y optimizar la salud del ecosistema es el mayor desafío al que se enfrenta la sociedad hoy en día. En un suelo funcional y saludable, hay 6 clases principales de ganado: virus, bacterias y arqueas, hongos, protistas, nematodos, micro-artrópodos y micro-animales.

VIRUS

En esta agrupación microbiana, he incluido los virus. Son parásitos submicroscópicos, solo capaces de replicarse dentro de los cuerpos de otros. Aunque técnicamente no son microbios, constituyen la mayor cantidad de entidades biológicas del planeta, por lo que no deben pasarse por alto. En cada cucharadita de tierra, puede haber más de 10 mil millones de virus. La revista Nature afirma que: "Si todos los 1×10^{31} virus en la tierra se pusieran uno tras de otro, se extenderían por 100 millones de años luz". En conjunto, todos los virus de la tierra pesan más que 1.600 millones de elefantes. El punto es que hay muchos virus. Sin embargo, sabemos muy poco sobre sus funciones en el suelo, son "una cantidad desconocida dentro de un territorio inexplorado". Al igual que las bacterias, los hongos y los insectos, sabemos mucho más sobre sus peligros que sobre sus beneficios.

Los recientes avances científicos ahora descubren que los virus juegan un papel central en el control de las poblaciones bacterianas, el ciclo de los nutrientes, el carbono y el movimiento de la energía en el suelo. A través de la transferencia horizontal de genes, son los mediadores de la evolución microbiana y pueden haber sido los precursores de toda la vida en el planeta. Tradicionalmente, se creía que el ciclo del nitrógeno, el carbono y los nutrientes se debía a la muerte bacteriana y fúngica, pero las investigaciones muestran que este proceso no capturaba por completo el ciclo. Si eliminara la depredación de otros organismos en la red alimentaria, los virus representan el 100% de las tasas de muerte bacteriana y la liberación de C y nutrientes. Estos virus mantienen la edad juvenil de las bacterias, en lo que los científicos consideran como el concepto de "siempre jóvenes", lo que garantiza una alta rotación de poblaciones bacterianas. Una investigación en China, comparando campos orgánicos fertilizados convencionalmente, mostró un aumento de 4 a 5 veces en las poblaciones de virus en los campos orgánicos. Si examina la literatura, todas las conclusiones microbianas del suelo terminan igual: "Queda mucho trabajo por hacer para entender el suelo."

BACTERIAS & ARQUEAS

Las bacterias y las arqueas son procariotas, los organismos unicelulares más pequeños (<10 µm) y más simples: formadores originales de la Tierra. Son los primeros microbios en llegar a la escena: al planeta hace un trillón de años, a cualquier superficie de roca y hoja. Al igual que los virus, se encuentran en todos los entornos del planeta, desde las plataformas de hielo, los desiertos, las aguas termales sulfúricas, el aire y dentro y sobre usted. Ambos son unicelulares; sin embargo, las arqueas difieren en la estructura de la pared celular y, curiosamente, están más relacionadas con las plantas y los animales que con las bacterias. Originalmente, las arqueas (en griego, "cosas antiguas") se consideraban extremófilos, que trabajaban en salares, fuentes termales sulfúricas y alrededor de respiraderos hidrotermales de aguas profundas; ahora los científicos están descubriendo que son importantes en los ciclos del nitrógeno y del carbono. Las arqueas son organismos que tienen mala reputación en torno a la producción de metano en los humedales y en los vientres de rumiantes, protistas y termitas. También constituyen alrededor del 10% de los organismos en su intestino.

Esté profundamente agradecido por su contribución a su bienestar. A medida que su comida pasa por su sistema intestinal, son las bacterias las que producen la mayoría de las enzimas para descomponer sus comidas. En este proceso de digestión, fermentan de lo indigerible a lo digerible. Alquimizan hormonas y vitaminas B y K. Las bacterias afectan el apetito y el estado de ánimo y se unen a las células para producir serotonina, la hormona de la felicidad. El microbioma intestinal influye en la salud y el bienestar humanos mucho más allá del intestino. Una nueva investigación muestra que las interrupciones en nuestros socios microbianos (disbiosis) son un factor que contribuye a, en definitiva, casi todo lo que tiene que ver con el bienestar humano.

Elija entre trastornos inflamatorios, metabólicos y autoinmunitarios, enfermedades pulmonares y cardíacas, problemas de la piel, problemas neurológicos y algunos cánceres. Alimentar a nuestros microbios con una dieta diversa, baja en toxinas y alimentos procesados, es esencial para el bienestar de todos. Algunos científicos ahora argumentan que el cerebro humano puede ser potencialmente la unidad de procesamiento central para el 'cerebro' intestinal primario.

Esta investigación sobre el microbioma humano está abriendo las puertas a nuestra comprensión del papel vital de las bacterias en los suelos. Desde descomponer y fermentar materiales orgánicos, hasta solubilizar rocas, inmovilizar (retener minerales), desintoxicar, defender las plantas y sintetizar vitaminas, enzimas y hormonas de crecimiento vegetal. En muchos sentidos, la relación entre bacterias y plantas refleja nuestro propio intestino (excepto a lo de comer rocas). Las bacterias son el equipo de limpieza de suelos. Se alimentan de exudados de raíces (azúcares y otros materiales liberados de las raíces) y materiales orgánicos muertos: hojas, otras bacterias muertas y las heces y desechos excretados por organismos más grandes. Las bacterias se alimentan de los azúcares menos complejos, considere los materiales que mezcla en un abono para generar calor; este calor se debe al metabolismo bacteriano. Los compostadores llaman a estos azúcares simples, los carbonos "verdes": materiales que incluyen pasto verde, hojas verdes, melaza, azúcar, algas marinas, estiércol y orina.

Las bacterias fabrican los primeros ladrillos de construcción en las estructuras de nuestra ciudad del suelo, creando microagregados. Estos son los bloques más pequeños. Como todo en la vida, el equilibrio es clave. Un desequilibrio, conocido como "suelos dominados por bacterias", crea suelos muy finos y sin estructura. Estos son más propensos a la erosión y la formación de costras en la superficie que los suelos más ricos en hongos. Esto lleva a problemas con la penetración de aire y agua. Los suelos bacterianos también llevan a la inmovilización de nutrientes, lo que significa que los nutrientes están atrapados y no disponibles libremente para las plantas. Piense en las bacterias como una bolsa de fertilizante, cerrada y colocada en su cobertizo. Un suelo sano contiene alrededor de 2,5 toneladas de bacterias por Ha (2.200 libras por acre). Con un 17% de nitrógeno en sus cuerpos, esto equivale a una tonelada de urea por cada hectárea. Las bacterias retienen este nitrógeno hasta que los microbios superiores, nematodos o protistas, los consumen. El ciclo del nitrógeno se completa cuando el exceso de N disponible en la planta se excreta de nuevo a la zona de las raíces. Es común encontrar estas condiciones bacterianas en granjas lecheras y campos cultivados, en consecuencia, las pérdidas de suelo, la presión de las malezas y la necesidad de insumos artificiales son altas. La dominación bacteriana puede ser un factor limitante importante en su lugar; estos suelos son los que yo llamo "estreñidos", o en regiones con muchas lluvias: suelos con "diarrea desenfrenada" Las bacterias son microbios esenciales, inevitables y clave para mantener una salud óptima del suelo y las plantas.

HONGOS

Estos son los organismos que mantienen unida la estructura de la vida del suelo. Lo que distingue a los hongos de otras especies es la quitina, un carbohidrato de cadena larga que se encuentra en sus paredes celulares. Como hifas individuales, son invisibles a simple vista (2-10µm), pero a medida que se adhieren y se agrupan, se convierten en las estructuras miceliales visibles que ves en la madera en descomposición o en tu césped como anillos de hadas. En la metrópolis del suelo, los hongos proporcionan las paredes y el mortero para construir el paisaje urbano. Son la red neuronal del suelo, que envían información a través de miles de acres, comunican el ataque de insectos, instigan las defensas de las plantas y comparten recursos. Las estimaciones apuntan a al menos 70.000 especies distintas de hongos en el suelo en todo el mundo, que incluyen levaduras, mohos y hongos. Sin embargo, esta cifra sigue siendo una suposición, hay muchos más. Los grupos de hongos del suelo se pueden definir por tres funciones principales en el suelo: mutualistas (o simbióticas), saprófitos y patógenos.

Como sugiere el término, los hongos mutualistas aportan una variedad de beneficios para las plantas y los animales. Hay ejemplos de insectos que eligen asociarse con hongos o incluso cultivarlos. Estos insectos incluyen hormigas cortadoras de hojas, termitas, abejas sin aguijón y escarabajos. Los líquenes y las algas necesitan esta relación simbiótica con muchas especies de hongos para su supervivencia. Las micorrizas (o también llamadas MF, vienen del griego "myco" que significa hongo y "rhizae", raíces) son mutualistas, que viven dentro y fuera de las raíces de las plantas; una relación simbióticamente beneficiosa entre la planta, el hongo y sus socios bacterianos. Las micorrizas reducen el estrés de las plantas, ofrecen protección a las raíces y absorción de agua y nutrientes a cambio de carbohidratos (carbono), energía y ácidos grasos. Sus hifas o filamentos son mucho más finos y pueden viajar mucho más lejos que las raíces de las plantas, aumentando el área de superficie para la absorción de nutrientes y agua hasta 40 veces. Son un importante componente de un ecosistema de suelo saludable, ya que constituyen hasta un tercio de la biomasa microbiana en los suelos.

Más del 90% de las familias de plantas y 250.000 especies de plantas tienen esta relación MF, lo que favorece el crecimiento saludable y resistente de las plantas. En el momento de escribir este libro, existen 7 tipos principales de micorrizas; arbuscular, arbutoide, monotropoide, orquídea, ecto-, ectendo- y ericoide. Las micorrizas endoarbusculares (AMF), (de la palabra griega "endon", que significa dentro), son tipos de hongos que viven dentro de las células de la raíz de la planta extendiendo sus finos dedos hacia el suelo. Ecto-micorrizas (EcM), ecto- significa que se envuelven alrededor del exterior de las raíces. Muchos árboles y enredaderas de importancia agrícola tienes relaciones con HMA (Hongos Micorrízicos Arbusculares), o tienen relaciones tempranas con HMA antes de cambiar a EcM.

La mayoría de las especies de plantas (85%) tienen una relación HMA. Esto incluye la mayoría de las plantas de hojas verdes y nuestros cultivos de importancia agrícola, como: lechuga, cebolla, guisantes, vides, almendras, café, cereza, arces y cedros. Las familias de bayas, excepto los arándanos y los arándanos rojos son AMF. Si bien casi todas las plantas y arbustos de flores y follaje tienen esta relación, excepto especies como *Azalea, Rododendro, Banksia* y *Erica*. Algunas hierbas de temporada fría dependen menos de las micorrizas. Especies como el pasto azul anual (*Poa annua*) pueden volverse menos competitivas con la HMA. La selección genética ha creado cultivos comerciales con menos dependencia de la HMA, con consecuencias en la resiliencia de muchas de estas especies.

Alrededor del 10% de todas las especies de plantas tienen relaciones EcM, particularmente árboles forestales productores de semillas. Este grupo incluye muchas maderas duras y coníferas, como alisos, abeto, roble, castañas, eucalipto, pino, álamo y sauce. Las especies de EcM son mucho más diversas, más de 6000, frente a los cientos de HMA. Un árbol individual puede albergar una amplia gama de cientos de diferentes variedades de EcM. A pesar de que solo un pequeño porcentaje de plantas tienen una relación EcM, desempeñan un papel importante a nivel mundial, como las especies dominantes de la cubierta de bosques templados.[11]

Sin una planta huésped, la mayoría de las MF no pueden sobrevivir, son especies que no pueden producir sus propios ácidos grasos y no son saprófitas. Hay algunas especies, como las trufas, que pueden sobrevivir en la descomposición de materiales orgánicos, pero no pueden completar su ciclo reproductivo sin una planta huésped.

Alrededor del 10% de las especies vegetales son especies no micorrízicas, incluidos miembros de la familia *Brassica*, como canola, lupinos y amaranto y otras como la quinua y la remolacha azucarera y la familia de las espinacas. Muchas malezas de cultivo comunes no son micorrizas, como el rábano silvestre, la kochia, el cenizo y el *Pigroot* (sisirrincho). Durante la evolución de estas familias de plantas, el gen de la simbiosis se ha perdido. Muchas plantas que prosperan en condiciones de anegamiento, como los juncos y la cola de caballo, no necesitan esta relación para crecer.

Los hongos saprófitos descomponen los materiales más difíciles de digerir, como la quitina (en hongos y cuerpos de insectos), celulosa y materiales de lignina. A diferencia de la mayoría de los seres vivos, los hongos primero digieren sus alimentos fuera de sus cuerpos antes de ingerirlos, utilizando una variedad de ácidos y enzimas. Estos poderosos ácidos pueden romper los enlaces químicos, liberando minerales como fósforo, calcio, zinc y otros nutrientes fuertemente ligados al suelo. En este proceso de descomposición, también liberan dióxido de carbono, agua y otros subproductos. Algunos de estos metabolitos pueden permanecer en el suelo circundante durante miles de años en las condiciones adecuadas.

Los hongos patógenos o parásitos, por otro lado, roban a sus huéspedes. Estos hongos pueden reducir la producción de las plantas o incluso provocar su muerte. Cada año, los hongos patógenos como royas, tizones, el tizón del arroz y la seca o pudrición de raíces, como el llamado pietín del trigo, reducen los volúmenes de cultivos globales entre un 20 y un 40%. Gran parte de la investigación científica se ha centrado en este grupo, los hongos "malos". Algunos hongos patógenos pueden vivir dentro y sobre las raíces de las plantas con un papel beneficioso para la planta, como los hongos entomopatógenos (del griego entomo = insecto, pathos = sufrimiento), que obtienen su energía de los cuerpos de insectos o nematodos. Las propias micorrizas no siempre son beneficiosas. En determinadas condiciones, también pueden ser parásitos, particularmente cuando la fotosíntesis de las plantas y los exudados de las raíces son bajos. Los entornos alterados por el ser humano, como el cultivo o los fertilizantes solubles, pueden favorecer las especies MF que son menos beneficiosas o incluso parasitarias.

En los sistemas naturales, no hay materiales "de desecho". Los hongos proporcionan un amortiguador vital contra los efectos de muchos contaminantes artificiales. En un proceso denominado "micorremediación", pueden transformar incluso los desechos más problemáticos, como el plomo, el cadmio, el petróleo, la radiación y los contaminantes orgánicos en las aguas subterráneas. Incluso la resaca de nuestro mundo moderno, el plástico, se puede descomponer con hongos ostra (*Pleurotus ostreatus*).

Los hongos beneficiosos son un grupo sensible y, a menudo, son los primeros en disminuir en los sistemas agrícolas modernos. El equilibrio de la biomasa entre hongos y bacterias es importante para la función del suelo, la estructura y la salud de las plantas. A escala planetaria, los más pequeños de sus habitantes son esenciales para la salud y el bienestar de los ecosistemas, frenando la lixiviación y sedimentación de nutrientes en las vías fluviales y reduciendo las emisiones de gases de efecto invernadero a la atmósfera.

Las levaduras pertenecen a la familia de los hongos y, cuando están en equilibrio, proporcionan muchas funciones beneficiosas. Forman relaciones positivas alrededor de las raíces y en las hojas pueden fomentar el crecimiento de las plantas a través de la producción de fitohormonas.[12] La levadura tiene una relación beneficiosa con la vitamina B12 y el cobalto. Incluso en aplicaciones bajas, la levadura puede aumentar considerablemente la fotosíntesis y la producción de las plantas.

PROTISTAS

Los protistas no entran en las categorías de bacterias, animales, plantas o hongos. Estos organismos microscópicos se agrupan libremente con la presencia de un núcleo y una membrana. En términos evolutivos, estos organismos representan los antepasados originales de todas las células vivas; tu tatara, tatara, tatara ... tatarabuela o abuelo, que se transformó en las profundidades hace unos 2 mil millones de años a medida que aumentaban los niveles de oxígeno.

En una cucharadita de suelos llenos de vida y saludables, puede haber hasta un millón de estas criaturas construyendo los pasillos, los espacios habitables y las carreteras a través del medio ambiente del suelo. Unicelulares y móviles, los protistas tienen funciones diversas y vitales tanto en la salud del suelo como de las plantas. Aceleran el ciclo de nutrientes, controlan las poblaciones bacterianas y estimulan la defensa de las plantas.

Hay 3 grupos principales en el suelo: flagelados, amebas y ciliados. Los flagelados son los más pequeños, nombrados así por uno o dos flagelos en forma de látigo que usan para arrastrarse por el suelo. Muchas de las amebas se mueven mucho más lentamente y utilizan un pseudópodo o pie falso para rezumar la humedad del suelo y absorber todo lo que se cruza en su camino. Las amebas pueden consumir una variedad de fuentes de alimentos, algunas especies herbívoras se asemejan a pequeñas vacas lecheras, pastando pacíficamente sobre algas y materiales orgánicos muertos. Se ha observado que las amebas testadas, que se moldean a sí mismas con caparazones endurecidos para protegerse, cazan juntas como una manada, para rastrear y atacar a los nematodos que se alimentan de bacterias. Mientras que las "amebas vampiro" (*Vampyrella*) perforan las algas y los hongos y luego succionan su esencia vital. Los ciliados más grandes (hasta 500 μm), llamados así por los cilios similares a pelos que cubren sus cuerpos, atraviesan el suelo y se alimentan de bacterias, hongos, otros protistas y nematodos. Sus cuerpos también proporcionan deliciosos bocados para micro-artrópodos hambrientos.

Los protistas son uno de los principales grupos responsables del ciclo de nutrientes a la planta. Estos animales voraces pueden comer hasta 10,000 bacterias en un solo día, excretando los nutrientes disponibles para las plantas a su paso. A medida que se alimentan, en una relación simbiótica con la planta, ingieren selectivamente bacterias u hongos para mantener las proporciones de bacterias: hongos (B: H) en el suelo. Como son depredadores importantes para las bacterias, un déficit de protistas puede llevar a un incremento de las poblaciones bacterianas, generando una cascada de impactos en toda la red alimentaria del suelo.

Todos los microbios en la red alimentaria del suelo están interconectados, por eso se le llama "red". El término surgió por primera vez en la década de 1960 con la comprensión de que todos los organismos están limitados por los alimentos y están conectados entre sí. Estas relaciones suelen ser complejas e impredecibles. Tomemos a los protistas, por ejemplo, en presencia de organismos patógenos, estimulan a las bacterias para que produzcan moléculas de señalización o ligandos, que ayudan a la planta en la autodefensa.

En un proceso llamado "ciclo microbiano", las plantas crean condiciones más propicias para el crecimiento. Al liberar los exudados de las raíces, las plantas estimulan las poblaciones bacterianas, lo que a su vez atrae a más protistas y nematodos. Estos depredadores luego liberan los nutrientes unidos en los cuerpos de las bacterias en formas que puedan regresar a las plantas.

NEMATODOS

Estos son gusanos no segmentados y son bestias colosales en comparación con las bacterias, que varían en longitud desde 300μm hasta el tamaño apenas visible de 2,5 mm. La mayor parte de la investigación y la atención se centra en los "malos", los que se alimentan de las raíces y los parásitos, que representan quizás el 5% de todas las especies de nematodos. Cuando los sistemas del suelo están desequilibrados, el daño de los nematodos puede ser considerable. Tan solo en Nueva Zelanda, los costos estimados por la pérdida de rendimiento de los pastos superan los mil millones de dólares neozelandeses al año (más de 700 millones de dólares americanos). Como ocurre con todos los microbios, no hay "buenos" o "malos", solo indicadores y equipos de limpieza que hacen su trabajo.

La mayoría de las familias de nematodos son beneficiosas y tienen un papel importante en la construcción de la estructura del suelo, las carreteras y los caminos de la ciudad. Controlan y equilibran las poblaciones microbianas e impulsan el ciclo de N. Viven en áreas donde se concentran sus alimentos, alrededor de raíces de plantas y en materia orgánica. La abundancia de nematodos en los suelos puede variar de 1 a 10 millones de individuos en un metro cuadrado de suelo.[13] Encontrará nematodos en todos los lugares del mundo: en el fondo del océano, en la cima de las montañas más altas, en las capas de hielo de la Antártida, en los desiertos más cálidos y bajo la nieve en Montana. La mayoría de los nematodos viven en los 15 cm superiores del suelo. Sin embargo, se han encontrado a una profundidad de 1000 m, en una mina de oro al suroeste de Johannesburgo.

Las 40.000 especies diferentes de nematodos están agrupadas en relación con qué o a quiénes comen. Algunos pastan pacíficamente sobre algas y materia orgánica, hongos o se alimentan más vorazmente de bacterias, raíces o entre sí. La estructura y las partes de su boca indica quién o de qué se alimentan. Algunos nematodos alteran su elección de alimento a medida que maduran, comenzando su vida alimentándose de bacterias antes de pasar a presas más grandes como los protistas y otros nematodos del suelo. Mientras que los nematodos omnívoros más adaptables pueden alimentarse de diferentes alimentos según su disponibilidad y condiciones del suelo.

Grupos específicos de nematodos son para la salud del suelo como los canarios en las minas. La ausencia de grupos clave de nematodos es un método para evaluar la integridad y la salud del suelo, ya que son más vulnerables a las perturbaciones y la contaminación. Estas especies suelen ser depredadoras u omnívoras, más grandes y longevas, en comparación con aquellos que se alimentan de bacterias de reproducción más rápida.

Cuando los niveles de nematodos son bajos, se asocial con una reducción en el nitrógeno de las plantas, la supresión de enfermedades y plagas, el desarrollo de la estructura del suelo y la salud de las raíces.

MICRO-ARTROPODOS & MICRO-ANIMALES

Este grupo contiene los equipos de demolición, trazando nuevos territorios y construyendo nuevos canales para el aire y el agua. También aportan servicios esenciales, recolectando basura y reciclando materiales. Como sugiere el nombre "micro", necesitará un microscopio o, en algunos casos, tan solo una pequeña lupa (X10-20) para verlos. Los artrópodos tienen cuerpos segmentados. Son: micro-insectos, los insectos, ciempiés, ácaros y arañas. Se alimentan de una amplia gama de productos, desde materia orgánica, líquenes, bacterias, hongos y entre sí. También proporcionan una fuente de alimento esencial para los insectos más grandes. Trituran y digieren materiales orgánicos, lo que acelera la descomposición, mientras que sus heces inoculan los suelos con esporas de bacterias y hongos.

Los artrópodos son ladrones de nitrógeno y acumulan N en la cadena alimentaria en forma de amonio. Sus cuerpos contienen entre un 7% y un 14% de nitrógeno (las plantas no leguminosas solo contienen entre un 2% y un 4%). Cuando mueren, sus cuerpos constituyen una fracción crítica de la reserva de nitrógeno disponible. Muchos artrópodos tienen una relación simbiótica con las bacterias fijadoras de N en sus intestinos, que pueden contribuir hasta 40 kg / ha / año en ecosistemas saludables. Con las poblaciones de insectos en grave peligro de extinción en todo el planeta, no podemos permitirnos perder sus valiosas e históricamente olvidadas contribuciones a los sistemas alimentarios saludables.

Los micro-animales incluyen rotíferos y tardígrados. El tardígrado, también conocido como osos de agua, que sí, es tan lindo como suena, avanza a trompicones por el suelo con sus 8 patas rechonchas. Este minúsculo animal (de hasta 0,5 mm de tamaño) es prácticamente indestructible, pudiendo sobrevivir en condiciones por encima de la ebullición y por debajo del cero absoluto. Pueden soportar 10.000 veces la radiación gamma que te mataría. Han dominado el arte de la criogénesis, desecando sus cuerpos hasta que las condiciones sean ideales. Los tardígrados han estado en el planeta comiendo algas y ocasionalmente entre ellos, durante al menos 530 millones de años, pasando por cinco extinciones masivas planetarias. Los científicos incluso enviaron un equipo de tardígrados al espacio para ver si sobrevivían. La respuesta fue sí, pero apenas y no estaban muy contentos con la experiencia. ¿El único lugar del planeta donde no encontrarás al tardígrado? ... Donde haya un largo historial de uso de herbicidas.

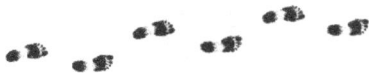

Los cambios transformadores que los productores regenerativos observan en la tierra han sido difíciles de racionalizar, basándose en el pensamiento agronómico actual. Hemos estado "haciendo cosquillas" al sistema con productos que, en muchos casos, equivalen a un porcentaje minúsculo, y viendo las respuestas de las plantas y el suelo. Una y otra vez, encontramos que al estimular sutilmente la biología o abordar los factores facilitadores, las respuestas van mucho más allá de lo que parece racionalmente posible.

Eso es hasta que considere la dinámica de percepción de quórum o autoinducción (QS). La percepción de quórum es la capacidad de una comunidad microbiana para detectar y responder a señales. El proceso de QS se descubrió por primera vez en bacterias bioluminiscentes en la década de 1960. Ante la creciente preocupación por la explotación de los antibióticos, la investigación médica de los años 90 identificó el papel de QS en la virulencia del estreptococo. Es posible que tenga algunos organismos estreptocócicos o cándida en su cuerpo sin originarle complicación ninguna. Cuando las poblaciones son pequeñas, los microorganismos no pueden expresar ciertos genes. La expresión genética requiere una comunidad. Cuando los números aumentan, la expresión genética ahora puede activarse y causa dolor de garganta o picazón desagradable.

En un proceso denominado extinción de quórum (QQ), las señales se utilizan para inhibir la invasión o el crecimiento de otro organismo. Se ha identificado una proteína QS que se comunica con los parásitos del cólera para indicar que su población ha crecido demasiado, en respuesta, el cólera abandona a su huésped humano. Esta señal revolucionará los tratamientos contra el cólera y, lo que es más interesante, también es la misma señal de proteína que se usa para detener las enfermedades fúngicas en las plantas. También se ha encontrado que las señales QS explican la eficacia de muchas medicinas tradicionales chinas, nuevos descubrimientos con innumerables hierbas medicinales y hongos. Si la ciencia médica pudiera replicar estas señales, podrían crear una gama de nuevos medicamentos basados en biomimetismo para combatir muchas enfermedades comunes. Esto ha abierto las puertas a posibles nuevos métodos de atención médica. Estas señales químicas pueden reemplazar el enfoque disperso de los antibióticos, desviando potencialmente el temido apocalipsis de la resistencia bacteriana.

En los suelos, apenas estamos comenzando a tomar conciencia del significado de estas señales. El suelo está saturado con miles de metabolitos, que crean una sofisticada red de señalización entre plantas, raíces y microbios. Estas señales de comunicación incluyen hormonas, ácidos orgánicos, lactonas de N-acil homoserina (AHL), péptidos y otras proteínas. Estas señales permiten a los organismos identificarse entre sí, esconderse o bloquear a los atacantes, o incluso camuflarse para acercarse sigilosamente a un protista desprevenido o a la raíz de una planta. Los hongos pueden interceptar las señales hormonales que envían los nematodos para atraparlos. La planta responde a las señales, producidas por microbios, para cambiar los exudados de las raíces, inducir defensas, aumentar la formación, ramificación y elongación de las raíces, elevar la transpiración y el metabolismo.[14] Estas señales contribuyen a la matriz de materia orgánica, formada por carbono, proteínas y ácidos orgánicos.

En el suelo, la QS puede provocar una enfermedad virulenta o la activación de los genes responsables de la inmunidad y la defensa, las biopelículas, la resistencia a la sequía y la promoción del crecimiento de las plantas. La Dra. Gwen Grelet, una muy activa ecologista molecular de suelos con sede en Landcare Research, Nueva Zelanda, cree que profundizar nuestra comprensión de cómo estos organismos se comunican entre sí, tiene un gran valor para los productores. "Entendiendo un poco la complejidad, podemos adoptar métodos que fomenten la comunicación, potenciando la salud e integridad óptimas."

El Dr. David Johnson, de la Universidad Estatal de Chico, está demostrando que las proteínas de señal QS, los mensajeros de la regulación, son hasta 10 veces más altas en suelos sanos que en suelos estresados. Estas señales se correlacionan con un aumento en los "genes de mantenimiento", los genes para la resistencia a la sequía, el crecimiento y la regulación de las plantas, los aumentos de nutrientes y los aumentos sustanciales en la eficiencia del uso del carbono del suelo. Alrededor del 60-80% de la función inmunológica humana se debe a acciones microbianas intestinales. El Dr. Johnson sospecha que lo mismo ocurre con la salud del suelo y las plantas.

El suelo es verdaderamente una nueva frontera de avances emocionantes e interesantes descubrimientos. Al profundizar nuestra comprensión de cómo podemos alimentar, potenciar y aprovechar nuestro micro-rebaño, tenemos la clave para crear paisajes regenerativos, productivos y rentables.

5

Primero, Hubo Luz

"En menos de cien años, hemos encontrado una nueva forma de pensar sobre nosotros mismos. Desde nuestro asiento en el centro del universo, ahora nos encontramos orbitando un sol de tamaño medio, que es solo una de los millones de estrellas de nuestra propia galaxia, la Vía Láctea." Stephen Hawking

Mi único sueño imposible es pilotar una máquina del tiempo para poder observar cómo florecían los paisajes, las plantas y los animales antes de que el efecto de las manos del hombre moderno moldearan lo que vemos hoy. Viajando atrás 420 millones de años hasta el comienzo del período Devónico, los paisajes serían irreconocibles, similares al paisaje de Marte, con materias primas, como arena, limo y arcilla. ¡Bienvenidos a la edad de oro de los hongos!

Cuando piensas en los hongos, lo que te viene a la mente son sus órganos sexuales... está bien, la mayoría de la gente piensa así. Los visibles y llamativos hongos y setas son los órganos que emplean para esparcir sus esporas. Sin embargo, los hongos pasan la mayor parte de su vida como hifas, hilos microscópicos. Construir una imagen clara de la vida prehistórica de estos delicados organismos es, comprensiblemente, complicado. Cuando los paleontólogos encontraron por primera vez evidencia fósil de órganos sexuales de los hongos gigantes, algunos de los cuales alcanzaban los 8 m (26 pies) de altura, eran tan inusuales que se necesitaron 150 años para llegar a un acuerdo científico de que estos fósiles eran en realidad hongos. Estos hongos estaban llevando a cabo una explotación minera planetaria, liberando minerales de las rocas usando una variedad de ácidos y otros exudados, cosiendo el tejido de la vida. Un papel siguen teniendo hoy.

Mientras estos hongos disfrutaban de su festín de minerales, la mayoría de las plantas descansaban en los mares, extrayendo una gran cantidad de energía del sol. El mar era un entorno mucho más hospitalario, rico en minerales, temperaturas estables y abundante agua. En este momento, solo unas pocas plantas vasculares habían salido del mar, restringidas a una vida cerca de los pantanos.

¿Cómo se trasladaron las plantas a la tierra y por qué querrían hacerlo? Los científicos especulan que los cambios en el nivel del mar, posiblemente debido a fuerzas tectónicas o cambios climáticos, expusieron a las plantas marinas a nuevos entornos. Estas plantas necesitaban soportar temperaturas abrasadoras, desecación y salinidad. Estas eran habilidades en las que sus primos, los líquenes, ya eran expertos. Los líquenes son buenos aliados de las cianobacterias, hongos y algas. Las algas aportan azúcares del sol, mientras que los hongos les dan en contrapartida agua, minerales y protección. Los investigadores creen que esta unión proporcionó el trampolín para que las plantas se movieran del mar a la tierra. Los hongos gigantes llegaron a un acuerdo con formas vegetales más básicas: las briófitas y las esteras de algas presentes en la sopa del Devónico inicial. Los hongos comenzaron a cultivar plantas por su rica fuente de energía (azúcar) y ácidos grasos. A cambio, los hongos proporcionaban a las plantas agua y nutrientes vitales provenientes del suelo. Los hongos ya no tenían que invertir en estructuras fálicas enormes para reproducirse, dejando el costoso proceso de conseguir energía y crecer muy a sus compañeras las plantas.

El desarrollo de sistemas de raíces terrestres y la asociación con hongos micorrízicos llevaron a las plantas a transformar la piel del planeta. La mineralización de rocas y la reducción de carbono en el suelo alteraron las condiciones climáticas globales, produciendo las acogedoras condiciones para la vida que conocemos hoy. Esta amistad fúngica literalmente se multiplicó por el éxito de las plantas, lo que representa una de las relaciones más importantes del mundo. En realidad, sin esta unión, nunca habrías existido. Si está interesado en el rendimiento, la calidad de los cultivos, el control de plagas, la calidad del agua, la reducción de las pérdidas de suelo y las emisiones de gases de efecto invernadero, o la construcción de resiliencia a las presiones climáticas, entonces... ¡es hora de interesarse por los hongos!

Las micorrizas pueden promover el crecimiento de depredadores de plagas beneficiosos y, en algunos casos, ¡ser depredadores ellos mismos! En 2001, investigadores de la Universidad de Guelph en Ontario estaban buscando cuántas micorrizas comían colémbolos. Los colémbolos son criaturas diminutas, de color blanco grisáceo, que parecen insectos y a las que les encanta comer hongos. Probaron varias especies de plantas y sus micorrizas, que los colémbolos comían con alegría, hasta que pusieron colémbolos alrededor de las raíces del pino canadiense o pino blanco americano.

Sus hallazgos fueron inesperados. John Klironomos, líder del estudio, descubrió que en lugar de que los insectos se comieran el hongo, ¡el hongo se comía los colémbolos! Fue "tan impactante como poner una pizza delante de una persona y que la pizza se coma a la persona". Los investigadores calcularon que las micorrizas que mataban los colémbolos estaban absorbiendo nitrógeno de sus diminutos cuerpos, lo suficiente para aportar al árbol el 25% de sus necesidades anuales de nitrógeno. Las sinergias de la naturaleza son complejas y emocionantes. Y me encanta cuando las investigaciones no salen como se espera.

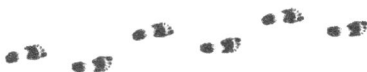

Para Geoff Thorpe de Riversun Nurseries, la calidad y la salud del suelo son factores número uno, no negociables, para tener éxito. Las vides son altamente micorrízicas, con una variedad de relaciones micorrízicas endoarbusculares (AMF en inglés). Las vides con una colonización deficiente se atrofiarán y sufrirán deficiencias de nutrientes. Sin AMF, corren un mayor riesgo de sufrir ataques de plagas y enfermedades. A medida que las hifas se tejen a través de la matriz del suelo, segregan una atractiva variedad de materiales; ácidos, enzimas, iones metálicos, aminoácidos, proteínas (nitrógeno) y azúcares. Un aumento en estos materiales aumenta la salud y la resiliencia de las plantas, lo que permite que una granja o rancho se recupere rápidamente después de las crisis climáticas.

Para descubrir si las plantas tienen una buena colonización, se pueden enviar muestras de raíces a un laboratorio de microbios del suelo. Riversun se asoció con Microbe Labs en Australia para sus análisis de ácidos grasos fosfolípidos (PLFA). Muchos organismos producen biomarcadores PLFA específicos o distintivos, que luego proporcionan una huella digital precisa de los microbios del suelo presentes y activos en un suelo. Las pruebas también pueden cuantificar proteínas como la glomalina. Tanto la glomalina como los hongos contribuyen a los "terrones" o macroagregados del suelo. Estas migas o terrones tienen un papel vital en el suelo, ya que retienen mucho más carbono y agua que sus partes más finas. Esta estructura también protege el valioso carbono de la exposición al aire y a las voraces bacterias.

Como parte de la visión de Riversun Nursery, consideran los cuatro elementos (tierra, aire, fuego y agua) la base de los procesos de toma de decisiones. La "tierra" pone un fuerte énfasis en la construcción de la estructura del suelo y la materia orgánica. El vivero ha podido mantener su MO (materia orgánica) ~ 10%. Esto es extraordinario después de 14 años de cultivo de vides utilizando la estrategia de cultivo dos años, un año de reposo y otro de cultivo en verde. Las ventajas de su suelo y clima les permiten plantar tres cultivos verdes sucesivos en la misma tierra en un año. Una extensa investigación muestra que la mayoría de las tierras agrícolas gestionadas intensivamente del mundo carecen de niveles adecuados de MF (micorriza). Al pensar en qué prácticas interrumpirían las hebras de hifas y socavarían la agregación, lo primero que me viene a la mente es el cultivo. Los discos, los rotocultores y los arados destruyen la estructura del suelo, reducen la colonización de MF, la glomalina y la acumulación de esporas de MF (propágulos).[15] Desafortunadamente para Riversun, la naturaleza de la plantación de injertos requiere alteraciones del suelo. Los lechos de tierra se preparan con una labranza fina y, en el momento de la cosecha, se abre la tierra para extraer las vides. Para mitigar las pérdidas de suelo y carbono y la perturbación de la comunidad microbiana, ahora dependen de los múltiples cultivos verdes que crecen en el año de reposo para reponer el microbioma del suelo. Estos cultivos se incorporan antes de la floración del suelo, para proporcionar materia orgánica, aumentar las esporas de MF y alimentar a los microbios.

Para garantizar un suministro constante de esporas de MF, Riversun ha plantado más de 3 km de hileras permanentes de especies de cultivos. Estas plantas son huéspedes de MF, como el romero y la lavanda. Aportan otros beneficios, incluida la alimentación de los polinizadores, sirven de cortavientos entre los bloques, mientras se emite un dulce perfume por todo el vivero. Asegurar una alta colonización de MF es esencial para producir un sistema de raíces más uniforme, aumentar la defensa de las plantas y proporcionar una valiosa ayuda para enfrentar la incertidumbre climática.

Las micorrizas son vitales para el agua y brindan protección contra la sequía para la mayoría de las especies de plantas. Con sus finas hifas, MF puede sondear profundamente dentro de los terrones del suelo, accediendo a charcos de agua que no están disponibles para las plantas con sus pelos radiculares más gruesos y cortos. Los hongos también absorben agua cuando hay suficiente humedad en el suelo, que liberan lentamente durante los períodos de sequía. No solo eso, ¡los hongos también producen agua! A medida que se descomponen los materiales de carbono (CHO), hasta el 20% de este volumen se convierte en H_2O. Con el enfoque de Riversun de un objetivo de sostenibilidad de 1000 años, ven el agua como uno de los problemas más graves a los que enfrenta la producción. El elemento "agua" en Riversun se expresa a través de grandes proyectos de revegetación y represas para almacenar y ralentizar el movimiento del agua y mediante el aumento del almacenamiento de agua directamente en el suelo (alta MO y buena estructura del suelo). Mejorar el nivel de MF para mejorar la eficiencia del uso del agua es una herramienta accesible para los productores de alimentos de hoy día.

Las endo-micorrizas que se encuentran en los pastos y en muchas especies de árboles no se perciben a simple vista. Sin un laboratorio o un microscopio para ver las hifas, las especies sanas no micorrízicas *(Chenopodium, Brassica, etc.)*, la agregación deficiente del suelo (terrones o migajas) y las raíces "limpias" pueden inferir un MF bajo. En el campo, la colonización deficiente de MF se manifiesta a través de una creciente vulnerabilidad a la sequía, una recuperación lenta después del pastoreo, bajos niveles de P y Zn en la planta, enfermedades en las raíces y aumento de la presión de las malezas. El envío de muestras de raíces a laboratorios biológicos le proporcionará información sobre el estado de su suelo. Si ya dispone de un microscopio de disección, puede hacer sus propias pruebas.

Las micorrizas forman estructuras delicadas que se ven afectadas por ciertos pesticidas, fertilizantes químicos (especialmente fosfato soluble), cultivos extensivos, pérdida de materia orgánica y erosión.[16] Las plagas de insectos también pueden reducir la MF. El glifosato, el herbicida más popular del mundo, puede reducir la colonización de micorrizas en una cuarta parte en la cosecha de la siguiente temporada.

Siendo sinceros, la mayoría de nuestras prácticas agrícolas modernas erosionan la función intestinal del suelo y destruyen los microbios del suelo más valiosos que necesitamos para la producción de alimentos de calidad, así como los organismos más importantes para garantizar que podamos seguir produciendo alimentos. El crecimiento y la reparación de las micorrizas se apoyan mediante cultivos de cobertura, aportes de carbono, cultivos de pastos, extractos de abono / vermicast, pastoreo planificado, fertilizantes solubles reducidos, en particular aportaciones de fósforo y rotaciones moderadas de especies de plantas no micorrízicas (vea el apéndice). En el mercado disponemos de muchos inóculos y otros productos fáciles de usar que pueden ayudar a acelerar la reparación de MF. Tenga en cuenta que la gestión es siempre su herramienta número uno para restaurar las MF. Primero, identifique qué causa la mala colonización. A menudo, son nuestras acciones las que debilitan a este socio vital. Un primer paso puede requerir dejar paso libre a la naturaleza y detener todas aquellas acciones que matan a uno de los organismos más beneficiosos del planeta.

Los mercados de biofertilizantes están en auge debido a las demandas de los productores de todo el mundo. En 2016, el mercado fue valorado en 1,1 mil millones de dólares y se prevé que crezca un 14% cada año.[17] Estos biofertilizantes incluyen fijadores de nitrógeno: rizobios, micorrizas, azotobacter, azospirillum y bacterias solubilizadoras de fosfato.

Hace unos diez años, escuché de dos productores que añadieron un producto de micorrizas para aumentar el rendimiento del maíz. Un productor observó una mejora del de rendimiento del 25% y un tercero no vio una diferencia apreciable. En un examen más profundo, el productor con el aumento de rendimiento tenía HMA críticamente baja en los campos no tratados. El que no vio respuesta ya tenía buenos niveles naturales de HMA.

Si va a adquirir estos productos, es importante comprobar qué tipo de propágulo está comprando, ya que existen diferencias considerables en su eficacia. Los productos MF pueden incluir esporas, trozos de raíces colonizadas y micelio seco. Es posible que los trozos de raíz y el micelio solo sean viables durante unas pocas semanas, mientras que las esporas pueden sobrevivir durante años. Las esporas requieren plazos mucho más largos para colonizar las raíces. Esto ha de tenerse en cuenta, ya que un laboratorio puede utilizar protocolos de prueba de viabilidad basados en inóculos de materiales de raíz. El desafío para los productores que utilizan estos productos es asegurarse de que lo que hay en la bolsa esté vivo y sea útil en su suelo. Pruebas independientes en Nueva Zelanda en 2011 revelaron que, de 7 productos de micorrizas disponibles comercialmente, ninguno era viable. ¡Ojo, proveedores y productores! Dado que la colonización puede tardar entre 4 y 6 semanas, muchas universidades y centros de investigación que brindan servicio de pruebas de viabilidad con una respuesta rápida pueden llegar precipitadamente a la conclusión prematura de que los productos no son viables. Por lo tanto, es prudente preguntar a los laboratorios cuál es su protocolo y exigir pruebas de viabilidad a cualquier proveedor al comprar inóculos biológicos.

Para aumentar la colonización y la actividad de las micorrizas:

* En primer lugar, ¡detenga las acciones que las matan!

* Elimine los químicos "icidas". Suavice los herbicidas con ácido fúlvico y evite el alto contenido de fosfato soluble.

* Aumente la diversidad vegetal.

* Realice cultivos en callejones o hileras entre cultivos comerciales. Hay especies de cultivos de cobertura que son fuentes ricas en esporas de HMA: lino, sorgo, mijo, pasto de Sudán, girasoles y avena. Incluso los árboles, que pueden tener ecto-micorrizas, tienen una relación estimulante con la HMA en las gramíneas.

* Utilice insumos basados en carbono y bioestimulantes para fomentar la diversidad subterránea.

* La presencia de bacterias promotoras del crecimiento vegetal (PGP), como levaduras, *pseudomonas fluorescens* y otras especies de bacilos, trabajan en conjunto para aumentar la eficacia de las MF.

Si el volumen de micorrizas es críticamente bajo:

Estimule y alimente las MF con humatos solubles, extractos de compost o vermicast. Si planea aplicar herbicidas o cultivar un campo, entonces la adición de productos húmicos o fúlvicos solubles es imprescindible para apoyar a sus poblaciones beneficiosas de MF. Mezcle fúlvico con herbicidas o riegue por goteo al cultivar. ¡No pierda la oportunidad de alimentar a su vital micro-rebaño!

* *Puede hacer un inoculante de micorrizas: combine mezclas para macetas con materiales de suelo / hojas recogidos en ecosistemas locales saludables. Cultive esporas de HMA en el suelo utilizando pastos C4, como pasto de Sudán, Paspalum, maíz, etc. Consulte el apéndice para más instrucciones.*

Personalmente, prefiero abordar el asunto de por qué la MF es baja inicialmente y luego trabajar en el aumento de las poblaciones nativas. Las esporas pueden permanecer en el suelo durante muchos años y muy pocos productores tienen colonización cero. Si bien no se desconoce, los pocos casos en los que he visto esto se asocia con grandes alteraciones: mala gestión del riego, uso intensivo de productos químicos, seguido de la eliminación de canola o de silvicultura comercial. Esos indicadores conducen directamente al tema anterior: la búsqueda de "factores habilitantes".

Como puede ver, las plantas no existen de forma aislada. Reflexione sobre esto un instante, muchas funciones vitales de las plantas son externas: subcontratan funciones esenciales a microbios que son responsables de la inmunidad, los nutrientes y la disponibilidad de agua. Su intestino, riñones y termostato están fuera de sus cuerpos. Si considera que el objetivo principal de la gestión del suelo es dar soporte a un sistema digestivo óptimo, son los hongos los que suministran poderosos ácidos intestinales, vitaminas, enzimas y minerales para alimentar la energía y la salud. ¿Puedes cultivar plantas sin tierra y sin biología? Si. ¿Serán saludables, tendrán una expresión genómica completa y serán ricos en nutrientes? No.

El carbono (C) del suelo se ha politizado cada vez más, principalmente cuando hablamos sobre gases de efecto invernadero: metano, óxido nitroso y dióxido de carbono (teniendo muy poco en cuenta el otro gran factor de influencia del clima, el vapor de agua). Estas diversas soluciones y esquemas están convirtiendo al carbono en un asunto político. ¿Por qué todo el mundo está tan acalorado y preocupado por el carbono? A nivel global, es una consecuencia a nuestra adicción al petróleo. El carbono está presente en todo aspecto de nuestras vidas, desde el combustible del automóvil hasta el plástico, la producción de fertilizantes, la calefacción doméstica y la generación de electricidad. El carbono es energía almacenada. La energía almacenada en la atmósfera retiene calor y la energía almacenada en el suelo proporciona combustible para los microbios y las plantas. Es una medida de la sala de máquinas en tu suelo y, en definitiva, de su rentabilidad.

Todos los materiales vivos contienen carbono. Es el elixir de la vida. Hay una cantidad finita de carbono en el planeta, cada átomo de carbono ha pasado por un ser vivo en un momento determinado. Tu propio cuerpo también ha crecido a partir de átomos que alguna vez estuvieron en los cuerpos de los dinosaurios y los árboles. ¡Me encanta la idea de que alguna vez las moléculas de carbono dentro de mí fueron el cerebro de un megalodón o T-Rex!

Los suelos contienen una reserva masiva de carbono, más grande que las reservas combinadas de las plantas y la atmósfera, que contienen alrededor de 2,344 miles de millones de toneladas de carbono orgánico. Desde que se labró el primer césped para plantar un cultivo, comenzaron las pérdidas globales de C, estimadas entre 133 y 200 mil millones de toneladas. Eso es alrededor de una quinta parte de todo el C en la atmósfera. Pensemos un minuto. Está ocurriendo un evento catastrófico en todo el planeta que la sociedad ha estado ciega. Nos hemos centrado tanto en los combustibles fósiles y el metano de las vacas que hemos pasado por alto la enorme cantidad de carbono (y agua) que se escapa bajo nuestros pies al aire y a los mares.

Sin embargo, las noticias no son del todo malas. Si el carbono se puede perder a tal escala, también tenemos los medios para reconstruirlo. El carbono del suelo es la herramienta más inmediata y rentable para abordar la carga heredada de carbono atmosférico.

El aumento de carbono en el suelo crea una esponja, mejora los ciclos de nutrientes, la retención y la calidad del agua, lo que requiere menos necesidad de insumos y accesorios artificiales. Esta es la razón por la que la agricultura regenerativa da tanta importancia al C del suelo.

Medir el carbono del suelo con precisión es tratar de atrapar aire con la mano. Todos los días, el suelo inhala y exhala carbono. En mi opinión, la incapacidad de la comunidad científica para ponerse de acuerdo sobre la medición ha sido clave para reducir la innovación y la acción. Estos desacuerdos científicos han frenado (involuntariamente o no) la adopción de prácticas regenerativas en toda la comunidad agrícola en general. Medir con precisión el carbono es un reto, o quizá "cómo medir el carbono" es la pregunta incorrecta. El carbono está relacionado con todos los aspectos del funcionamiento saludable del suelo, la agregación, la estructura, el agua, los nutrientes y la difusión de gases.

¿Qué es la reserva de carbono del suelo?

Todos los distintos componentes de la materia orgánica del suelo (MOS) incluyen carbono: la biomasa viva, los residuos vegetales, el humus, el carbono orgánico disuelto, el carbono orgánico recalcitrante y el carbono inorgánico. La materia orgánica del suelo también tiene un papel crucial en la función física, química y biológica del suelo, proporcionando el valioso sistema de almacenamiento de energía del suelo. La MOS contribuye a la retención y renovación de nutrientes, la estructura del suelo, la retención o disponibilidad de humedad, la degradación de contaminantes, la retención de carbono y la resiliencia del suelo. El carbono orgánico del suelo (COS) es química y biológicamente activo, y se descompone con relativa rapidez (de años a décadas).

Se estima que el COS representa alrededor del 58% de la MOS. Si su laboratorio mide en MOS, divida el resultado del laboratorio por 1,72.

La biomasa microbiana viva incluye todos los organismos del suelo, grandes y pequeños: desde lombrices de tierra, termitas, escarabajos hasta bacterias. Todos contienen nitrógeno, carbono y agua, que se retiene en sus cuerpos y se libera cuando mueren. También excretan materiales concentrados en carbono: heces, orina, saliva y vómito, elementos esenciales en la "adherencia", creando un suelo estable y saludable.

Residuos de plantas: compuestos de raíces, brotes y hojas que se encuentran dentro y fuera del suelo. Dependiendo de la profundidad del suelo, la actividad biológica y la cantidad de celulosa o lignina, estos materiales se descomponen rápidamente (de días a décadas). Proporcionan una fuente de energía vital para los microbios, que se respira como carbono biodisponible de regreso a la planta.

El carbono orgánico particulado (COP) incluye materiales de más de 2 mm, como raíces, insectos muertos y hojarasca. El carbono orgánico disuelto (COD) o el "té de hojarasca" se encuentra en la solución del suelo y está fácilmente disponible. Puede deshacerse en minutos o semanas. Representa una fracción pequeña, pero vital, de COS. Los depósitos de COP y COD se denominan "carbono lábil", ya que tienen un ciclo relativamente rápido en el suelo.

La humificación describe el proceso biológico que cambia la materia orgánica (por ejemplo, raíces, hojas, estiércol o una oveja muerta) en el material uniforme oscuro completamente descompuesto conocido como humus. El humus se compone de materiales orgánicos de menos de 0,053 mm de tamaño. Es el producto final de la descomposición de la materia orgánica que incluye glomalina, aminoácidos, proteínas (nitrógeno), enzimas, lípidos, grasas, vitaminas, factores de crecimiento y otros metabolitos de señalización. Es tan difícil de definir por su composición química o biológica, que algunos científicos están pidiendo que se elimine el término de las terminologías científicas.

El humus tiene una estructura compleja que actúa como almacén de minerales y agua y proporciona una importante fuente de energía. Esta reserva de carbono es más resistente a la descomposición por microorganismos del suelo y, por lo tanto, se descompone más lentamente (durante décadas o siglos). Desempeña un papel en todas las funciones clave del suelo y es particularmente importante en el suministro de nutrientes.

Me encontré con un artículo hace unos años sobre un inventor que buscaba inversiones para financiar depuradores de CO_2. Estas máquinas podrían eliminar el carbono del aire y almacenarlo en el suelo…. Exactamente lo que ya hacen las plantas. La naturaleza descubrió esto hace 3.400 millones de años, cuando las primeras bacterias fotosintéticas descubrieron con alegría la energía de la luz solar. Durante la última década, la industria y los investigadores se han centrado cada vez más en descifrar la magia química de la fotosíntesis. Actualmente se están desarrollando técnicas de edición de genes en el campo para modificar la enzima responsable de la fotorrespiración. Los investigadores llaman a la fotosíntesis "lenta y confusa".[18] Sin embargo, todos nuestros intentos de imitar la naturaleza hasta ahora han sido increíblemente costosos, derrochadores y una imitación lamentable. Todavía estamos intentando replicar la eficiencia de los sistemas de la naturaleza, centrándonos en soluciones mecánicas y tecnológicas para un problema biológico ya resuelto.

Vuelva a sus años de adolescencia en la escuela, cuando probablemente le enseñaron sobre la fotosíntesis. Tal vez sus ojos se pusieron vidriosos y se pregunta qué tiene que ver con su vida. Al menos ese es mi recuerdo. La fotosíntesis, sin embargo, es el proceso más importante en tu terreno, para el planeta y algo con lo que quieres familiarizarte. Rige la resiliencia, la salud y, en última instancia, la rentabilidad. Durante el proceso de fotosíntesis, la energía de la luz solar penetra en la superficie de la hoja. Esto provoca una reacción en cadena, que proporciona la chispa de energía necesaria para dividir el agua en sus componentes: electrones, átomos de hidrógeno y oxígeno. La inhalación de dióxido de carbono proporciona los componentes básicos para la vida, combinados con hidrógeno y oxígeno, se forman los carbohidratos (CHO). El oxígeno exhalado es lo que nos permite vivir en este planeta, mientras que el CHO se convierte en sacarosa, almidón, proteínas, lípidos, celulosa... literalmente todo con una base orgánica. Todo lo que produce en la tierra comienza como azúcares vegetales.

Todas las plantas realizan la fotosíntesis, eso es un hecho. Lo que no está asegurado es la eficiencia de este proceso, que los científicos estiman entre un 0,1 y un 4,6% de captura. Los aumentos en la biomasa y diversidad microbiana, la aireación del suelo, la disponibilidad de agua, la relación carbono: nitrógeno (C: N) y la disponibilidad de calcio y otros minerales pueden mejorar esta eficiencia. La fotosíntesis requiere una variedad de mecanismos complejos e interactivos, muchos de los cuales involucran catalizadores minerales esenciales, como fósforo, nitrógeno y magnesio para proporcionar la chispa.

Hay dos ciclos principales de carbono que tienen lugar en el suelo: el más estudiado, es el ciclo de descomposición a corto plazo, o el que yo llamo ciclo: "Estoy aquí para pasar un buen rato, no para estar mucho tiempo, cariño". Este proceso esencial implica la adición de materiales orgánicos, como raíces, hojas muertas, abono, estiércol y orina. Estos materiales alimentan la diversa comunidad de microbios, gusanos e insectos del suelo que respiran o devuelven el exceso de carbono al suelo. Esta actividad se concentra principalmente en las seis pulgadas superiores aireadas del suelo. A medida que se afanan, día y noche, el carbono entra y sale del suelo, impulsando la fotosíntesis de las plantas. Este flujo de carbono se ve afectado por la temperatura, la humedad, la hora del día, estación del año y la disponibilidad de alimentos para los microbios. Este ciclo juega un papel fundamental en la devolución de carbono a la planta para la fotosíntesis. A medida que las comunidades biológicas avanzan desde condiciones bacterianas más primitivas hacia una mayor biomasa o actividad fúngica, esta exhalación atmosférica puede reducirse al 25%.[19, 20]

Luz Solar (3) — Las hojas atrapan la energía de la luz solar

La planta usa los azúcares para crecer — **Crecimiento** (6)

Azúcar y Oxígeno (4) — La planta utiliza la energía de la luz solar para convertir el agua (H_2O) y el CO_2 en azúcares y oxígeno (O_2)

Las hojas absorben CO_2 del aire — **CO_2** (2)

Oxígeno O_2 (5) — La planta libera oxígeno (O_2) al aire

La planta extrae agua (H_2O) a través de sus raíces — **Agua H_2O** (1)

CHO (7) — La planta libera azúcares en la zona de la raíz

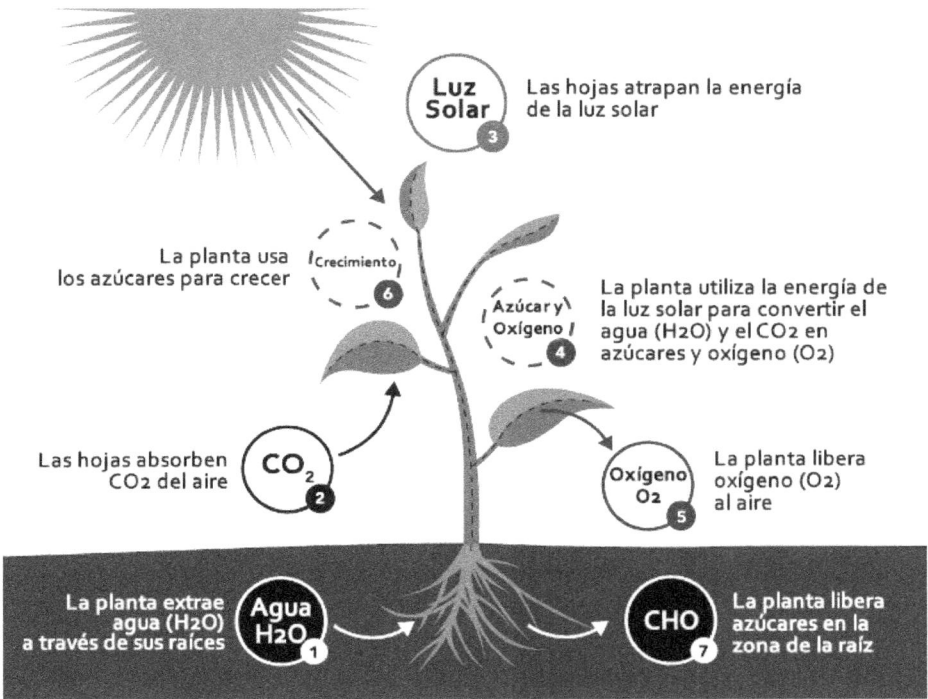

Proceso de la fotosíntesis.

El segundo ciclo principal del carbono es el menos estudiado: la reducción o secuestro de carbono en el suelo. Este es el carbono capturado durante la fotosíntesis y entregado al suelo a través de los exudados de las raíces de las plantas. En las especies de gramíneas avanzadas, más de la mitad de estos valiosos azúcares del proceso fotosintético terminan siendo liberados por las raíces. Para los microbios del suelo, esto es lo que el néctar es para los insectos en el aire. Estos exudados contienen una atractiva variedad de enzimas, ácidos grasos, factores de crecimiento, vitaminas y agentes de señalización del quórum, señales que efectivamente despiertan, aceleran, ralentizan o ponen a los microbios a dormir.

Gran parte de este néctar de raíz se mantiene en niveles más profundos y sin perturbaciones en el suelo, 150 - 400 mm (6-25"), depositado allí mediante la acción de nuestros amigos, los hongos micorrízicos. Acuñado como la "carretera del carbono líquido" por la ecóloga australiana de los pastizales, la Dra. Christine Jones, este carbono del suelo profundo puede permanecer química o biológicamente protegido en los suelos durante miles de años.

Cuando se exponen al aire y al agua, estos depósitos de carbono de los hongos, incluida la glomalina, la quitina (los cuerpos del esqueleto de los hongos muertos) y la melanina, están más protegidos de la degradación que los azúcares derivados de la raíz.

Los exudados de las raíces son la forma más barata, eficiente y beneficiosa de carbono orgánico para la vida del suelo. Los exudados y microbios se concentran alrededor de la zona de la raíz, o vaina de rizos, creando signos visuales que llamamos las "raíces rastafari". Estos sistemas de raíces se asemejan a rastas sucias, lo que brinda a las plantas una protección vital contra los cambios en el pH, el aluminio, la salinidad y las fluctuaciones de temperatura o humedad en el medio ambiente.

Se ha demostrado que los herbicidas, fungicidas y el pastoreo excesivo interrumpen este importante proceso del suelo. En el campo, el uso excesivo de formas solubles de nitrógeno y fósforo (sintéticas o de estiércol) es eficaz para impulsar la producción de las plantas, a menudo en detrimento de la fotosíntesis de las plantas. A medida que aumentan los niveles de nitrógeno de los aminoácidos en la planta, los productos de la fotosíntesis disminuyen y la presión de los insectos aumenta. Son estas proporciones de carbono y nitrógeno (C: N) en el corazón de la planta las que permiten alimentos ricos en nutrientes. Las proporciones C: N influyen en el rendimiento, la floración y las respuestas al estrés ambiental: sal, temperatura, sequía y deficiencias de nutrientes.

Si bien los hongos pueden excretar ácidos para extraer minerales de las rocas, también pueden crear y transformar rocas, en un proceso llamado geomicología. Los hongos forman literalmente nuevos minerales y cristales de roca, como la weddellita, el oxalato de calcio y la glushinskita. Estos minerales incorporan carbono en formas inorgánicas, lo que significa que los hongos desempeñan un papel importante en la captura eficaz de carbono durante eones. El Dr. Richard Teague, ecologista de pastos de Texas A&M ha estado midiendo las elevaciones en este "C inorgánico" en sistemas de pastoreo adaptativo en Texas, EE. UU. y Alberta, Canadá. Este es un campo de investigación de reciente desarrollo, que puede ser una clave fundamental para comprender la dinámica del carbono y el importante papel que desempeñan los ecosistemas microbianamente diversos en los ciclos globales del carbono.

El carbono del suelo no puede analizarse de forma aislada, sino íntimamente ligado a la dinámica del nitrógeno, los ciclos del agua, la estabilidad del suelo, la resiliencia y la calidad de los alimentos. Los beneficios que ofrece a los productores, la sociedad y el medio ambiente son inmensos y de amplio alcance. Cuando se considera qué niveles históricos de carbono existían en muchos territorios antes de la agricultura, se hace evidente la increíble pérdida. El científico de suelos Rattan Lal propone que del 50 al 70% de este carbono se ha perdido debido a la gestión. Esto significa que, en todo el planeta, hemos eliminado de manera efectiva el 50-70% de nuestro potencial de retención de agua.

Entonces, ¿cómo puede saber si su suelo está perdiendo o ganando carbono? Una forma es realizar una prueba de suelo, que le dará una pequeña perspectiva o analizar partes profundas que nos darán los niveles de carbono con más detalle. Sin embargo, esto puede no ser informativo si no tiene datos para comparar. También hay laboratorios que pueden realizar pruebas de glomalina: el subproducto de carbono producido durante este proceso biológico. Esto nos dará una idea de si sus prácticas de gestión están construyendo su suelo o degradándolo.

Un método rápido y barato es cavar algunos hoyos y comparar el color de la capa superior del suelo con un hoyo cavado en un área cercana que no haya recibido fertilizante, no haya sido cortado para pasto, o cultivado intensivamente. Si ve una diferencia visual y su suelo es más pálido, esto puede mostrar que se requieren cambios de gestión. Eche un poco de agua a la superficie del suelo, ya que las diferencias de color son más evidentes con humedad.

¿Tiene demasiado carbono? Pregúntele a alguien con suelos de paja, turba o muskeg.

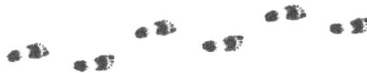

Durante décadas, los productores regenerativos han utilizado una herramienta simple pero controvertida llamada refractómetro o medidor Brix. Los refractómetros miden los carbohidratos y los sólidos disueltos totales contenidos en la savia de la planta. Usados comúnmente en viñedos y huertos para evaluar la madurez de la fruta, también se pueden usar para evaluar la savia y la fotosíntesis de las plantas. Es una pequeña herramienta fácil de usar que proporciona información instantánea sobre la salud de los cultivos. Vea el apéndice para más información sobre cómo usarlo.

Una visita a la mayoría de los productores regenerativos normalmente lleva a discusiones sobre el uso del medidor Brix. Simon Osborne, un productor de semillas y cultivos en Canterbury, Nueva Zelanda, tiene un destartalado medidor Brix junto al freno de mano de su camión. La granja Osborne cubre más de 270 hectáreas (670 acres) de arcilla predominantemente pesada con algunos suelos limosos. También dirige un negocio de semillas herbáceas con ovejas en la fase de cultivos intercalados. En 1976, su padre fue uno de los primeros en adoptar prácticas de "labranza cero", reemplazando las prácticas de cultivo con aplicaciones de glifosato. Inicialmente hubo algunas mejoras en la estructura del suelo, pero mínimos incrementos de carbono. Cuando Simon regresó con su esposa Angela a la agricultura a tiempo completo en 1992, adoptó las prácticas de Agricultura de Conservación (AC). "Decidí reiniciar el sistema, dejé de quemar residuos de cultivos, en vez de eso, comencé a triturar y dejar residuos en la superficie". Está muy orgulloso de los suelos que ha desarrollado, con niveles de carbono en el suelo que aumentan gradualmente del 1,5% a un promedio de 5% C (9% MO en los 150 mm o 6" superiores).

Como todos los mejores cuidadores regenerativos que he conocido, Simon tiene excelentes habilidades de observación y acción. Los grados Brix han subido lentamente y las lecturas ahora son estables, entre 10-20. La eliminación de fungicidas y pesticidas ha permitido que su programa de salud del suelo progrese y el rendimiento se mantiene satisfactoriamente.

La medida Brix es real. No se limita a sistemas microbianos interrumpidos o ensayos en macetas en invernaderos. En el campo, los regeneradores suelen encontrar que a medida que aumenta el grado Brix, también lo hace la actividad biológica y la disponibilidad de minerales. Un aumento en los niveles de Brix corresponde a una mejora en la salud de los cultivos y la resistencia a las heladas, plagas y enfermedades. A medida que se elevan los niveles de Brix, también lo hará el carbono (C) del suelo profundo, mejorando los ciclos del agua y los nutrientes. El nivel Brix está directamente relacionado con los beneficios en el negocio, el aumento en la producción de leche y ganancias de peso del ganado. El ganadero y regenerador estadounidense, el Dr. Allan Williams, ha descubierto que cada aumento de 1% en niveles Brix equivale a 0.1 a 0.3 libras en el aumento de peso promedio diario. En los productos lácteos, hemos descubierto que esto equivale a alrededor de 100 g de sólidos lácteos (SL) por vaca / día.

Hacer afirmaciones de que el nivel Brix se relaciona con la salud de los cultivos es muy controvertido, al menos en algunos círculos. Gran parte de esta disputa surge de los defensores de la agricultura convencional y la falta de literatura científica de apoyo. Los científicos y los blogs rurales afirman que los niveles Brix no son una medida confiable. No creo que sea la medida lo que falle aquí, sino la mentalidad. Con un nivel bajo de humus, actividades biológicas deficientes e insumos de fertilizantes solubles, los niveles de Brix fluctuarán enormemente y no son confiables.

Es importante que use esta herramienta para determinar sus propias variaciones y compararlas con sus propios resultados, no para compararlo con otros. Si no ve una tendencia de aumento de los niveles Brix con el tiempo, entonces, posiblemente no esté regenerando su suelo. Es hora de volver a las 5 M e investigar qué está frenando su progreso.

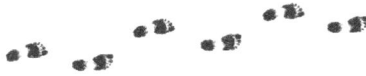

La incursión del Dr. David Johnson en las relaciones entre la biomasa biológica y el rendimiento, comenzó en 2010. Tuve la oportunidad de conocerle junto a su inteligente esposa Hui-Chan Su durante una conferencia en Albuquerque. El día siguiente disfrutamos de la mañana libre y tiempo para explorar algunos de los notables petroglifos grabados por los que el área es famosa. Como cabe de esperar de unos científicos, quedamos tan absortos en las rocas y la historia que casi pierdo mi vuelo. Mi primera impresión sobre David fue su habilidad para escuchar atentamente. En el pasado, la impresión que tengo de muchos científicos de vanguardia ha sido que pueden dominar las conversaciones en su pasión por compartir sus revelaciones, como si dieran una conferencia. Sin embargo, con David, encontré ojos azules vívidos enfocados intensamente, con la cabeza ladeada ansiosa por obtener más información. Es este ávido apetito por el conocimiento y su cuestionamiento lo que lo ha llevado de la Universidad Estatal de Nuevo México a su nuevo rol como Profesor Adjunto de la Facultad de Agricultura de la Universidad Estatal de Chico. En Chico, estará junto a otro formidable defensor del suelo y hábil oyente, el Dr. Tim LaSalle. LaSalle lidera el camino en investigación regenerativa y educación superior.

Las exploraciones de Johnson sobre los hongos comenzaron durante un proyecto del USDA, identificando métodos para hacer compost estático en efluentes. Necesitaban un diseño para ayudar a acelerar el proceso de compostaje, usar menos agua y reducir la sal en el producto final. Como resultado, se produjo un abono biodiverso con predominio de hongos (ratios 4: 1 F: B). Este abono de hongos ha llevado al Dr. Johnson a un emocionante camino de descubrimiento, lo que lo llevó a proponer que los hongos pueden ser el mayor determinante de los rendimientos, incluso más que el nitrógeno sintético o el fósforo. Su trabajo está demostrando que, con biomasa microbiana diversa, la agricultura tiene el potencial de producir más que incluso los ecosistemas naturales más productivos.

Lo tiene claro, hemos normalizado suelos pobres en todo el mundo. "No sabemos qué pueden hacer los suelos altamente funcionales", dice. "Hemos estado haciendo nuestras observaciones en suelos dañados". Estos son suelos bajos en carbono con baja biodiversidad y dominados por bacterias, lo que vemos en casi todos los terrenos cultivados químicamente.

Es un defensor de un método que él y Hui-Chan han llamado "biorreactor Johnson-Su". Este biorreactor tiene un proceso de compostaje lento y simple, que enfatiza el flujo de aire para un óptimo crecimiento de hongos y digestión de gusanos. Johnson es un hombre coherente, y cree que "el vermicast es la clave". En sus parcelas de prueba, realizó una sola aplicación de 450 kg / ha (400 # / ac) de compost lleno de hongos en 2012. Cada año, las semillas se tratan con un extracto de compost líquido y se cultivan en parcelas junto a parcelas plantadas con fertilizante NPK convencional. Sus resultados: incrementos exponenciales en el rendimiento con tratamientos biológicos. Para Johnson, "la biología es un juego de biomasa", no es solo un mayor número de hongos, es un aumento total de diversos organismos (y sus señales de quórum) en el suelo. Los ensayos de Johnson incluyen cultivos de cobertura, que se incorporan al suelo o se cosechan y eliminan, y los incrementos de rendimiento resultantes en comparación con las parcelas fertilizadas con NPK han sido extraordinarias. Después de 7 años, estas parcelas se dibujan en 777 kg / N / Ha año. Otros minerales también están aumentando, como el calcio (76%), magnesio (84%), zinc (62%) y cobre (40%). Esto refleja muchos de los hallazgos de los regeneradores comentados en este libro.

Los suelos "estresados" dominados por bacterias pueden expulsar más de la mitad del carbono del suelo de ciclo corto a la atmósfera. Johnson está encontrando que las pérdidas diarias de carbono a la atmósfera se ralentizan, ya que los suelos se vuelven dominados por hongos, con solo el 11% de C respirando. Esto significa que la reserva de emisiones de carbono de "un buen rato, no para estar mucho tiempo ", se puede reducir al 20% de pérdidas netas actuales del suelo. Las prácticas de gestión regenerativa, que fomentan el crecimiento de microbios beneficiosos, reducen el alio o capa densa, fomentan enraizamiento más profundo y aumentan la fotosíntesis de las plantas, esenciales para generar carbono estable en el suelo. El trabajo del Dr. Johnson mide hasta 10,71 T Mg C ha (-1). ¡Este proceso resulta en beneficios reales a su cuenta bancaria!

Con tantas variables y variaciones en el carbono, es comprensible que los científicos se vuelvan locos tratando de precisar estos números. Peter Donovan y Didi Pershouse de Soil Carbon Coalition son claros, es hora de actuar, no de más debates sobre si el carbono del suelo se reduce. Al compartir datos en su sitio web de código abierto, están ayudando a los productores a responder la pregunta: ¿con qué velocidad y eficacia se puede convertir el carbono atmosférico en materia orgánica del suelo? Tenemos una oportunidad real aquí, mediante la mejora de la señalización microbiana, la biomasa fúngica y la biodiversidad. Tenemos las herramientas para abordar incluso los problemas más difíciles que enfrenta la sociedad: la variabilidad climática. ¿A qué estamos esperando?

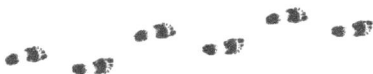

En Australia Occidental, el sol hace brillar todo. Este es un paisaje de contrastes en alta definición: rojos brillantes, naranjas, amarillos y un asombroso cielo azul celeste, salpicado de verdes eucaliptos. Cuando los europeos se establecieron aquí por primera vez hace 200 años, encontraron "la propiedad de un caballero": un mosaico de sabana cubierta de hierba, matorrales y eucaliptos altos cultivados por más de 50.000 años de gestión aborigen con fuego. Muchas de estas especies nativas de pastizales no se adaptaron cuando se detuvieron las quemas controladas culturales y comenzaron las prácticas de repoblación. Los cambios en este frágil paisaje fueron rápidos. Las especies nativas rápidamente se extinguieron o quedaron relegadas a afloramientos remanentes, bordes de caminos y zanjas. Los viejos árboles, de 200 años o más, son pocos y distantes entre sí y recuerdan la historia de un paisaje de sabana, en lugar de los densos eucaliptos jóvenes que ahora cubren tierras no administradas.

En un viaje de tres horas tierra adentro desde Perth para visitar a los agricultores de Bio-Integrity Di e Ian Haggerty, en Prospect Farm, traspasamos la cerca a prueba de conejos hacia un país de tierra roja y tierras de "suelos francos plateados". La barrera a prueba de conejos fue el último intento del gobierno (y finalmente inútil) para evitar que la marea de conejos llegara a los campos de trigo. Construido en 1902, se extendía a lo largo de 1800 km. Cualquiera que la dejara abierta, podía pasar 72 días en prisión. Una vez que pasas la cerca a prueba de conejos, las lluvias se detienen y la vegetación cambia bajo un sol implacable.

Hay quienes sostienen que Australia Occidental no se adapta a las formas modernas de agricultura. Con lluvias escasas y variables, salinidad en aumento, alto contenido de aluminio, pH bajo y carbono en el suelo casi inexistente (y no hablemos de las moscas), tendrían razón. Se ha estimado que debajo de cada hectárea de tierra en el cinturón de trigo, se esconde un potencial de 10,000 toneladas de sal. Sin una cubierta de árboles para mantener el nivel freático bajo, el 10% del cinturón de trigo es actualmente demasiado salino para producir alimentos. En el otro extremo, hasta 24 millones de hectáreas de tierra están luchando contra suelos ácidos con valores de pH por debajo de 4,8. El pH bajo crea las condiciones ideales para la toxicidad del aluminio y reduce la resiliencia de los cultivos en condiciones de poca lluvia. Se estima que el bajo pH y la toxicidad del aluminio le están costando a Australia Occidental 70 millones de dólares al año en ingresos perdidos.

El dicho, "cultivar en el límite" se está acercando a "cultivar en una cuchilla de afeitar". De 2000 a 2012, la precipitación media anual en los bloques de Prospect Farm fue de 216 mm (8,5 "). En 2017, las lluvias de germinación vitales llegaron demasiado tarde, por lo que se animó a los productores a rociar químicamente sus cultivos de canola y altramuces, en lugar de cosechar un crecimiento irregular. Sus agrónomos les aseguraron que sus fertilizantes seguirían estando allí la próxima temporada.

Los Haggerty decidieron no rociar, conscientes de que dejar el suelo desnudo y vulnerable a la erosión eólica y las malas hierbas no tenía sentido. Nunca han sido empujados a nada que no se alineara con los ciclos de la naturaleza. Ellos llaman a su sistema "Agricultura de Inteligencia Natural". Cultivan 18.000 Ha (44.000 Ac) en el cinturón de trigo central de Australia Occidental, con 4 propiedades a 2 horas en automóvil de distancia, que en estos paisajes australianos es aproximadamente la distancia que los lugareños conducen hasta sus buzones.

Prospect Farms produce granos de cereales Bio Integrity y tiene un rebaño de oveja merina en todas sus propiedades. Los Haggerty han desarrollado un sistema agrícola que utiliza con éxito la "inteligencia natural" a través de microbios del suelo, plantas, animales y el poderoso proceso de la fotosíntesis. Este sistema les permite rehabilitar de forma rentable paisajes salinos y degradados químicamente. Como efecto secundario de este proceso, están produciendo grano, carne y lana fina de alta calidad.

Al entrar en la cocina de Di e Ian, tengo la sensación de volver a casa. Las paredes de la casa no son lo suficientemente fuertes para contener sus mentes y personalidades, por lo que parece apropiado que se sientan más cómodos al aire libre en los paisajes rojos y plateados. Si Di alguna vez se cansa de la agricultura, habrá un montón de profesionales esperándola, aquellos que tienen la suerte de llamarla amiga. Ian se pone de pie para recibir a los visitantes tras desenrollas sus piernas largas de debajo de la mesa de la cocina. Es tan alto que asusta, hasta que pasas unos momentos con este hombre y ves qué clase de alma amable y generosa habita en su interior. Este es un hogar construido alrededor de buenas conversaciones. Muchos han venido aquí y han descubierto nuevas fronteras en lo que es posible, cuando escuchas a tu tierra y a ti mismo.

La pareja se dio cuenta al principio de su relación de que tener líneas claras de responsabilidad crea una base sólida para un matrimonio saludable. Como tal, Ian es responsable de las decisiones de cultivo y Di pastorea sus 2.500 ovejas merinas de calidad. Tiene una conexión mágica con sus perros. Tanto Ian como Di tienen un sentimiento profundo y una conexión con su tierra, cultivos y animales. La pareja ha recibido buena prensa debido a sus extraordinarios resultados en la construcción de carbono en el suelo. Charles Massey llama a Di e Ian "revolucionarios" en su libro de 2017 "The Call of the Reed Warbler", que ofrece una cobertura profunda del crecimiento de la agricultura regenerativa en Australia.

En su juventud, tanto Di como Ian perdieron la oportunidad de seguir trabajando en sus respectivas granjas familiares, un punto de gran tensión en sus vidas. "Teníamos la espalda contra la pared y no había ninguna esperanza de [volver a] la agricultura". Se mudaron al norte a los Kimberly y dirigieron un bar de carretera durante algunos años. Durante este tiempo, Ian y Di estuvieron expuestos a nuevas ideas de gestión de la tierra a través de su amistad con Robyn Tredwell de Birdwood Downs Station. Robyn fue la mujer del año en 1995 para ABC Rural. Abogó por el uso del ganado como herramienta para "alimentar, sembrar y desmalezar", basándose en las ideas de Jane Slattery. Estas formas innovadoras e intuitivas de interactuar con la tierra y el ganado impactaron profundamente en Ian y Di. El tiempo fuera de la granja también les dio a ambos una buena oportunidad para reflexionar y apreciar más profundamente el valor de administrar su propia tierra. En 1994, tuvieron la oportunidad de comprar 660 Ha en Wyalkatchem, al lado de la familia de Di, y la aprovecharon. Al principio sufrieron mucho estrés financiero, pero la oportunidad de compartir la granja con sus padres fue demasiado buena para dejarla pasar y los ayudó a afianzarse nuevamente en la agricultura. Cuando llegaron por primera vez, una parte de la granja estaba poco pastoreada y no se había cultivado durante 30 años. Aunque "esta parte tenía mucho suelo salino, ¡estaba viva y llena de hongos!" En los primeros años, cultivaron cosechas abundantes, que eclipsaron a muchas en el área.

Aprendieron rápidamente en este paisaje quebradizo, que descuidar la biología, cosechar y cultivar, eran prácticas que rápidamente daban como resultado una disminución de los rendimientos y la compactación. Las pérdidas de materia orgánica redujeron la capacidad de retención y rechazo al agua. Sus suelos no tenían capacidad para soportar estaciones secas. Aunque el campo que no se había cultivado durante 30 años tenía una capacidad y un banco de carbono mucho mejores, se agotaba lentamente sin ningún insumo.

La lección que aprendieron fue clara: una gestión más saludable era necesaria y esencial para aumentar la retención de humedad, el carbono y la resistencia. Este mensaje fue reforzado por encuentros casuales con algunos de los principales defensores de la regeneración en el mundo, como la Dra. Elaine Ingham, la Dra. Christine Jones, la Dra. Marten Stapper y el Dr. Arden Anderson, doctor y agrónomo biológico estadounidense.

Los Haggerty tienen una mente curiosa y una humildad hacia el mundo que los rodea. Los mantiene abiertos a nuevas posibilidades, habilidades esenciales para el éxito de la agricultura regenerativa. En sus primeros días, vieron grandes inconsistencias entre sus pruebas de suelo y tejido vegetal, lo que provocó una búsqueda para descubrir más respuestas. Sus pruebas de suelo mostraron deficiencias minerales masivas, sin embargo, las pruebas de las plantas indicaban que estaban en niveles óptimos de nutrientes. Las plantas podían acceder a lo que necesitaban de alguna manera. Su hallazgo ocurrió al principio de sus carreras agrícolas, ya que experimentaron disminuciones en el rendimiento, aumentos en los costos de los insumos y temporadas cada vez menos estables. La naturaleza resolvió este dilema en áreas que no recibían fertilizantes. Optaron por un nuevo enfoque en el carbono del suelo, consiguiendo mayor capacidad de retención de agua y observaron cómo funcionaban los sistemas interconectados de la naturaleza. Se dieron cuenta que trabajar con microbios es la clave para desarrollar la resiliencia en un clima cambiante e impredecible.

Su enfoque se basa en optimizar el manejo del pastoreo y la recuperación de los animales, para maximizar la transferencia y el ciclo de nutrientes y microbios. Su suelo está cubierto por plantas verdes que crecen durante la mayor parte del año posible. Se aplican pocos o ningún fertilizante sintético, pesticidas o fungicidas. A la pareja nunca le han gustado los controles químicos y utilizan sus herbicidas con prudencia. En la siembra, los únicos insumos en la sembradora son los vermilíquidos (5 litros / ha o 1/2 gal / ac) y los extractos de compost (10 litros / ha o 1 gal / ac), que optimizan los beneficios de la detección de quórum. El vermilíquido es un producto comercial, enviado desde Victoria desde la innovadora empresa Nutrisoil. El extracto de compost se elabora en el sitio utilizando un extractor de Mid-West Biosystems importado y compost con alto contenido de hongos. Tener una fuente de abono o vermicast de calidad es esencial para el éxito. Es un terreno en el que no se puede hacer concesiones.

Han visto que cuanto más sutil es su enfoque, mayores son los beneficios. Esta sensibilidad se extiende incluso a la actitud del personal. Si las personas están allí por un dinero rápido y no valoran el equipo o la tierra, su tiempo en la granja será corto. Ian es claro: el personal con esas actitudes le cuesta a la granja en daños a la maquinaria, costos de los insumos y los resultados en el rendimiento y la regeneración de la tierra son lentos.

Ian explica su enfoque de rociado de herbicidas al nuevo personal de esta manera: "Conduces hacia los campos y luego sientes cuándo necesitas rociar". ¿Sentir? Así es, en su enorme tractor tecnológicamente avanzado, Ian está utilizando el enfoque más antiguo y simple: extractos de abono y su "sensación". Esta "sensación" está salvando a la granja de gastos de herbicidas y uso de combustibles fósiles. A medida que mejora la estructura del suelo, la siembra requiere menos combustible y es más fácil para el tractor. ¡Ian llena un tanque preparado para pulverizar 40 hectáreas y en su lugar cubrirá más de 400! Han aprendido a colaborar con los procesos de la naturaleza, haciéndole cosquillas con pequeñas cantidades de extractos.

Prospect Farms valora la interconexión por encima y por debajo del suelo y eso se nota. En 2010, los Haggerty participaron en un estudio independiente del cinturón de trigo de la CSIRO que analizó el carbono del suelo bajo cultivo. Esta investigación mostró que la granja Haggerty tuvo aumentos significativos en el carbono del suelo (42%), la capacidad de retención de agua (13%), nitrógeno (28%) y los minerales del suelo, en comparación con otras granjas en su área. Sorprendentemente, a medida que sus bases minerales crecían, los elementos menos deseados, como el aluminio y el sodio, disminuyeron. Se necesitaron 3 años para que los datos de Haggerty se incluyeran en el conjunto de datos principal. ¿Por qué? Sus datos eran tan diferentes, que se consideró un valor atípico y ¿qué se hace con los valores atípicos en la ciencia? ¡Los eliminas!

La granja está consumiendo o secuestrando cantidades significativas de carbono. En el estudio de CSIRO, que se realizó anteriormente en su programa de salud del suelo, todavía estaban extrayendo o secuestrando 2 toneladas / ha / año adicionales. El trabajo realizado por otros agricultores regenerativos australianos, como Colin Seis, muestra que la reducción de carbono no es una relación lineal, se convierte en un ciclo que se retroalimenta. Los Haggerty esperan que sus niveles de carbono sean más altos ahora que el sistema ha estado bajo su gestión durante más tiempo.

La captura de luz solar en Prospect Farms es increíblemente eficiente, con los niveles de Brix en el trigo hasta 25, superando a muchos productores de trigo con un nivel Brix de alrededor de 3. Alcanzar estos niveles de Brix reduce la susceptibilidad a las heladas de la planta, atrayendo carbono al perfil del suelo, impulsando el sistema intestinal biológico y aumentando la densidad de nutrientes. Las heladas se están convirtiendo en una amenaza cada vez mayor para la producción de cultivos en todo el planeta. Las cosechas de 2018 en Australia Occidental parecían ser una cosecha excelente. Las heladas causan más estragos en los cultivos en Australia que el fuego y el granizo juntos. Con muchos de sus vecinos afectados significativamente por las heladas, ellos tan solo perdieron el 5%. La sintropía aquí es una clara evidencia, la vida engendra más vida y aumenta la resiliencia.

Prospect Farm no es orgánica. Todavía usan algunos herbicidas: la mitad que antes. Todos los herbicidas están tamponados con extractos de lombrices, lo que protege a los microbios del suelo contra los efectos perjudiciales de los herbicidas. Su trigo tiene una calidad probada y no tiene residuos químicos, incluido el glifosato (Round-up), lo que hace que su trigo sea más limpio que algunos alimentos orgánicos del mercado. Su grano contiene altos niveles de proteína, menos nitratos y niveles hasta 3 veces más altos de oligoelementos que los granos cultivados convencionalmente. Los Haggerty sostienen que, dado que sus granos tienen un peso hectolitro más alto y mayores niveles de bioenergía, esto "lleva a una mejor digestibilidad cuando se consumen". Los consumidores de todo el mundo exigen alimentos más limpios y ricos en nutrientes, y los Haggerty están respondiendo a esa demanda. Actualmente, están suministrando cereales a los Países Bajos, con planes de ampliar sus volúmenes de producción en colaboración con otros productores para comenzar a exportar al sudeste asiático.

Activar las señales biológicas significa que los nuevos bloques surgen naturalmente, con una buena cobertura entre filas de tréboles que salen por sí mismos. Ian ha "quedado alucinado" con el crecimiento de los cultivos sin necesidad de aplicar nitrógeno. En la temporada de 2018, las áreas vecinas estaban luchando por acceder a suficiente N para cultivar un cultivo, y algunas aplicaban alrededor de 130 unidades / Ha (260 libras de urea / ac). A 180 dólares por Ha en costos de insumos solo en nitrógeno, ese no es un buen comienzo para los productores convencionales.

Sin la necesidad de herbicidas, pesticidas o fungicidas, o fertilización foliar, los niveles de estrés han disminuido de inmediato. "En este sistema, no corremos como todos los demás", explica Ian. Al dejar actuar más a la naturaleza, no preocuparse por tener campos totalmente limpios y enfocarse en el largo plazo, el estrés que solía ser parte de sus vidas ha desaparecido. La desventaja para Ian ahora es tener demasiado tiempo libre. La temporada pasada sintió la necesidad de conducir sus tractores. Con algo de nitrógeno en el cobertizo, hizo una fertilización foliar de 300 acres de 6 unidades de N. A mitad de temporada, puede ver que ahora es el bloque de peor desempeño en la granja. ¡Está aprendiendo a hacer otras cosas en su tiempo libre y dejar que la naturaleza se las arregle!

Cambiar la forma en que interactúan con su tierra y ganado, significa que ahora aportan más de lo que están extrayendo. Los desafíos que alguna vez fueron vistos como retos, ahora se ven como oportunidades de aprendizaje. Este cambio de mentalidad ha mejorado su evolución y los resultados, llevando el sistema a la sintropía. En toda su propiedad, el carbono que estaban secuestrando en 2010 equivalía a las emisiones globales totales de 23.855 personas en el planeta cada año. Este número aumentaría cada año. Son un ejemplo sorprendente de cómo una familia puede aportar beneficios mucho más allá de la puerta de su granja.

POR AMOR A LA TIERRA

6

Déjalos Respirar

"Esta tierra está llena de vida. Respira en mí, respira a mi alrededor, respira a pesar mío. Cuando camino sobre esta tierra, camino sobre el latido del pasado y del futuro. Y esa es solo una de las razones por las que soy agricultor."
— Brenda Sutton Rose

Si le pregunta a la mayoría de los vendedores de fertilizantes cuál es el factor número uno que limita el rendimiento, le dirán que es el nitrógeno. Pregúntele a un granjero y le dirá que es el agua. Ahora intente esto ... sostenga su mano firmemente sobre su nariz y boca durante unos minutos para ver cuál es su factor número uno que limita su supervivencia ... El AIRE.

Así como no sobrevivirá mucho tiempo sin aire, esto también es cierto para la mayoría de las plantas y muchos microbios beneficiosos del suelo. Junto con los bosques, los suelos funcionan como los pulmones del planeta, aspirando aire hacia adentro y hacia afuera diariamente. Sin un flujo de aire adecuado, las raíces y los microbios se apagan y mueren, y los vitales ciclos de minerales y agua se descomponen. Los suelos compactados y anegados se atascan o pierden valiosos nutrientes, incluido el nitrógeno. ¿Alguna vez ha notado cómo la hierba se acorta bajo las huellas de los vehículos en un campo o en caminos transitados? Muchas granjas y ranchos pueden sufrirlo, enmascarando el efecto de la compactación.

En el triaje para identificar las acciones críticas que debemos tomar, el primer paso para mejorar el rendimiento de las plantas comienza con un suelo que pueda respirar. Cuando los suelos no están bien aireados, se deben aumentar los aportes de agua y fertilizantes. El aire (y el agua) llega al suelo a través de los espacios en los terrones del suelo: las migas formadas por microbios. Considere una estructura de suelo saludable como la construcción de un bloque de viviendas. Las termitas, los escarabajos estercoleros, las hormigas y las lombrices de tierra construyen las estructuras principales, las calles de la ciudad y los espacios entre los edificios. Las microcriaturas, los protistas y los nematodos forman los pasillos, las escaleras y los espacios habitables entre los terrones. Las bacterias y los hongos construyen el mortero y los ladrillos para construir las paredes y los pisos. Esta estructura del suelo también incluye lugares importantes: imagina bancos, escuelas, hospitales e incluso un pub. ¡Imagínese lo que sucede cuando una comunidad no dispone de estos servicios, especialmente el pub! Los barrios se apagan rápidamente sin estos servicios esenciales. A través de la compactación del suelo, los servicios críticos para microbios y plantas se degradan, creando un círculo vicioso negativo. La mala estructura del suelo convierte estos apartamentos en un asfalto. Este pobre flujo de aire y la pérdida de estructura paralizan los ciclos naturales en el suelo, agua, carbono, nitrógeno, fósforo, azufre, etc. ¡No queremos un suelo que no puede respirar libremente!

La mayoría de las propiedades que visito tienen importantes problemas con el flujo de aire. De hecho, cavar hoyos en las granjas lecheras de Nueva Zelanda revela un gran motivo de alarma. Un informe reciente del gobierno mostró que casi el 80% de todas las granjas lecheras se vieron gravemente afectadas por la compactación.[21] Esto es preocupante, ya que los suelos compactados requieren más agua y más nitrógeno. También significa que estas granjas necesitan cada vez más insumos para mantener la producción. Y solo para clavar otro clavo en el ataúd de los lácteos, estos suelos pueden estar perdiendo 10 veces más N en la atmósfera y las vías fluviales. Por lo tanto, algunas granjas lecheras en Nueva Zelanda están gastando más de 900 dólares neozelandeses / ha (250 dólares americanos / ac) para cultivar una brizna de hierba.

La compactación puede crear un ciclo de subida / bajada a medida que las bacterias quedan sin alimento. Tras su muerte, liberan nitrito. No todas las formas de nitrógeno son iguales. Los nitritos y nitratos se mueven rápidamente a través del suelo para ser liberados a los cursos de agua o la atmósfera. En exceso, crean forrajes de mala calidad y, en el peor de los casos, pueden provocar la muerte de animales o incluso humanos. Los nitritos / nitratos estimulan la germinación de muchas malezas, como la margarita del Cabo y las gramíneas de baja calidad como la cola de rata y la cebada. Los protistas se están alimentando de hongos y bacterias, por lo que un programa que aumente el número de bacterias creará protistas. La valiosa actividad de los protistas que se alimentan de bacterias puede contribuir al 75% del nitrógeno disponible en las plantas.

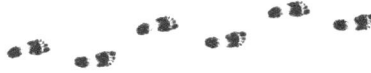

Imagínese dos huertos de manzanos uno al lado del otro, separados sólo por un montículo y un abismo de paradigmas. Ambos huertos se plantaron al mismo tiempo. Uno es administrado por una estación de investigación de Nueva Zelanda que investiga las mejores prácticas de control integral de plagas (CIP), el otro había estado en producción orgánica durante 7 años. El huerto de CIP está irrigado, la hierba entre las hileras se mantiene como un campo de golf, con una bonita franja de herbicida ordenada debajo de los árboles. Mientras tanto, el huerto orgánico es una explosión rebelde de hierba y color. Cada año se esparcen 5-10 m3 / Ha de compost debajo de los árboles y aquí no hay riego, simplemente no es necesario.

El horticultor orgánico Nick Pattison es un personaje de pocas palabras muy preocupado por las personas y el planeta. Nos conocimos en un curso de suelos del Dr. Arden Anderson. Llegué sólo con un título universitario en suelos y 5 años administrando jardines y huertas. Dejé la escuela con la convicción de que mi comprensión del mundo subterráneo equivalía a ser "okupa". Cada velada en la escuela incluía una animada ronda de bebidas, así que los compañeros de clase se convirtieron en personas influyentes y en grandes amigos: Steve Erickson, Tom Harris y Nick. Nick había estado luchando durante años contra su pasado cuando nos conocimos. Su hija adolescente había muerto en un trágico accidente automovilístico una noche lluviosa. Creo que nuestra amistad sacó a Nick de la oscuridad. Como pionero en la producción de frutas de pepa o pepitas orgánicas, había acumulado años de aprendizaje, que compartiría junto con copas de vino y cigarrillos.

Antes de pasar a la producción orgánica en 1997, los padres de Nick también vivían en la propiedad, lo que le permitió a Nick cuidar a su anciana madre durante las etapas finales de su cáncer terminal. Un día de primavera, cuando Nick roció un pesticida para la cochinilla en sus ciruelas Black Doris, miró hacia arriba y vio a su madre lavando la ropa mientras los productos químicos se dirigían hacia ella.

¿Cómo saber si sus suelos están compactados? Cavar un hoyo es un buen comienzo. Los suelos compactados a menudo tienen estructuras en forma de placa, con raíces poco profundas, que se desplazarán hacia los lados. Otros indicadores incluyen terrones pequeños, costras superficiales, paja y alta presión de insectos o enfermedades. Estas áreas tendrán mayor estrés hídrico, menor crecimiento de plantas y recuperación más lenta. En áreas compactadas, el agua se encharcará o se escurrirá, crecerán plantas como musgo o malezas de raíces profundas.

¿Quiere datos de compactación más precisos? Un penetrómetro es una herramienta que puede comprar en internet y usar para medir el estado actual y la evolución. Le da una lectura basada en el PSI que necesita una raíz para atravesar el suelo. Tome su penetrómetro y métalo en el suelo. Idealmente, haga esto cuando su suelo tenga un nivel de humedad ideal, ni demasiado húmedo ni demasiado seco (generalmente en primavera después de las lluvias o el deshielo). No empuje demasiado rápido, idealmente una pulgada por segundo.

A medida que aumenta la resistencia por encima de 300 PSI, la penetración de la raíz disminuye. Es posible que todavía haya algunas raíces que atraviesen esa capa, pero generalmente son pocas. Ser capaz de abrir suelos y aumentar la penetración de raíces como este tiene implicaciones positivas de amplio alcance puertas afuera, mejorando la calidad del agua y reduciendo los gases de efecto invernadero.

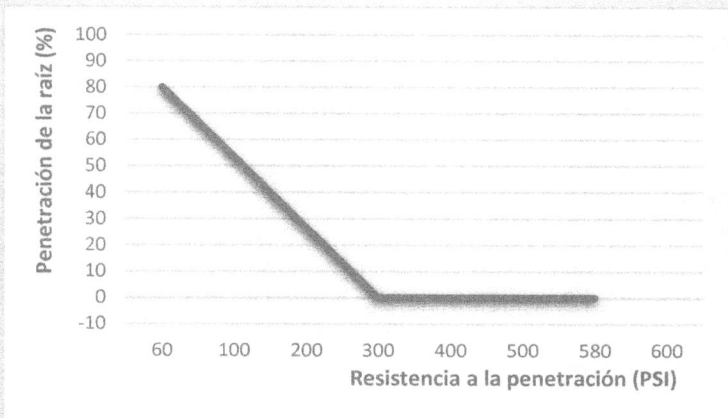

El insecticida que estaba usando era Tokuthion, un organofosforado. Estos productos químicos se han asociado con cánceres, síndrome de fatiga crónica, enfermedad de Parkinson y deterioro neurológico en el útero y en bebés pequeños.[22] Las cochinillas habían sido una espina clavada en el costado de Nick durante años y, aun así, el poderoso insecticida no las mantenía a raya.

Nick estaba al tanto de algunos peligros potenciales de estos químicos. Sin embargo, ver a su madre rodeada de ellos fue la motivación que necesitaba para eliminar todos los organofosforados ese año. Al año siguiente, la cochinilla que había estado causando un daño significativo a los cultivos disminuyó y al año siguiente ... desapareció por completo. Este proceso se conoce como trofobiosis: los productos químicos alteran la fisiología de las plantas, lo que las hace más susceptibles a plagas y enfermedades. Esta idea tiró por tierra la visión del mundo entero de Nick, eliminando por completo cualquier intervención química soluble. En unos pocos años, el huerto estaba totalmente certificado como orgánico. Al principio, adoptó lo que él llama un enfoque "verde claro" para la producción orgánica, sustituyendo los químicos agresivos por sus equivalentes orgánicos.

Nick formó parte de un pequeño grupo de productores pioneros de frutas de pepas, que se vieron motivados a convertirse en productores orgánicos certificados en 1997. Él reflexiona, "fue muy valiente". Un impulsor del cambio fue el deseo de romper el monopolio de Apple and Pear Board en el sector, además de que las frutas de pepas orgánicas estaban en auge, todo un plus.

En la década de 1990, los productores de pepitas estaban controlados por la Apple and Pear Board. La junta controlaba los tipos de productos químicos, las tasas y tiempos de aplicación. Si un productor quería vender su fruta, tenía que adherirse estrictamente a este calendario. "No había monitoreo ni supervisión y no se tenía en cuenta si se necesitaban o no fumigar". Este calendario puso a los productores en "un modo piloto automático, nos quitó el control". Nick sentía que el uso de organofosforados era excesivo, "como clavar una chincheta con un mazo."

En busca de aportes de nitrógeno orgánico, Nick dirigió su atención y su maquinaria a la producción de compost. Asistió a un taller "inspirador" de la microbióloga estadounidense Dra. Elaine Ingham, directora y cerebro detrás del Laboratorio Soil Foodweb. Nick encontró la ciencia y el conocimiento que estaba buscando, brindándole las herramientas y los conocimientos necesarios para producir un hermoso compost de alta calidad con alto contenido de hongos. Llegar al sitio de abono de Nick era una de mis actividades favoritas en el tiempo libre, con los ricos olores que siempre me recuerdan a la masa de pan y caminar por bosques viejos. Hacer abono es la fantasía de la infancia de un adulto, jugar en un arenero gigante con un tractor y un mezclador de abono. No sólo es un sueño para hombres, yo también podría pasarme días felizmente construyendo y moviendo montones de abono. Mediante el uso de abono en sus propios huertos, Nick descubrió que el abono no era solo un mantillo orgánico o una fuente de nitrógeno, era un inoculante rico para una amplia gama de microbios beneficiosos.

Uno de los organismos que verá a menudo en el abono, parece una capa de ceniza blanca. Sin embargo, mire de cerca y verá que se asemeja a finos hilos de hifas. Estos pertenecen a un grupo de bacterias de cadena larga, llamadas actinobacterias. Posiblemente haya tenido una relación estrecha con estas bacterias, ya que producen el 80% de los diferentes tipos de antibióticos médicos.[23] Como los Streptomyces, producen estreptomicina. Son estos organismos los que contribuyen al olor distintivo del suelo y el compost, llamado "geosmina". Geosmina se traduce literalmente como "aroma de la tierra". Cuando la geosmina se combina con las otras moléculas emitidas por plantas y rocas, el olor se llama "petricor". Una palabra tomada del griego "petra" para "piedra" y "ichor", sustancia que fluye en las venas de los dioses. Es lo que da a la remolacha[24] su sabor y lo que crea ese olor después de la lluvia en un caluroso día de verano. Estás oliendo la celebración de las actinobacterias, lanzando sus esporas al aire. Incluso el habitante de la ciudad más ciego está sintonizado para sentir la geosmina, a 5 partes por billón. Para poner esto en contexto, dejaré que el Dr. Hank Campbell, presidente del Consejo Estadounidense de Ciencia y Salud, lo describa: "Un tiburón puede oler la sangre a una parte por millón. Eso significa que las narices humanas son 200.000 veces más sensibles a la geosmina ... que un tiburón a la sangre."[25] Por qué estamos tan preparados para olerlo, los científicos no tienen ni idea. Quizás podamos oler la geosmina porque sabemos que es tan buena para nosotros. Las actinobacterias se han relacionado con la reducción del estrés y el trastorno de estrés postraumático en humanos.[26] O tal vez podamos olerlo para recordarnos de dónde venimos. Después de todo, en nuestro ADN somos más bacteria que humanos.

Otra bacteria importante involucrada en la descomposición de la materia orgánica, *Mycobacterium vaccae*, se está proponiendo como una posible vacuna de TEPT para socorristas y militares en activo. Es asombroso considerar que estos ejemplos representan solo unas pocas estrellas en una galaxia de potencialmente miles de millones de organismos del suelo que aún no hemos comprendido. Es posible que estos tesoros escondidos tengan las claves para los mayores desafíos que enfrenta la humanidad. Creo que mientras Nick estaba haciendo algunos de los mejores inoculantes biológicos, también estaba sanando su corazón. En un cambio radical, más tarde dejó de consumir alcohol y tabaco, gracias a la avalancha de endorfinas que le aportaban su nuevas y sanas costumbres.

Durante años, Nick brindó servicios de compostaje y té de compostaje a otros horticultores, mientras aplicaba 20 toneladas de compost a su propio huerto. Además del abono, el huerto también recibía cal, cada 3 años a 400 kg / Ha (350 lb / Ac) y una mezcla de pescado / húmico con microbiología beneficiosa adicional creada por mi otra inspiración, el renegado genio de los fertilizantes de pescado, Tom Harris en Nelson, Nueva Zelanda.[6]

Durante la temporada de 2006, un organismo del gobierno, Plant and Food, comenzó un estudio sobre cómo la estructura del suelo difería bajo diferentes prácticas de gestión. El lugar de Nick fue la elección ideal: tenía el mismo tipo de suelo, textura e historial previo de uso de la tierra e incluso mejor, estaba cerca. Los investigadores, Marcus Deurer, Karin Müller y Brent Clothier fueron pioneros en el uso de tecnología avanzada (¡y apasionante!): una tomografía computarizada de rayos X 3D. Básicamente, es un equipo que toma imágenes de rayos X de los espacios porosos en el suelo.[27]

Las mediciones de carbono del suelo fueron sustancialmente diferentes. El huerto de Nick tenía un 32% más de carbono orgánico del suelo (COS). Sin embargo, lo que llamó más la atención fue lo que vieron con los rayos X. Por lo general, cuando aprendemos sobre el suelo en la escuela o la universidad, vemos la composición del suelo expresada de esta manera: 45% minerales, 25% aire, 25% agua y 5% materia orgánica (MO). Sin embargo, los espacios porosos en el suelo de Nick eran del 78%, muy por encima del 50% de aire y agua que nos enseñan en la escuela.

---

[6] Tristemente, Tom Harris falleció en febrero de 2017, llevándose consigo una cantidad inigualable de conocimiento sobre los sistemas microbianos del suelo, la salud del suelo y las plantas. Se le echa mucho de menos. Su fallecimiento fue una pérdida para el mundo entero.

Como muestran las imágenes de rayos X de las páginas siguientes, ¡sus suelos tienen más aire que tierra! Los investigadores encontraron resultados sorprendentes, además de una mejor aireación del suelo y las raíces, estos suelos producían menos y emitían menos óxido nitroso, un gas de efecto invernadero, y tenían un aumento de 12 toneladas / Ha en el carbono del suelo en los 100 mm superiores (¡aunque tenga menos volumen de suelo!). El huerto orgánico, en comparación con el CIP, tenía un ciclo hídrico funcional, por lo que no había necesidad de riego. Estos espacios porosos almacenan agua y funcionan como una esponja, bebiendo agua rápidamente en el suelo. Después de fuertes lluvias, Nick veía grandes estanques de agua en el bloque vecino mientras su suelo permanecía esponjoso. Podía conducir su maquinaria sobre el suelo sin dañarlo. Estos poros hacen más que dejar entrar agua, están llenos de biología que también ayudan a filtrar contaminantes y mezclar nutrientes.

En los dos suelos, los investigadores también midieron el destino de los productos químicos, por lo que aplicaron 2,4-D para ver qué pasaba. El ácido 2,4-diclorofenoxiacético, 2,4-D es una hormona vegetal sintética residual que se usa para controlar las malezas de hoja ancha, y se encuentra en más de 1.500 herbicidas de uso común en la actualidad (también fue uno de los agentes en el *Agente Naranja*). Existen vínculos entre la exposición al 2,4-D y el sarcoma (cáncer de tejidos blandos) y el linfoma no Hodgkin, lo que lo convierte en un carcinógeno sospechoso... sin embargo, la comunidad científica aún no está de acuerdo. El 2,4-D tiene una vida media de 280 años.[28] Este residuo natural está creando impactos duraderos en el medio ambiente. Es uno de los muchos productos químicos que contribuyen al declive de la Gran Barrera de Coral, otro de esos problemas "retorcidos". Como los arrecifes están formados por una relación simbiótica entre plantas y animales simples (pólipos de coral)[29], los herbicidas están causando una preocupación real.

En el huerto de CIP, el 2,4-D permanecía activo en la superficie del suelo y tras la lluvia se iba por los desagües antes de fluir hacia el océano. En el huerto orgánico, midieron el suelo después de la aplicación y no encontraron rastro del químico, por lo que lo volvieron a aplicar, con el mismo resultado. ¿Dónde se había ido el químico? Biorremediación. Los microbios del suelo habían consumido el 2,4-D y lo habían descompuesto, con lo que ya no representan una amenaza para el medio ambiente. ¡Es vital que tengamos más suelos así!

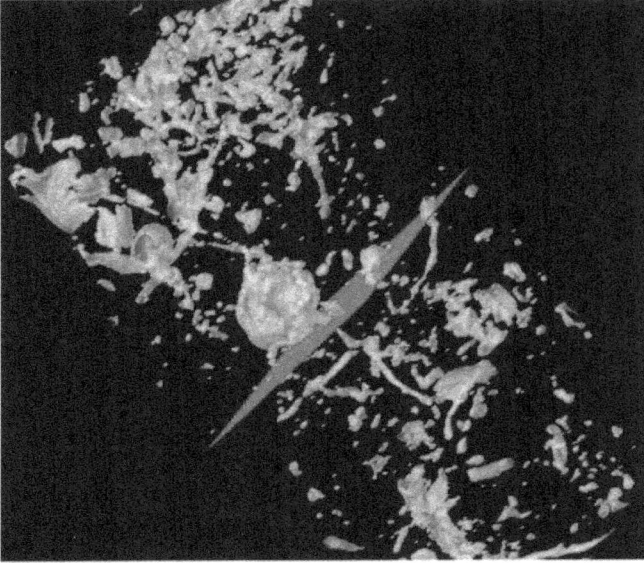

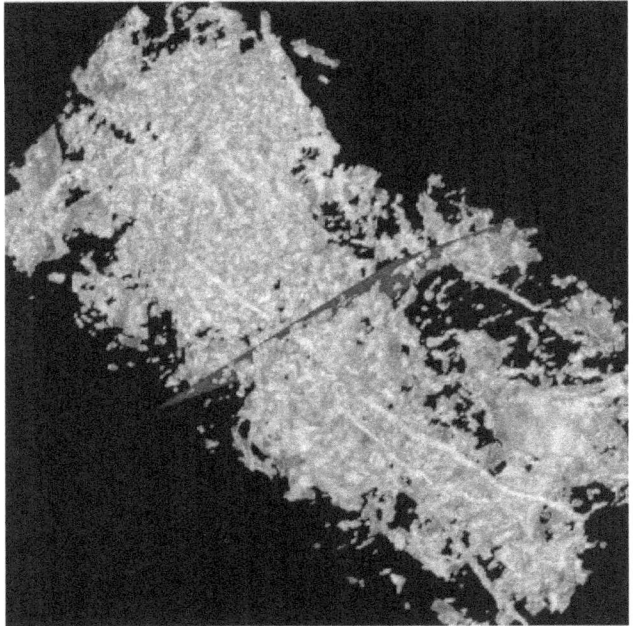

Imagen: *Tomografía computarizada de rayos X 3D de los dos suelos. El suelo en la parte superior es del CIP, en la parte inferior es de Nick Patterson. Imagen con permiso de Plant and Food Research, Nueva Zelanda.*

Nick continuó cultivando manzanas durante algunos años más después de este estudio. A través del monitoreo y control, eliminó con éxito la cal, el azufre, aplicó la mitad de fungicidas y nunca aplicó cobre. Sin embargo, luchó con los mismos problemas que otros muchos productores innovadores: el uso de prácticas orgánicas para las variedades de cultivos, que habían sido mejoradas para dar sabor y para producir grandes volúmenes de fruta bajo productos químicos. Esta especie había desarrollado una defensa natural frente a plagas y enfermedades. Las opciones para muchos productores orgánicos eran limitadas: coseche los árboles y replante, continúe aplicando múltiples aerosoles de azufre de cal disminuyendo la salud de las plantas (y del suelo), cambie los cultivos o venda a los productores de frutas corporativos. En las temporadas 2008 a 2011, con una tormenta perfecta de restricciones en el acceso al mercado, la caída de las primas y las pérdidas masivas de cultivos por las heladas y el viento, solo quedaron 3 granjas familiares en la región, reemplazados por las poderosas empresas. Nick eligió una mejor calidad de vida en vez de la demanda, arrancando los manzanos y reemplazándolos con una variedad de árboles ornamentales y paisajes esculpidos. La granja ahora ofrece alojamiento de lujo en su santuario rural y ha contribuido de manera fascinante a la ciencia del suelo y la agricultura regenerativa.

Una medida para el éxito de la regeneración es el aumento de la capa superficial del suelo, la capa superior de los suelos, color marrón chocolate oscuro. La capa arable con la que empiece dependerá del uso histórico y actual de la tierra, el clima, los materiales parentales y la vegetación histórica. Las capas superficiales más profundas, hermosas y productivas se encuentran en regiones con una larga historia de pastizales geológicos y buenas lluvias estacionales, lo que son ahora terrenos de maíz y soja en Estados Unidos, las llanuras de Sudáfrica, las llanuras de Australia y las pampas de Argentina y Uruguay. También hay suelos profundos bajo las estepas de la ex Unión Soviética, partes del norte de Estados Unidos, Canadá y China. El término "estepas" se utiliza para describir las praderas de pasto corto, que se encuentran en climas más fríos y con escasas precipitaciones. Los suelos más profundos en los que he tenido el placer de excavar se encontraban en el rancho Northfork de 9.000 ha (22.000 ac), junto al Parque

Nacional Glacier, cerca de la frontera con Canadá. La tierra está rodeada por la Reserva Blackfeet de 1,5 millones de acres. Estas personas de las Naciones Originarias, fueron llamadas así por el color negro de sus mocasines, oscurecidos por las cenizas, o porque su principal fuente de alimento, el bisonte, tenía patas negras. Desde el oeste, el área es abastecida por las cristalinas aguas glaciares de las Montañas Rocosas. Con los cálidos vientos chinook, el clima había mantenido durante mucho tiempo una hierba festuca rica en proteínas y uno de los biomas de búfalos más ricos de América del Norte. Los ganaderos y agricultores de todo el mundo le dirán lo difícil que es cultivar alimentos en su región individual. Ahora, este rancho es una demostración de los desafíos que la gente y la naturaleza pueden presentar, desafíos que van desde vecinos particulares que cortan cercas para pastorear a sus caballos con alimento almacenado, hasta la presión del pastoreo de miles de alces, bancos de nieve de 30 pies y temperaturas que pueden pasar de 10 a 20 °C (50–68 °F) a menos de –20 °C (–4 °F) en tan solo unas pocas horas. Añada a todo esto los depredadores (lobos, halcones y coyotes) y luego durante la primavera ... los osos grizzly locales, a quien les gusta un montón la ternera. ¡Eso sí que es un entorno de crecimiento desafiante!

Con la ayuda de las autoridades tribales y federales sobre parques y vida silvestre, los ganaderos habían estado colocando trampas para osos durante meses, unos artilugios impresionantes, con enormes puertas de acero con resortes y grandes carteles que decían: "Precaución. No entrar." Pero... parece ser que los osos sabían leer y las trampas siempre estuvieron vacías.

En un campo donde había osos, a 20 pies de un terraplén, entramos en la cueva (¡después de que un experto la declarara segura!), Descubrí que la guarida y la cueva estaba sobre un suelo marrón arcilloso profundo. "¿Cuánto tiempo se tarda en formar un suelo así?" Esta pregunta tiene tantas respuestas como suelos. La mayoría de los científicos del suelo estarán de acuerdo en que se necesitan entre 100 y 500 años para cultivar una pulgada de tierra vegetal, dependiendo de la vegetación, el clima y otros factores que forman el suelo. Si tiene un clima húmedo y cálido como el de Argentina, los suelos se formarán relativamente rápido en comparación con los ambientes fríos y áridos de los desiertos altos de Nevada.

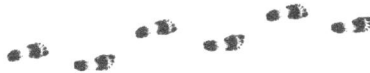

En el promontorio sur del puerto de Manukau de Auckland, se encuentran algunas de las tierras rurales más productivas y caras de Nueva Zelanda. Suelos volcánicos profundos nutridos por buenas lluvias, que una vez albergaron la mayor cantidad de jardines tradicionales maoríes durante 5 siglos antes de la llegada de los europeos. En un raro día soleado y sin viento, la vista es realmente una imagen de postal. Casi puedes olvidar lo cerca que estás del ruido y los atascos de la ciudad. En 2015, nos embarcamos en una misión para solucionar los problemas de Lindsay Farm con administradores de tierras que se habían contagiado con el virus del suelo.

La granja originalmente era una ganadería, antes de convertirse en una instalación de cría, entrenamiento y carreras de caballos de primer nivel. La granja cubre más de 220 Ha (550 acres), que también cría ovejas y ganado para la gestión de pastos. Al sentar las bases para sus valiosos caballos de carreras, se realizaron extensos movimientos de tierra en las colinas. Las excavadoras llenaron barrancos y allanaron las colinas problemáticas, que en la superficie se ven impresionantes. Sin embargo, verá que no todo está bien. Los movimientos de tierra interrumpieron los flujos de agua subterránea y causaron una gran compactación y daños en la estructura del suelo. La erosión subterránea creó grietas, lo que representa un riesgo para los caballos de carreras propensos a merodear por ahí. En las áreas más altas, la capa superior del suelo fue arrasada, exponiendo arcillas pesadas, a las que solo se aplicó una capa superficial del suelo antes de que se volviera a sembrar Ryegrass o *Lolium*. James White, el actual administrador de la granja, sintió que los movimientos de tierra "arrancaron el corazón de este lugar". Los desequilibrios minerales y microbianos del suelo y las zonas de compactación crearon las condiciones ideales para los invasores de plagas de insectos. Los suelos no solo se erosionaron debido a las interrupciones mecánicas, sino que también se crearon grietas en el suelo por desequilibrios minerales.

Químicamente, las pruebas de suelo parecían estar en bastante buena forma. Excepto por un factor evidente, para mantener la imagen del lugar perfecta, estaban regando durante el verano, sin saber que el costoso sistema de irrigación extraía agua de un pozo salino. Como señaló James, el agua salada y la arcilla pesada no son una buena mezcla. En nuestra visita, los primeros signos del sodio apenas comenzaban a mostrarse, y los árboles ornamentales que se alineaban en las entradas mostraban como las hojas se secaban y sufrían quemaduras en los bordes. La combinación de desequilibrios minerales y microbianos y limitaciones físicas estaba creando efectos perjudiciales sobre la función del suelo, la salud de los pastos y la salud animal.

En Auckland, estoy acostumbrada a ver compactación, sin embargo, esta propiedad la estaba llevando a un nivel completamente nuevo. Cerca del establo principal, los pastos eran de crecimiento bajo y raíces poco profundas, con predominio de las malas hierbas planas. Con el escaso movimiento del aire, la diversidad biológica y la capacidad de retención de humedad del suelo eran bajas. Esto crea condiciones del suelo como la que vemos en los corrales de engorde: barro en invierno y hormigón en verano, con muy poco tiempo de transición entre ambos. Los suelos compactados también dejan al agua pocas opciones más que escurrirse. Con poca o ninguna cubierta vegetal, la erosión se convierte en un círculo vicioso.

Con las mejores intenciones del mundo, estos pastos estaban lejos de lo que se necesitaba para producir campeones de nivel mundial. El administrador de la reserva de caballos de pura sangre estaba viendo algunos problemas de comportamiento y las garrapatas eran un problema cada vez mayor, los pelajes de los caballos se veían ásperos a pesar de usarse los mejores suplementos del mercado.

Durante la visita al lugar, las pruebas de tejido vegetal, minerales del suelo y microbios identificaron muchas oportunidades de acción y mejora. Los aspectos clave eran el movimiento de aire deficiente, la infiltración deficiente, el techado de paja, los sistemas de raíces cortas, pastos que no soportaban simples tirones, bajos niveles de Brix, plagas de insectos y las enfermedades de las plantas. ¡El momento para emprender un programa de mejora de salud del suelo fue perfecto!

En nuestro triaje, vimos que el flujo de AIRE se había interrumpido. La buena estructura del suelo es el resultado de interacciones entre factores químicos, biológicos y físicos, todos apoyados gracias a una buena gestión. Las acciones que pueden aumentar la compactación incluyen pastoreo excesivo, uso de productos químicos, prácticas de riego deficientes, cultivo, falta de diversidad de especies, barbecho químico, maquinaria pesada en suelos húmedos, etc.

En cualquier programa de salud del suelo, siempre comenzamos por implementar métodos que evitan o reparan la compactación. Excave y descubra esto por sí mismo: ¿la compactación es poco profunda? ¿Hay agujeros hechos por el ganado en los 5 cm superiores (2 pulgadas) (¡como por el impacto de cascos de caballo!) ¿O es una capa dura y profunda debido a la maquinaria, tipos de suelo o acumulación de partículas finas del suelo?

En Lindsay Farm, había ambos tipos de compactación. La compactación superficial y la formación de costras en la superficie se pueden abordar de maneras distintas por medio del uso de minerales, elevando el nivel Brix de la planta y potenciando que las criaturas construyan el apartamento. Los cultivos de cobertura son una excelente herramienta para reducir los problemas de compactación. Sin embargo, en esta granja, no era posible. No se ajustan al paradigma estético de una propiedad para caballos de carreras.

Tuvimos una oportunidad única de acelerar los cambios y conseguir avances significativos para lograr los objetivos de salud del suelo. Entonces, llegamos a todas las esferas de la dinámica de la estructura del suelo. A través de 1) aireación, 2) equilibrar el perfil químico del suelo, 3) abordar las plagas de insectos, 4) generar carbono y niveles de Brix y 5) eliminar o amortiguar los insumos dañinos.

1) Aireación

Dada la compactación severa y la capa superficial del suelo poco profunda tras los movimientos de tierra, optamos por la intervención mecánica. Esta no es una elección a la ligera, pero se puede tomar esta solución excepcional teniendo en cuenta los procesos biológicos. Es importante que cualquier intervención mecánica se lleve a cabo cuando el suelo tenga la humedad óptima para la tarea en cuestión, de lo contrario los esfuerzos pueden terminar siendo perjudiciales. Como seres humanos, nos encantan los equipos grandes y brillantes, por lo que hay una gran cantidad de opciones mecánicas para elegir. Debemos tener en cuenta sus condiciones específicas. En Lindsay Farm, el pasto ya estaba establecido, por lo que necesitábamos asegurarnos de que el pasto tuviera una cantidad mínima de perturbación. Usar el arado de subsuelo en la primavera tenía el riesgo de crear más grietas y otros problemas asociados.

En esta situación, recomendamos dos métodos mecánicos para mejorar la estructura del suelo. Primero, romper la corteza del suelo con gradas y, en segundo lugar, airear los 150 mm superiores (6 pulgadas) para abrir el subsuelo. Esto mejorará inmediatamente el drenaje y la penetración de las raíces. Inicialmente, las gradas o rastras de dientes se usaban para raspar la paja y cualquier material vegetal muerto, rompiendo la superficie del suelo para ayudar a la infiltración.

En cualquier momento, de hecho, *CADA* vez que perturbamos el suelo, los microbios se despiertan hambrientos. Si no los alimenta, las poblaciones de bacterias aumentan, ya que se alimentan del carbono del suelo expuesto. En general, cualquier desgarro mecánico puede volverse a sellar rápidamente, especialmente si no se abordan las condiciones subyacentes que llevaron a la compactación. ¡Siempre "aireamos y regamos por goteo"!. Puedes alimentar a tus microbios con algo simple y barato, como melaza y ácido húmico a bajas tasas (estoy hablando de unas pocas tazas / Ha (una taza / Ac) y un litro de humic). Investigue cómo puede modificar el equipo para que gotee líquidos a velocidades bajas por los dientes. He visto a productores montar bidones de 200 litros (50 gal) encima de los aireadores o llevarlos en el cubo del tractor. En el tambor, puede insertar mangueras con grifos para asegurarse de que sea solo un lento goteo de líquido por las líneas de corte. En Lindsay Farm, se goteó pescado, algas y una lima líquida para ayudar a mantener los caminos abiertos. Sus sistemas de raíces ahora pueden penetrar y continuar con su trabajo: construyendo suelo.

Si no estás limitado a tener pastos exuberantes como el césped, entonces las soluciones a más largo plazo para suelos compactados pueden incluir la introducción de diversas especies de raíces profundas como alfalfa, girasoles y achicoria. Muchos pastos, como la avena y el centeno, tienen raíces fibrosas para abrir un suelo compacto y se pueden usar como primer paso antes de ponerlos en pastos perennes.

2) Desequilibrios minerales

Conseguir la salud del suelo es un problema complejo. Cuando los suelos se compactan, la acción biológica se inhibe y las criaturas que construyen la estructura del suelo se detienen. Con costras superficiales, raíces poco profundas, capa superficial limitada y alto contenido de sodio en Lindsay Farm, optamos por aplicar dosis sólidas de yeso entre 500-1000 kg / ha (450-900 lbs/ ac) en el primer año. El yeso ($CaSO_4$) es una herramienta poderosa cuando se busca eliminar el exceso de cationes y flocular o abrir suelos. Pienso en el yeso un poco como tirar de la cisterna (¡empiezo a preguntarme si tengo una obsesión con eso!). Cuando se aplica yeso, desplaza el ion sodio y lo reemplaza con calcio. También vigilamos el magnesio, ya que el yeso tiene el mismo efecto sobre el Mg. Es un poco complicado usar yeso en suelos que tienen una capa impermeable, ya que necesita que el sodio se lave en otro lugar, ¡de regreso al mar en el caso de Lindsay Farm! Para mitigar los altos niveles de sal del agua subterránea, también se agregó humato al yeso, para minimizar el efecto del sodio en la planta. En caso de duda, ¡utilice carbono!

Durante marzo y abril de 2017, la ciudad de Auckland experimentó lluvias sin precedentes, que disminuyeron la necesidad de riego. Combinado con los aportes del suelo, los niveles de sodio cayeron rápidamente a los niveles que tenían antes de aplicar el agua salina. El gráfico aquí muestra la influencia del riego después de que se tomaron las pruebas de suelo en 2011. Después de tomarse pruebas en 2015, comenzamos nuestro programa de rehabilitación de suelos.

Hacer pruebas como estas (y tener a alguien que trabaje contigo para interpretar los resultados) contribuyó a que se cortara la crisis de raíz.

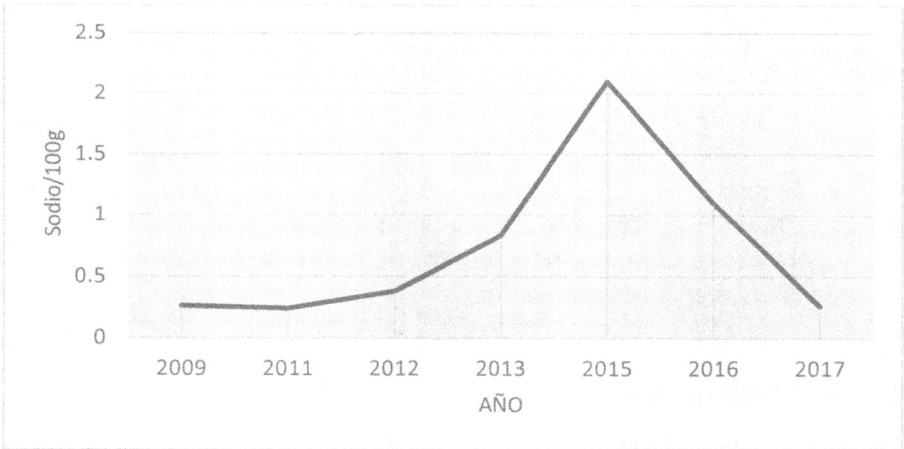

Gráfico que muestra los cambios en los niveles de sodio del suelo en primavera. 2012 fue el primer año de riego con agua salina, a finales de 2015 se aplicaron productos biológicos.

3) Construyendo carbono

Durante las visitas al lugar con un coach de Integrity Soils, Phil Billings, detectamos grandes volúmenes de materiales compostables que se transportaban fuera o se tiraban a la granja y se desperdiciaban. Cada semana, la granja generaba entre 11 to 15 m³ de desechos, incluidos aserrín (serrín), estiércol, recortes de césped y desechos de árboles. Durante un año, esto sumó más de 780 m³ (yd³). A los humanos nos encanta crear problemas de residuos; sin embargo, en la naturaleza no existe el desperdicio, solo las oportunidades. Encontramos un sitio perfecto para el compostaje en la granja y en seis meses los gerentes estaban creando un compost de alta calidad. Cada año, la eliminación de estos desechos le había costado al propietario decenas de miles de dólares. Este ahorro paga los equipos, mano de obra y aplicaciones de compostaje. La mayoría de las áreas de la granja principal reciben 10 m³/ha (4 yd³/ac) de compost anualmente.

Como dijimos antes, la planta que envía azúcares a la rizosfera es lo que genera carbono estable del suelo profundo. Las plantas deben estar sanas y realizar la fotosíntesis de manera óptima, o no asignarán azúcares valiosos a los exudados. El Brix de la planta en Lindsay Farm era bajo, entre 4 y 5, antes de que comenzara el programa de suelos, duplicándose para el segundo año. Esto se logró gracias a la descompactación, alimentando el suelo y la planta con pescado y húmicos y eliminando plagas para darle una oportunidad a las plantas.

4) Abordar las plagas de insectos

La propiedad estaba infestada de insectos succionadores o masticadores de hojas y raíces. ¡Tenían más ganado comiendo los pastos bajo tierra que en la superficie! Se tomaron medidas para repeler a estos insectos utilizando biocontroles y luego se trabajó para abordar los factores subyacentes del suelo que atraían a los insectos, es decir: el bajo Brix, las proteínas incompletas y la compactación. Profundizaremos en los procesos y acciones para plagas e insectos en los siguientes capítulos.

5) Detenlo!

Muchos fertilizantes y agroquímicos populares tienen un impacto negativo en la fisiología de las plantas, la estructura del suelo y/o las comunidades microbianas. Lo que le dio a los Orgánicos un mal nombre en las comunidades rurales fue la tendencia a deshacerse de los insumos, antes de que la salud del suelo, las plantas y los animales funcionaran de manera óptima. Como dice el agrónomo biológico Gary Zimmer, "Debes ganarte el derecho" de eliminar los elementos químicos. Obtener la certificación orgánica no es solo una cuestión de apagar los productos químicos. Así como un carnívoro no se vuelve vegetariano de la noche a la mañana, simplemente omitiendo la carne de su dieta (en realidad podría hacerlo, pero tendría consecuencias para la salud), este enfoque de desconexión significó que muchos productores orgánicos abandonaron los insumos antes de haberse ganado los derechos. Como resultado, los rendimientos cayeron, las malezas crecieron y la salud animal se vio comprometida. No hay necesidad hacerlo de golpe. Existen alternativas perfectamente válidas para ayudarle a mitigar el daño durante la fase de transición. En Lindsay Farm eliminamos el fosfato monoamónico (MAP en inglés) soluble que suprime las micorrizas, intercambiándolo con fosfato bio-amigable, guano e hidrolizado de pescado. La urea fue reemplazada por pescado y una pequeña cantidad de nitrato de calcio, y los herbicidas fueron amortiguados con ácido fúlvico. ¿Qué significa amortiguar? En estos términos, me refiero a algo que suaviza el impacto o reduce el impacto a los microbios, el suelo y las plantas. Al usar un ácido fúlvico con productos químicos, hay un efecto beneficioso múltiple.

Los ácidos fúlvicos y húmicos aumentan la permeabilidad de la pared celular en un 30%.[30] Las plantas reconocen los beneficios del carbono y se abren (delicioso!), lo que resulta en una eliminación más efectiva, o una mejor absorción de nutrientes, cuando usamos nutrición foliar. El ácido fúlvico permite reducir la tasa de la mayoría de los productos químicos en un 30%, sin reducir la eficacia. El ácido fúlvico también estimula la descomposición de los herbicidas residuales a través de la fotooxidación.[31] En cultivos a gran escala, esta técnica permite a los productores usar pocos herbicidas y seguir produciendo cultivos sin residuos. Con atención a un programa de salud del suelo, la resistencia a los herbicidas no esuna preocupación.

Los productos comerciales de ácido húmico y fúlvico se extraen comúnmente de vetas de carbón blando no renovables. Las formas renovables de humato se pueden extraer del compost o vermicast (compost de lombrices). Usamos regularmente humatos en programas de salud de suelos y animales (y humanos). Los ácidos húmicos brindan amplios beneficios para la salud de las plantas: aumentar las vías de comunicación involucradas en el desarrollo de las plantas (señales de quórum prehistóricas), lo que lleva a un mayor crecimiento de raíces, rendimiento, salud y calidad de los alimentos producidos.

Generalmente, un enfoque para rehabilitar suelos degradados requiere compromiso, paciencia y una pizca de fe. Los cambios suelen ocurrir primero debajo del suelo, a menudo mucho antes que sobre el suelo. Esta ha sido fallo mío a lo largo de los años. Los productores colocan una franja en el medio del campo para probar y luego, después de un año, se rinden diciendo "aparentemente no hay diferencia". Es posible que pasen décadas, si no siglos, para que los suelos se degraden y sea difícil trabajar con los productores, que esperan ver milagros en su primer año. Crear expectativas realistas es importante con los productores acostumbrados a los resultados instantáneos de los productos químicos.

Afortunadamente, este no fue el caso en Lindsay Farm. Nuestro monitoreo temprano del programa de salud del suelo superó con creces las expectativas iniciales, ¡lo cual siempre es positivo! ¿Recuerda que los científicos dicen que toma entre 100 y 500 años cultivar una pulgada de suelo? En las áreas donde se había eliminado la capa superficial del suelo, medimos un aumento de 18-22 mm (0,7-0,86 ") en el grosor de la capa superficial del suelo durante un periodo de 18 meses. ¡Eso es 1 mm cada mes!

Estos cambios subterráneos dieron como resultado cambios visiblemente notables en la capacidad de retención de agua, la disponibilidad o ciclo de nutrientes y la densidad de los pastos. Los controles de insectos tuvieron un gran éxito, lo que llevó a más trébol, más pasto y una penetración más profunda de las raíces. Estos factores dieron como resultado una menor necesidad de riego. James dice que las mejoras también se reflejaron en la calidad de los pastos y la salud de los caballos. "Nuestro agente de caballos pura sangre hizo un comentario de que los potros se ven estupendamente. Solo podemos atribuir eso a la hierba que estamos cultivando en un suelo más saludable."

Otros animales también han mejorado, y Lindsay Farm recibió el primer premio "Gusano de la Semana" de Integrity Soils. "Hace dos años", reflexiona James, "teníamos muy poca actividad de gusanos y mucha presión de insectos. De memoria, en un pie cuadrado y un pie de profundidad, teníamos cinco lombrices de tierra. [Ahora], ¡tenemos más de 70!" El premio descansa con orgullo junto a estanterías llenas de trofeos de carreras y reconocimientos. ¡Este el favorito personal de James!

Los cambios en Lindsay Farm son un verdadero reconocimiento al trabajo y al compromiso del equipo de la granja. Mediante el uso adecuado de aireación, aplicaciones de compost, manejo del pastoreo y aplicación de insumos según lo diseñado, se aceleró su éxito. El equipo invirtió en las 5 M, construyendo suelos utilizando múltiples herramientas para optimizar la gestión microbiana, mineral, MO, y por supuesto, ¡también la mentalidad! Mi mente se abruma ante las posibilidades, si todas las granjas y ranchos tuvieran administradores apasionados y tan enfocados como ellos.

Actualización: nuestra estrecha relación con el personal de la granja encontró un obstáculo inesperado, al surgir problemas internos de gestión personal. Como resultado, nuestra relación profesional se ha suspendido. Con la inversión en fertilizantes y abordando la compactación, esperamos que los resultados continúen en la misma trayectoria con una gestión diferente.

En los sistemas de producción convencionales, si el crecimiento de los cultivos es deficiente, los vendedores generalmente recurren al nitrógeno para solucionar rápidamente el problema. Con 78%, el nitrógeno es el elemento más común en la atmósfera. A menudo me parece extraño que estemos usando la cantidad de fertilizante que estamos aplicando hoy día. En un suelo bien aireado y biológicamente diverso, el nitrógeno no es un límite para la producción. Los ecosistemas más productivos, con mayor producción de biomasa (imagínese las praderas de pastos altos nativos y las selvas tropicales), no requieren fertilizantes nitrogenados.

Antes de la Primera Guerra Mundial, los alemanes estaban preocupados por el acceso a las reservas de nitrato de potasio necesarias para la producción de bombas. El desarrollo del proceso de Haber Bosch resolvió este problema, rompiendo el triple enlace del nitrógeno atmosférico (N^2) bajo intenso calor y presión para producir amoníaco sintético. Este proceso ocurre de manera eficiente en la naturaleza. Para los humanos, sin embargo, el método requiere el consumo de mucha energía. Los procesos de nitrógeno químico usan alrededor del 4% de todas las reservas de gas natural del mundo. Ya sabes el resto de la historia, al final de la guerra, la aplicación de N sintético proporcionó el combustible para explotar a la población humana. Aproximadamente la mitad del nitrógeno de su cuerpo, probablemente se originó en el proceso de Haber Bosch[32], a menos que esté comiendo alimentos orgánicos. Millones han muerto por los explosivos de Fritz Haber, y, por otro lado, miles de millones han sido alimentados. Sin embargo, Haber no previó una cascada de "consecuencias no intencionadas", como emisiones de gases de efecto invernadero, peor calidad del agua, erosión del suelo, pérdida de resiliencia y deterioro de la calidad de los alimentos, como resultado directo.

No hay discusión, el N soluble hace crecer las plantas y, a nivel mundial, estamos usando más cada año. Desafortunadamente, este enfoque también es increíblemente ineficaz y con pérdidas. Además, como no hay controles ni balances para el uso de N, alguien más está sufriendo las consecuencias más abajo (o en el aire). A pesar de la sensibilización, las amenazas legislativas y las directivas, el uso de N ha seguido aumentando durante las últimas 4 décadas. ¿La única vez que cayó el consumo en Nueva Zelanda? El año que subió el precio del nitrógeno.

He comentado que los sistemas del suelo son como los sistemas intestinales y muchos tienen estreñimiento o gases. En Nueva Zelanda y otros lugares de alta producción y alta precipitación, los suelos tienen algo parecido a la diarrea. Muchas propiedades de alta intensidad están perdiendo más de 80 kg de N / Ha / año.[33] Estos datos pueden ser conservadores, ya que algunas granjas lecheras de Nueva Zelanda están aplicando más de 350 kg de N / Ha real cada año. Como la granja lechera promedio solo usa del 15 al 35% de cada unidad aplicada, la mayor parte del N se pierde en el aire y las vías fluviales (a nivel mundial, esta cifra es de 5 a 15%).[34] Haga una pausa y piense por un momento. 5-15%, esa es una cifra increíble. No habría muchas empresas satisfechas con ese tipo de ineficiencias, en particular para algo tan importante. Entonces, ¿por qué lo toleramos en la agricultura??

En respuesta a las preocupaciones ambientales, las empresas de fertilizantes están centrando sus esfuerzos en productos "enchufables" para mejorar la eficiencia del N, como DCD, Nitrapirina y Agrotain. Incluso con las mejores proyecciones, utilizando las mejores prácticas y los mejores agricultores, las estimaciones más sólidas, ofrecen una eficiencia del 60%, con más consecuencias no intencionadas. DCD fue el inhibidor de N que comenté anteriormente, que se eliminó cuando se descubrió en la leche y en los ríos. Estos complementos permiten que las empresas de fertilizantes sigan funcionando como de costumbre, sin abordar el problema clave: ¿por qué es necesario añadir N soluble y por qué su ciclo de nitrógeno no funciona?

El alto uso de nitrógeno soluble crea un sistema entrópico, un círculo vicioso caótico, con rendimientos decrecientes, debido a la descomposición del carbono y el humus del suelo. Las comunidades microbianas se alteran con una disminución de los hongos beneficiosos y los fijadores de N, con un aumento de las bacterias que aman alimentarse de N. Esta pérdida de carbono crea las condiciones para la compactación, aumentando la erosión y limitando el crecimiento de las raíces. Para empezar, estos suelos requieren más riego, lo que aumenta la vulnerabilidad de los sistemas agrícolas.[35]

Las aplicaciones de nitrógeno reducen los niveles Brix y la cantidad de carbono que se envía desde las raíces para alimentar a nuestra mano de obra beneficiosa.[36] Una vez, mientras visitaba un centro de investigación, mencioné cómo los niveles Brix caen con el nitrógeno. Los científicos escépticos se burlaron. Los invité a recoger muestras de 5 x 3 pulgadas de un área de prueba que había recibido diferentes tasas de N, desde el control de 0 a 400 kgs. Sin conocer su procedencia, las dispuse en orden de dosis de nitrógeno: el nivel Brix más alto fue el del control y con cada aumento en la tasa de N, el Brix disminuyó. No sé lo que pensaron los investigadores, pero me dio la razón.

A menudo, al considerar los aportes naturales de nitrógeno, la mayoría de los productores piensan en las leguminosas, en particular el trébol o los abonos, y el género bacteriano rhizobia para la fijación de N. Sin embargo, en suelos sanos son comunes los diazótrofos, bacterias de vida libre que fijan nitrógeno en el suelo, como las especies Azotobacter y Frankia. Estos fijadores de N de vida libre requieren un suelo con un sistema de intercambio de gases funcional. Cuando los suelos están compactados o son finos y sin estructura, la fijación de N se ve comprometida.

Cuando el crecimiento de la planta es lento y las hojas son amarillas, los productores a menudo asumen que se trata de una deficiencia de nitrógeno, sin embargo, también puede ser de hierro (en las hojas más jóvenes), potasio, magnesio, molibdeno, azufre, manganeso o zinc, u otros factores ambientales. No se limite a confiar en las pistas sobre N que dan las plantas, cave un hoyo y busque el pastel de chocolate que se desmorona. Esta estructura quebradiza debe adherirse a las raíces de las plantas para formar los sistemas radiculares rastafari. Estas estructuras proporcionan una herramienta útil para evaluar si el ciclo del nitrógeno está funcionando o no. Muchas bacterias esenciales viven dentro de los terrones del suelo. Aquí, el entorno es similar al nódulo de una raíz. Estas estructuras son vitales para la fijación de N, y cualquier pérdida de agregación o compactación detiene este proceso. Muchas propiedades han perdido esta agregación esencial del suelo: (re) construir la estructura del suelo es nuestra tarea inicial.

El camino para regenerar suelos con éxito es mediante la mejora de los ciclos naturales y el uso de prácticas proactivas que aborden las causas fundamentales, no los síntomas en un sistema degradado. Los regeneradores fomentan su ganado subterráneo, lo que les permite reducir de manera rentable las aportaciones de nitrógeno. Una herramienta clave para poder reducir el N es mediante la adición de alimentos a base de carbono. Las sustancias húmicas amortiguan y quelatan N, reduciendo las pérdidas atmosféricas y por lixiviación y también aumentan la fijación de nitrógeno por los fijadores nativos de N.[37] Los bioestimulantes mejoran el ciclo del N mejorando la estructura del suelo y el almacenamiento de nitrógeno,[38] al tiempo que mantienen los rendimientos.[39] [40]

En cualquier momento (en realidad, *cada vez*) que use nitrógeno, agregue algo de carbono. Los dos van de la mano, en proporciones específicas, en todos los organismos vivos del planeta: desde bacterias, con una proporción estrecha entre 2-7: 1 C: N, hongos 7-25: 1,[41] hasta una secuoya, que puede tener una proporción de 500: 1. En caso de que esté considerando compostar a un miembro de su familia, tiene una proporción de 30: 1, ¡perfecta para la degradación microbiana! Los compostadores entienden intrínsecamente este proceso, ya que mezclan la proporción correcta de materiales C: N para crear un compost que se calentará (nitrógeno para activar la actividad bacteriana), pero no demasiado (carbón de enfriamiento).

Las aplicaciones de herbicidas y cubiertas químicas de pasturas proporcionan una interrupción adicional a la función natural del N que inhibe la fijación del N. Los herbicidas no solo interrumpen las bacterias naturales del ciclo del N y crean estructuras de suelo más finas, sino que también provocan una pérdida del 15-20% del nitrógeno aplicado. Tenga esto en cuenta al planificar los tiempos de fumigación y siempre incluya carbono con los herbicidas.

A menudo, cuando observamos una buena densidad de leguminosas debajo de los árboles o en los pastizales, se supone que se está produciendo la fijación de nitrógeno. Puede que este no sea el caso. Las condiciones deben ser óptimas para que se produzca un proceso simbiótico de nodulación y fijación de N. En una simbiosis valiosísima que ocurre entre plantas y bacterias específicas como actinobacterias, Frankia o rhizobia, las bacterias obtienen acceso a las raíces de las plantas, donde forman pequeñas agallas o protuberancias llamadas nódulos.

Las bacterias simbióticas toman los azúcares y minerales proporcionados por la planta, para luego convertir el N_2 atmosférico en amoníaco, que la planta usa para crecer. Este N se transmite de una planta a otra a través de las micorrizas. Si los nódulos de leguminosas no son funcionales, esto también hace ver los posibles problemas con los fijadores de N de vida libre. Las plantas con poblaciones saludables de fijadores de N y MF experimentan mejoras sustanciales en la salud, la expresión génica y el rendimiento. [42] [43]

Durante los procesos de vida o muerte que impulsan los sistemas biológicos saludables, el nitrógeno pasa por una variedad de formas, antes de que pueda ser extraído por las raíces de las plantas. Las bacterias tienen una capacidad notable para tomarlo (fijarlo) y retenerlo en sus cuerpos. Si la red del suelo se ha visto comprometida, debido a la compactación o aplicaciones con alto contenido de N soluble, a menudo hay una menor depredación por parte de protozoos y nematodos.[44] A través de este proceso, el N se inmoviliza y no está disponible para las plantas. Imagine las bacterias como bolsas de fertilizante, sin abrir, en un cobertizo. Se necesita una acción del pastoreo de protistas y nematodos para abrir efectivamente la bolsa y liberarla a la planta.

La biomasa y la actividad de los hongos, que son tan esenciales para la integridad del suelo y la salud de las plantas, también son vitales para reducir las pérdidas de nitrógeno.[45] [46] Se ha calculado que la actividad de los hongos, como las micorrizas, puede reducir la lixiviación de N en un 40%.[47] Toda la red alimentaria del suelo, desde las bacterias hasta los nematodos, las hormigas y las orugas, juegan un papel en el ciclo del nitrógeno. El nitrógeno es un producto valioso que se intercambia entre microbios y raíces, y se concentra en los cuerpos de los insectos herbívoros para ser liberado cuando defecan o mueren. De hecho, todos estos organismos representan la central eléctrica, que intercambia y acumula N, apoyando la salud óptima de las plantas y eliminando cualquier "desperdicio".

La degeneración de la salud del suelo con adiciones continuas de N soluble crea más suelos bacterianos, erosión y lixiviación del suelo, y las vías fluviales reciben la mayor parte de los efectos negativos. Las investigaciones y los productores de todo el mundo están demostrando que se pueden mantener altos rendimientos y reducir los insumos mediante una buena gestión del suelo, el agua, la energía y los recursos biológicos.[48] [49]

Fijación de Nitrógeno en Leguminosas

Cave un agujero: ¿tienen sus legumbres una gran cantidad de nódulos y los nódulos son grandes?

Cuando pellizca o abre un nódulo, ¿es de color rosa o rojo sangre?

Si los nódulos son blancos, entonces no se ha fijado N. Es hora de ponerse el sombrero de detective...

- ¿Tiene molibdeno (Mo) o cobalto (Co) de baja funcionalidad? Ambos oligoelementos influyen en enzimas esenciales para metabolizar N.

~ ¿El suelo ya es de alto contenido de nitrógeno? ¿Ha estado añadiendo nitrógeno o altas tasas de estiércol?

~ ¿El suelo es salino, alcalino o muy ácido?

~ ¿Has inoculado tu cultivo y los inóculos están presentes en el suelo? Si los nódulos están verdes, la planta ha estado fijando N y ahora el proceso se ha detenido. ¿Por qué?

~ ¿Ha habido factores ambientales estresantes? Los suelos fríos detendrán la fijación en algunas especies, al igual que la sequía y la escasez de luz solar.

~ ¿Alguien acaba de aplicar N? Esta acción hace que los fijadores de N naturales sean redundantes.

7

Bebiendo en Ella

"Aunque la superficie de nuestro planeta son dos tercios de agua, la llamamos Tierra. Decimos que somos terrícolas, no 'acuícolas'. Nuestra sangre está más cerca del agua de mar que nuestros huesos del suelo, pero eso da igual. El mar es la cuna de la que todos salimos, pero es al polvo al que vamos. Desde que el agua nos creó, comenzamos a buscar la tierra. Cuanto más nos alejamos de la tierra, más nos separamos de nosotros mismos."
— Tom Robbins, *Another Roadside Attraction*

Quienes trabajan la tierra, conocen bien el valor de la lluvia para el bienestar de las plantas, los animales y para las personas. La mayoría de los productores anotan registros de precipitaciones, y durante los períodos de sequía o inundaciones, el agua es el centro de los pensamientos de todos los propietarios de tierras. Todos los organismos vivos contienen agua dentro y alrededor de sus células: el 70% de su cuerpo flota en agua y en el caso de las bacterias, el 80-90%. Aunque algunas plantas, como "las plantas reviviscentes" y otros organismos como el indomable oso de agua (tardígrado), que pueden desecar sus cuerpos al 3% de humedad, todos los organismos necesitan agua para reproducirse y funcionar plenamente. El agua da vida y muerte, impulsa la función biológica, la absorción de nutrientes, la salud celular y la descomposición.

Ahora estamos saliendo de uno de los climas más estables y cómodos de los últimos 11.700 años, estas condiciones ideales permitieron la explosión de la agricultura y las civilizaciones humanas.[50] El clima se está volviendo cada vez más variable y extremo en todo el planeta, y los productores de alimentos empiezan a soportar la peor parte de sus efectos. La investigación agrícola moderna, con sus valores deseados y recomendaciones, asume la producción en estas condiciones estables. En cambio, los productores regenerativos se centran en la agricultura en un futuro incierto. Dado que el agua se está convirtiendo rápidamente en uno de los problemas de recursos clave del siglo XXI, no se puede seguir pasando por alto la gestión eficaz de nuestra fuerza laboral subterránea. En todo el mundo, las averías en los ciclos del agua son cada vez más evidentes sobre el terreno.

El creciente interés político y activista en el papel del carbono en el cambio climático no nos deja ver el bosque. Es el vapor de agua, que es el gas de efecto invernadero más poderoso. Es imposible hablar de carbono sin considerar el agua, están íntimamente relacionados. Nuestro clima moderado se debe en gran parte a la asombrosa capacidad del agua para absorber la radiación solar y el calor infrarrojo. Sin el papel amortiguador del agua en la atmósfera, las temperaturas globales podrían ser 33 °C más altas. Los científicos del clima han ignorado en gran medida el papel del vapor de agua en el cambio climático inducido por el hombre, ya que se suponía que los efectos causados por el hombre en este asunto eran reducidos.

El afable Walter Jehne, un ex científico climático del gobierno australiano, está haciendo sonar la alarma de que la gestión de la tierra está teniendo un impacto mucho mayor de lo que se pensaba anteriormente. La variabilidad climática se está intensificando por las "neblinas", que están reemplazando las nubes de lluvia en todo el planeta. En todo el planeta, se están generando nubes de polvo fino debido a actividades humanas como: expansión urbana, degradación de la tierra, desertificación, incendios y emisiones de combustibles fósiles.[51] Estas neblinas húmedas surgen de microgotas que se forman alrededor de los aerosoles, que son demasiado finas para asentarse y están demasiado cargadas eléctricamente para convertirse en nubes en toda regla. Jehne advierte que este colapso es un factor clave del cambio climático. Estima que cada año, más de 3.500 millones de toneladas de aerosoles de polvo se expulsan a la atmósfera. Nuestra gestión de la tierra es la base para reducir los aerosoles finos y devolver el agua a su lugar: el suelo.[52]

Los australianos occidentales han emprendido un enorme proyecto de geoingeniería, eliminando la vegetación costera, provocando pérdidas de biodiversidad y participando en la práctica irracional de la tierra en barbecho químicamente. Los árboles y la cubierta vegetal son esenciales en las precipitaciones, la mayor parte de la lluvia que cae sobre la tierra es reciclada por las plantas a través de la transpiración. Los estudios en otras áreas de cultivos con escasas precipitaciones han demostrado que la práctica de dejar los campos desnudos a los elementos cambia la dinámica de la lluvia, llevando el límite atmosférico a niveles potenciales 200m más altos.[53] Como resultado de las prácticas de barbecho, se ha creado una gran altura barométrica en Australia Occidental. Esto, en parte, empuja las lluvias hacia el sur y lejos del cinturón de trigo. Tras la deforestación después de la colonización, las lluvias de verano disminuyeron un 12%. Al otro lado del cinturón de trigo, las lluvias de invierno, cuando estos cultivos australianos más las necesitan, han disminuido en un 19% en los últimos 50 años.[54] Perth se lleva la peor parte con un 50% menos de lluvias necesarias para rellenar los embalses de la ciudad. Se señala al cambio climático como un factor determinante, y las áreas del norte se están volviendo más húmedas.

Los microbios juegan un papel importante en la lluvia. Entre el 69% y el 100% de la precipitación es causada por las bacterias nucleadoras del hielo que siembran las nubes, con familias que incluyen *Pseudomonadaceae*, *Enterobacteriaceae* y *Xanthomonadaceae*, así como *Lysinibacillus*.[55] Se encontraron más de 30.000 especies diferentes de bacterias y hongos en muestras recogidas en nubes, una cuarta parte de las bacterias y la mayoría de los hongos se metabolizaban activamente.[56] Generalmente, estas especies se encuentran en el medio ambiente, viviendo sobre o en plantas como simbiontes, endófitos o patógenos. Un tipo de hongo, *Puccinia lagenophorae*, que devastó los cultivos de trigo a fines de la década de 1920, posiblemente haya tenido un papel en la alteración de la dinámica climática, convirtiéndose en un factor que contribuyó a la acumulación de polvo en la década de 1930. Nuestras prácticas agrícolas tienen impactos de gran alcance que impactan en la cubierta verde viva y los microbios vitales que generan la lluvia en todo el planeta. El cambio climático no ayuda, pero no es el único culpable. Refrigerar el planeta nos lleva de nuevo a pensar en cómo gestionar la tierra: maximizar la cobertura de vida verde,[57] aumentar la capacidad de retención de agua del suelo y fomentar la microbiología.

Con eventos climáticos extremos cada vez más frecuentes, en 2017 hubo muy malas noticias. 2017 marcó olas de calor récord, frío, sequías y lluvias masivas, y tormentas que causaron inundaciones y deslizamientos de tierra sin precedentes. Hubo eventos catastróficos a gran escala en Filipinas, África, Perú, Nepal, India, Estados Unidos y Nueva Zelanda. Los medios dieron atención al ciclón estadounidense Harvey en agosto, mientras que al mismo tiempo catastróficos deslizamientos de tierra en Sierra Leona causaron la muerte de más de mil personas. Un mes después, inundaciones afectaron la vida de más de 6 millones de personas en Bangladesh. Estos impactos sobre las personas y la producción de alimentos no se deben únicamente al cambio climático y la deforestación; los suelos se degradan, ya no actúan como una esponja. Hemos creado involuntariamente cuencas hidrográficas en todo el planeta.

A finales de 2016, estábamos tomando muestras en Auckland, Nueva Zelanda, trabajando en granjas que comenzaban su viaje para mejorar la salud del suelo. Los suelos de todas las granjas que muestreamos tenían tasas de infiltración de agua entre 0,5 y 0,7 mm / minuto, es decir, una cuarta parte del mínimo conservador. Estos hermosos suelos volcánicos jóvenes tenían buena materia orgánica, pero todos estaban mal compactados debido a la mala gestión del suelo. Como resultado, sus ciclos del agua eran un fracaso. Después de una larga racha de sequía, las lluvias torrenciales azotaron el mes de marzo siguiente. En un período de una hora, la ciudad de Auckland sufrió 65 mm (2,5") de lluvia, lo que provocó hundimientos e inundaciones masivas, con más de 300 casas bajo el agua. Más de 100 mm (4") de lluvia cayeron en tan sólo 2 días, superior a la media mensual. Las inundaciones en la ciudad se pueden atribuir a la imprudencia humana al tapar las cuencas hidrográficas con cemento, agravado por los sistemas de drenaje bloqueados. Sin embargo, las consecuencias fuera de la ciudad fue notorio igualmente. Muchas áreas rurales circundantes estaban completamente bajo el agua. Conduciendo por áreas rurales ese día, muchas carreteras principales estaban cerradas y las aguas de color marrón oscuro cubrían los campos: nuestro valioso suelo estaba abandonando nuestras tierras y avanzando hacia el mar. Evacuaron el municipio de Edgecumbe, en la costa este de la Isla Norte de Nueva Zelanda, cuando las barreras frente a inundaciones fallaron y toda la ciudad se inundó. Esto fue después de recibir tres veces la precipitación promedio de abril, en solo tres días.

Seguramente pensará: estos son eventos naturales y con el aumento del clima extremo, no hay nada que podamos hacer. No es así. Nuestra capacidad natural para absorber agua ha disminuido drásticamente. Los suelos sanos pueden absorber más de 250 mm (10") de lluvia por hora. Eso es casi 10 veces la tasa de infiltración que medimos en Auckland. La mala gestión del suelo está afectando a la sociedad a una escala masiva, pero no está en la mente de la mayoría de las personas, incluidos los políticos. Con costos enormes y crecientes para la sociedad, es necesario centrarse en la regeneración del suelo.

Las tasas de infiltración se miden en mm / minuto. (25 mm = 1 pulgada). Es simple de calcular. Simplemente divida la profundidad del agua por el tiempo que tarda en filtrarse.

Es vital que el agua penetre más rápido de 2 mm / minuto o 120 mm por hora. Si es más lento, perderá agua por escorrentía durante las tormentas; y bajo una lluvia más ligera, cualquier agua que caiga, simplemente se evaporará.

Tomemos el ejemplo de un alumno de la escuela Ranching for Profit. Agee Smith cultiva con su familia en Cottonwood Ranch, que se encuentra a 2,5 horas al norte de Elko, Nevada y al sur de Twin Falls, Idaho. Llegar al rancho es una aventura en sí misma, ya que estaba llevando un remolque, mientras evitaba el ganado en las carreteras, los ciervos kamikaze y los baches tan profundos que casi se me aflojaron los empastes de los dientes. Cottonwood también ofrece un servicio de cambio de neumáticos, como prueba de ello. Esta parte del país es un desierto alto y frío, con praderas a 6.000 pies.

La parte oriental del rancho se eleva abruptamente hasta más de 10.000 pies, para formar las escarpadas montañas Jarbidge, una de las áreas silvestres menos exploradas de Estados Unidos. Esta montaña es el último vestigio que queda de una violenta caldera, lo que una vez fue el mega volcán de Yellowstone. Tras 15 millones de años de movimiento de la placa continental, el famoso lugar de Yellowstone se ha asentado en su ubicación actual, a 300 millas al noreste. Las erupciones arrojaron gruesas capas de ceniza, asfixiando manadas prehistóricas de camellos, caballos y rinocerontes, dejándolos bajo 2 metros (6 pies) de ceniza. La historia geológica está presente hoy, a cada paso vemos vidrio negro brillante que llama nuestra atención; el rancho está lleno de hojuelas y astillas de obsidiana volcánica. Un geólogo que visitó el lugar le señaló a Agee que todas las encontradas en el rancho fueron creadas en el pasado por alguien de las Naciones Originarias. Viajaron aquí para conseguir obsidiana de alta calidad para el pedernal y, mientras bajaban de la montaña, dejaron esos desechos que un neozelandés curioso descubrió miles de años después.

Si alguien alguna vez quiso saber a dónde va Santa Claus durante su tiempo libre, estoy seguro de que lo he encontrado escondido en Nevada. Las mejillas sonrosadas de Agee, su sonrisa brillante y su brillo travieso, ocultan los muchos años de dificultades que él y su esposa Vicki han soportado en el rancho. Cuando era adolescente en la década de 1880, el bisabuelo de Agee, Horace Agee, se dirigió al Oeste. Originalmente, Horace conducía vagones de carga, con un contrato para transportar mineral, antes de conocer a su esposa, Etta Steele, nacida en la estación de paso de Ely. Los Steele necesitaban ayuda en su rancho, por lo que Horace se mudó al negocio de las ovejas. A medida que crecía su éxito en la ganadería, comenzaron a adentrarse más en la cuenca del O'Neil. Su homónimo, la familia O'Neil, habían sido ladrones notorios, robando ganado para venderlo a los mineros. El anciano O'Neil y un hijo fueron sorprendidos y encarcelados, antes de que sus otros 3 hijos los ayudaran a escapar. En el tiroteo resultante, el padre murió y su hermano resultó herido. Luego, los O'Neil se trasladaron a la cuenca, lejos de sus clientes mineros. Como resultado, necesitaban ser más astutos a la hora de obtener su ganado, robando terneros sin marcar, antes de construir un negocio de ganado con mejor reputación. Cuando Horace comenzó a pastar más adentro de la cuenca, los O'Neil no aprobaron que criara ovejas en el área, por lo que contrataron a un pistolero para sacarlos de sus tierras. Horace se enfrentó a él y el pistolero huyó. En 1921, su disputa llegó a una solución más pacífica, cuando Horace se llevó a O'Neil y la familia se instaló en la cuenca.

La tumultuosa historia no había terminado para la familia. En la década de 1980, con deudas, altas tasas de interés y una enfermedad que acabó con su cosecha de terneros, el rancho acabó en bancarrota. Afortunadamente, hubo otros que también vieron la belleza y el potencial de esta vasta área salvaje. La familia Smith se asoció con una gran visión de futuro, construyó un impresionante albergue y convirtió el rancho en una meca para cazadores. El rancho ahora ofrece servicios para turistas, pesca y caza, paseos a caballo y buenas veladas.

La hija de Agee, McKenzie y su esposo, Jason, forman una pareja llena de recursos, tal y como en el pasado, sin problemas para ahuyentar a los molestos pistoleros. Jason también ofrece servicios de guía y equipamiento para cazadores y, en otoño, McKenzie ofrece un servicio para empaquetar la presa de los cazadores, con su compañera Jessica Mesina. McKenzie es una belleza rubia sorprendente. Ella me recuerda un poco a la madre antílope, con delicados rasgos leonados que esconden fuerza y resolución. Cuando los cazadores vienen al albergue y piden ayuda para empacar, a menudo la miran dos veces como diciendo: "¿En serio? ¿Le va a ayudar su marido? como si no estuviera a la altura. Está en mi lista de deseos, subir con ella un otoño, para echar una mano (menos valiosa). Así podre ver su poder, mientras despedaza un alce de esas montañas intimidantes, o tal vez solo para ver la expresión de sorpresa de los cazadores. No tiene precio.

En 1995, el rancho creó una asociación para abordar las preocupaciones sobre el impacto del ganado en las tierras públicas, particularmente en torno a la salud ribereña. Cottonwood Ranch administra casi 40.000 acres. De los cuales, 1.200 son de propiedad privada y el resto se alquila a la Oficina de Gestión de Tierras (OGT) y a los Servicios Forestales de los Estados Unidos (SFUSA). A principios del siglo XX, el sobrepastoreo se produjo bajo un número excesivo de ganado y ovejas. Mientras que en la historia más reciente, con la llegada del alambre de púas, el pastoreo excesivo continuó, ahora por animales que permanecen en el mismo terreno durante demasiado tiempo. Como resultado, dos tercios de sus cursos de agua, que se extienden 20 millas a lo largo del rancho, estaban en muy malas condiciones, con sedimentación, riberas inestables y pérdida de diversidad. Agee explica: "Siempre había tenido este aspecto, sacamos ganado en primavera, pasamos el verano poniendo heno y luego recogimos ganado en otoño. Esto resultó en un pastoreo durante toda la temporada, lo que ocasionó pastoreo excesivo en algunos lugares, como las áreas ribereñas, y el descanso excesivo en otras partes de la tierra". En la década de 1990, los problemas de gestión habían llegado a un punto muerto, que amenazaba la viabilidad económica del rancho y un desastre de relaciones públicas para las agencias involucradas. Agee dijo: "Parecía como si estuviéramos contra la pared."

La experiencia en Cottonwood es un ejemplo de un problema "retorcido", con múltiples factores de impacto que incluyen el clima, la gestión del rancho, las pautas de la OGT y múltiples accionistas, familias, cazadores y pescadores y demandas de la comunidad para mantener el medio ambiente prístino. Inspirado por una clase sobre Gestión o Manejo Holístico, el Equipo de Gestión o Manejo Holístico de Cottonwood Ranch nació de un acuerdo para explorar los beneficios que se ofrecen. El grupo involucró a 40 personas, incluidas 7 agencias gubernamentales, propietarios privados, vecinos y ciudadanos preocupados de Nevada. Gestión o Manejo Holístico (HM en inglés) llegó a los Estados Unidos en 1979, por los ahora mundialmente reconocidos (o infames, según su círculo), administradores de tierras y educadores de Zimbabue, Allan Savory y Stan Parsons. Parsons se crió en la explotación lechera y porcina más grande de Zimbabue, con un padre que le inculcó que la agricultura tenía que ser rentable. Savory era originalmente un oficial de caza que abogó por una decisión brutal de sacrificar a 40.000 elefantes, con la premisa de que su elevado número estaba provocando un sobrepastoreo. El sacrificio no revirtió la degradación de la tierra y más tarde Savory calificó la decisión como "el más triste y más grande error de mi vida". Su comprensión de que es el manejo, no el número de animales, lo que crea el pastoreo excesivo y la desertificación, fue el punto de inflexión en su vida.

El método HM anima a los productores a integrar los aspectos ecológicos, sociales y económicos, administrando las tierras con métodos de sistemas completos que equilibran la energía, los minerales y los ciclos del agua. Sin embargo, el enfoque es probablemente más conocido por su método de pastoreo, que aboga por un efecto de manada, como el impacto del ñu y la cebra en África. Este método de pastoreo, también conocido como MPI (Manejo de Pastoreo Intensivo) o PAM (Pastoreo Adaptativo Multi-potrero), se enfoca en altas densidades de ganado, pastoreo de corta duración, con largos períodos de reposo del forraje para maximizar el crecimiento de la hierba. El sistema requiere custodios de la tierra observadores y adaptativos, ya que no es prescriptivo; en cambio, los animales se desplazan en respuesta a las interacciones entre el clima, la tierra y la vida. Savory fue criticado por no respaldar científicamente sus afirmaciones. El Dr. Richard Teague, Texas A&M y otros, ahora están recopilando datos confiables en el rancho para mostrar el potencial que puede tener el enfoque para la restauración de la tierra. Como ocurre con cualquier acción que involucra a personas, los resultados son tan variados, como las personalidades que gestionan la tierra y ha habido grandes aciertos y grandes fracasos por parte de quienes siguen dichas pautas. Afortunadamente, el equipo de Cottonwood es tenaz, con su sustento en juego y una comunidad mirando por encima del hombro, lo que los lleva a demostrar que los métodos podrían generar recompensas para la tierra, las agencias y su futuro.

El rancho alberga una impresionante variedad de especies de plantas y animales, desde las praderas de tierras bajas de propiedad privada hasta las estribaciones de artemisas, arbustos de montaña, álamos, sauces y alisos, hasta caoba y coníferas en elevaciones más altas. Esta diversidad proporciona alimento y refugio para venado burra, antílope, alce, trucha, *rana pretiosa*, castores, además de una multitud de pájaros cantores y el urogallo en peligro de extinción.

Esta diversidad fue una de las razones por las que el rancho obtuvo un apoyo tan amplio de diferentes agencias. El Equipo de Manejo o Gestión Holística establece planes biológicos cada año, especificando el uso y los patrones de pastoreo para el próximo año. Dividen los pastos más grandes en subunidades más manejables, para asegurar el momento adecuado para la recuperación de las plantas y para probar y monitorear la efectividad de diferentes estrategias de pastoreo. Al inicio del proyecto, se duplicó el número de cabezas de ganado y se pastoreó con períodos de alta intensidad, más cortos. Pastan en los campos en diferentes épocas del año para reducir el pastoreo excesivo de diferentes especies de plantas. Este momento es crítico, ya que algunas especies pueden estar floreciendo en diferentes momentos durante la temporada. Centrarse en el manejo y el tiempo de pastoreo es el mayor impulsor del cambio. Históricamente, bajo los altos requisitos de arrendamiento del país de OGT, la tierra debía ser pastoreada con tasas de carga más bajas. Al diferir su pastoreo, permitir una recuperación más prolongada de la planta y luego pastorear más tarde en la temporada con una mayor densidad de población, los pastos se estimularon y se permitía su siembra, evitando el pastoreo excesivo. También implementaron técnicas de gestión de animales de bajo estrés y una técnica de pastoreo en manada conocida como "range riding".

"Range riding" es una técnica de pastoreo a caballo que fomenta la agrupación del ganado para que se mueva en conjunto. En su terreno y con la necesidad de criar una familia joven, McKenzie y Jason descubrieron que una versión modificada les funcionaba mejor. Cabalgan alrededor de su ganado la mayoría de los días, asegurándose de que el ganado esté fuera de las vías fluviales y no creando dormideros de ganado alrededor de las áreas favorecidas. El movimiento concentrado de ganado, pisotea el pasto de manera uniforme, dispersa el estiércol y la orina y reduce el riesgo de pastoreo excesivo. El cambio en la gestión o manejo ha resultado en un aumento drástico en la diversidad de plantas y la salud de las vías fluviales.

El trabajo en Montana, realizado por Western Sustainability Exchange (WSE),[58] ha demostrado que este modo de pastoreo no solo mejora la salud de los pastizales, sino que también reduce significativamente el riesgo de ataques por depredadores como los lobos y, en menor medida, los osos, ninguno de los cuales se han presentado en Cottonwood. Existe la opinión de las comunidades ganaderas de que el "range riding" no es rentable y es poco realista para empresas familiares. Se convierte en una situación del huevo y la gallina: cómo encontrar los fondos para pagar la mano de obra del jinete que hace el pastoreo, antes de que aumente el ganado.

La investigación del Dr. Richard Teague muestra que, en los grandes potreros, el ganado generalmente cubre menos de la mitad de las grandes praderas. El uso de un 'range rider' puede aumentar la eficiencia de los pastos y aumentar el ganado. La tecnología, conocida como "cerca virtual", ofrece opciones de gestión para granjas y ranchos más grandes que enfrentan desafíos logísticos en torno a las cercas. Las cercas virtuales implican entrenar ganado con los collares eléctricos, lo que permite a los administradores de la tierra concentrar el ganado y moverlo de forma remota sin la necesidad de cercas. En comparación con el costo de instalar más cercas, la reducción de las pérdidas de ganado y el valor de mejorar la cobertura de pasto y el suelo y duplicar o triplicar el número de cabezas de ganado, estos números se acumulan.

Antes de que los cazadores llegaran por primera vez a la zona, las vías fluviales alrededor de Cottonwood Ranch estaban llenas de castores y sus represas. La vida no ha sido amable con los castores durante los últimos 150 años: debido a las trampas, el número de castores se redujo drásticamente a unos pocos. Con la presión combinada del daño de las existencias a las riberas de los ríos y las inundaciones repentinas de primavera, sus presas cuidadosamente construidas se romperían por sus vulnerables bordes. La implementación de una gestión o manejo holístico del pastoreo, ha dado un respiro a las áreas ribereñas, permitiendo la recuperación de juncos, pastos y especies arbóreas leñosas como los alisos y sauces: los materiales de construcción favoritos de los castores. Los cambios en el pastoreo produjeron bordes de arroyos más suaves, en comparación con los acantilados históricos e inestables y erosionados. Donde las cordilleras se encuentran con las praderas más bajas en Cottonwood, ahora son visibles los cambios espectaculares en la tierra. Con estos suaves bordes de arroyos y más vegetación leñosa, los castores han florecido y sus presas ahora pueden resistir casi todas las inundaciones. El año 2017 fue catastrófico, debido al récord de acumulaciones de nieve y luego un rápido ascenso de temperaturas. Este calentamiento provocó una repentina inundación que barrió las vías del tren río abajo. Las represas de castores explotaron por el centro, algo nunca antes visto en el rancho.

En condiciones menos intensas, el agua se mueve suavemente a través del rancho, serpenteando y acumulándose tras de las presas. El nivel freático ha aumentado y la dinámica de las especies de plantas está cambiando. La artemisa alta ahora se está muriendo debido a la anegación y las hierbas nativas están volviendo, especies como el centeno silvestre, una hierba tan alta, que los primeros exploradores se sorprendieron al informar que "podían atar la hierba desde sus monturas."

Los planificadores urbanos están programados para estar preparados en posibles inundaciones. Su objetivo es garantizar que el agua se extraiga de la tierra lo más rápido posible. Estos canales apresurados, barricados, con líneas rectas y altas bermas, son una imitación falsa y superficial de cómo el agua se mueve naturalmente. El objetivo de un regenerador es lo opuesto. ¿Cómo podemos ser un apoyo a las vías fluviales serpenteantes en su baile durante un flujo alto de agua? Para aquellos que viven en entornos libres de castores, la construcción de presas con fugas o la adopción de una "agricultura de secuencia natural", como lo promueve el agricultor australiano, Peter Andrews, ayuda a ralentizar el riego. He visitado propiedades que han encontrado formas innovadoras de imitar al castor, arrojando troncos, materiales viejos para cercas, fardos de heno, rocas y sí, incluso un fregadero de cocina de concreto, en barrancos y lechos de arroyos resecos. Los resultados pueden ser sorprendentes. En lugar de que el agua fluya de un lado a otro, retrocede lentamente, se empapa y recarga los acuíferos, como lo haría la naturaleza.

Visitar al regenerador, Martin Royds en Jillamatong, en Nueva Gales del Sur, fue un soplo de aire fresco y alegría después de meses de tristeza y horror, por el estado del ganado y la tierra en el Este de Australia. Cada centímetro de agua que cae en la casa de Martin se captura y almacena, antes de ser filtrada y liberada lentamente durante años. El agua que corre por la superficie de la tierra de sus vecinos, desaparece a los pocos metros al golpear su cerca. Martin ve su granja como un ecosistema interconectado y los beneficios son tangibles. Su, una vez efímera barranca de erosión se ha convertido en una corriente que fluye permanentemente.

Gracias a aprender a leer su paisaje y su ganado, es pionero en métodos que crean una producción rentable en estos entornos australianos dañados. Su enfoque utiliza una combinación de pastoreo holístico, agricultura de secuencia natural y planificación adaptativa, que incluye la reducción de cabezas de ganado antes de las crisis. Ha construido vertederos con goteras y zanjas de contorno para ralentizar el agua, llevándola hacia zonas secas. En 2019, ofreció su valiosa agua a su ciudad local, ya que los ríos y presas en el área afectada por la sequía se habían agotado.

Durante mi visita, contamos 12 diferentes tipos fructíferos de hongos, incluido un bosque salpicado con las cabezas negras de *Cordyceps gunnii.* La familia cordyceps incluye más de 400 hongos parásitos diferentes (entomopatágenos) que infectan a los insectos huéspedes, que crecen sobre sus ricos cuerpos proteicos, antes de que broten estructuras masivas desde el cadáver del huésped.

Los humildes cordycep, estuvieron tras la controvertida penalización de 27 atletas chinos en los Juegos Olímpicos de Sydney 2000. Usado ampliamente en la medicina tradicional china, algunas variedades se usan para los nervios, el dolor, el cáncer, el sistema inmune y sí, la libido. Los lugareños en el área de Braidwood han sido conejillos de indias dispuestos a probar la eficacia de las tinturas de cordycep. No solo se están restaurando los ciclos del agua alrededor de Braidwood, sino también las relaciones matrimoniales.

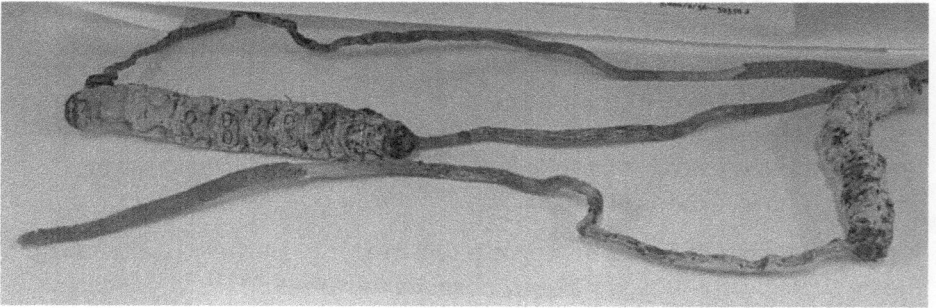

Imagen: hongo cordyceps que crece a partir de orugas nativas de Nueva Zelanda.

A medida que el agua desciende hacia Cottonwood Ranch, pasa por una serie de acequias y diques. El sistema de riego se construyó originalmente en la década de 1890, con mucho sudor (y lágrimas, estoy segura). Debido a su antigüedad y al desafío de mantener más de 15 millas de zanjas, algunas áreas ahora reciben un exceso de agua y otras no. Desde 1890, las praderas irrigadas de las tierras bajas se utilizaron intensivamente, se segaron anualmente para heno y, en ocasiones, para pastorear más de 270 caballos. El bisabuelo de Agee, Horace Agee, estaba convenientemente orgulloso de su rebaño. Originalmente fueron criados como parte del programa Remount, proporcionando caballos para el Ejército de los Estados Unidos, hasta finales de la década de 1930. Estos excelentes caballos eran una mezcla de percherón, árabe y pura sangre, hechos para brindar fuerza, velocidad y resistencia. Con el tiempo, se mezcló con el pedigree de Cuarto de Milla, para crear un caballo de montaña óptimo para su propósito (estoy encantada de tener uno de ellos).

Agregue los caballos a la presión de la cosecha de heno a largo plazo, cero insumos, pastos de gran tamaño y un esquema de riego en declive, tenemos un ejemplo perfecto del libro de recetas: "Cómo Destruir la Salud del Suelo". Como resultado, el lado sur de los prados, que forman el centro de Cottonwood Ranch, tocó fondo. ¿Qué sucedió? Estos campos se volvieron hidrofóbicos (literalmente le tienen miedo al agua) y gran parte de la cobertura del suelo está dominada por un junco conocido como 'Hierba de la Pobreza' (*Juncus tenuis*). Estos campos del lado sur son tan malos que los rebautizamos como "El Bronx". Para cultivar cualquier tipo de pasto, la familia tiene que regar constantemente y las áreas donde el riego falla, se secan y se vuelven crujientes bajo los pies. Estas áreas atrajeron una invasión masiva de saltamontes, la tierra aquí está llena de ganado indeseable. Con los conocimientos de Holistic Management y Ranching for Profit, la familia sabía que segar para heno no era sostenible, por lo que esta práctica se detuvo en 2012. En ese momento, apenas había suficiente pasto para segar o pastar.

A pesar de su ubicación aislada, la familia tiene una visión global. El rancho acoge regularmente a algunos de los principales expertos del mundo, impartiendo clases sobre pastoreo, gestión integral, manejo de ganado y biodiversidad. La gente a menudo caminaba por el 'Bronx', discutiendo estrategias de gestión para corregir los problemas. Curiosamente, en todo el tiempo que estuvieron lidiando con los problemas en esa zona, a nadie se le ocurrió cavar un hoyo, a nadie. Ahora, no estoy diciendo eso para dar a entender que todos estaban equivocados, lo digo porque, a veces, la solución a nuestros problemas está bajo de nuestros pies y bajo de nuestras narices, pero pocos sacan la pala para descubrir problemas subyacentes. En mi estimación, menos del 5% de los terratenientes incluso cavarían un hoyo antes de hacer una oferta por un terreno. Comprar tierra es una de las compras más caras que hacemos, y no cavamos para ver en qué nos estamos metiendo.

Al otro lado del arroyo en Cottonwood, están los pastos del "lado norte". Desde la limpieza de la artemisa hace 30 años, estos campos se han gestionado utilizando principios de pastoreo de Manejo Holístico: corta duración, alto impacto animal, seguido de una adecuada recuperación de las plantas. Aquí, el esquema de riego es más nuevo y funciona de manera óptima. Esto significa que pueden controlar su agua, inundando un campo a la vez y permitiendo que se drene. Con pastos más pequeños, sencillos de manejar y el agua, el manejo del pastoreo ha sido casi óptimo. Estos son ingredientes probados en nuestro libro de recetas: "La Salud del Suelo".

En 2017, organizamos un curso junto con vecinos interesados, personal de OGT y USDA. Cavamos dos zanjas en el suelo a 300 pies de distancia, una en el 'Bronx' y otra en el lado norte del arroyo. Lo que encontramos fue literal y metafóricamente innovador. Cuando Agee cavó la trinchera en el Bronx, la pulgada superior de césped se despegó como una alfombra. Debajo de esta capa, un suelo de color amarillo pálido (o más bien un polvo sin vida) estaba completamente seco. Sorprendentemente, a dos pies bajo la superficie, encontramos un río de agua, al cual solo podían llegar las raíces de los juncos. Las cañas y los juncos son listos, pueden sobrevivir en condiciones compactadas o anegadas transfiriendo oxígeno a sus raíces. Cada vez que estemos en condiciones de anegamiento, los hongos benéficos morirán, por lo que es común encontrar especies de plantas que no son micorrizas. Más del 80% de las familias de plantas que encontramos prosperando en el Bronx, eran cañas y juncos, altramuces y algo de *Amaranthus*. Estas malas hierbas nos dicen que el ciclo del agua está roto y que la actividad benéfica de los hongos se ha visto afectada.

El agua es un elemento clave para la producción y el segundo punto de triaje al que se debemos prestar atención. Al comparar los dos suelos, evaluamos la eficacia con la que el agua se movía hacia el suelo mediante una prueba de infiltración (ver Apéndice). Me encantan estas pruebas: son baratas, súper simples e increíblemente reveladores, y si su suelo está en buena forma, ¡también son rápidas! Es una gran herramienta para comparar diferentes áreas de su terreno y realizar un seguimiento eficaz de los efectos de diferentes administraciones. O lo que me gusta denominar la "prueba presumida", comparar los resultados de sus vecinos con los suyos, a medida que mejora su gestión.

Visualice el suelo, como un edificio de apartamentos, con pasillos, escaleras, pasillos y áreas de descanso. Son estos espacios los que permiten que el suelo beba en cualquier precipitación. Un suelo mal estructurado colapsará, bloqueará los poros del suelo y provocará encharcamientos y escurrimientos de agua. Y en el peor de los casos, si un suelo es hidrofóbico, el agua simplemente se estancará en la superficie y no se absorberá en absoluto.

Completar la prueba en el Bronx sólo tomó unos 24 minutos y solo una pulgada de agua logró penetrar. Cuando levantamos los anillos, el agua solo estaba asentada en la pulgada superior. Agee me dice que el rancho recibe

10 pulgadas por año. "Ni hablar", respondí. "Lamentablemente, Agee, en estos campos ni siquiera obtienes la mitad de eso". Estos suelos no funcionan como un edificio de apartamentos: son un alquitranado.

La zanja en el lado norte, era un contraste absoluto con la del Bronx. Es uno de los suelos más bonitos que he visto en mi vida. En serio: ¡necesité controlarme mucho para no ponerme a rodar en él! Era de un hermoso color marrón oscuro, similar a una hermosa estructura de pastel de chocolate. La mayoría de las especies de hierba eran Cola de Zorra (*Alopecurus arundinaceus Poir*), una hierba perenne introducida en la estación fría, que a menudo se encuentra en áreas húmedas. Esta apetitosa hierba crece a más de un metro (40") de altura. Estos profundos y densos sistemas de raíces tenían enormes rastas colgando del suelo. Es en la rizosfera, la tierra alrededor de las raíces, donde está la acción: aquí hay miles de millones de microbios, bacterias, hongos, nematodos y protistas, todos trabajando para potenciar la salud de las plantas. Estos son los tipos que construyen el edificio de apartamentos. Estos microbios también son los responsables de proporcionar nutrientes, agua y metabolitos y vitaminas esenciales a la planta, nuestros constructores de puentes microbianos. Enviamos pruebas de biología del suelo para comparar las dos áreas y, efectivamente, el MF volvió a ser cero en los pastos del Bronx y óptimo en el lado norte. El Bronx también tenía poca biomasa y diversidad de todos los demás organismos del suelo, vitales para la salud y la producción de las plantas.

Hay bacterias específicas y materiales orgánicos que crean suelos hidrófobos o no humectantes. Cuando estas bacterias se secan, se protegen con una capa de cera. Este es un problema enorme en suelos arenosos semiáridos en el sur y el oeste de Australia. Más de 5 millones de hectáreas tienen estos suelos no humectantes, lo que le cuesta al cinturón de trigo una fortuna en producción perdida. En Cottonwood, un aspecto importante de nuestro programa fue la aplicación de 2 kg / Ha (2 lbs / ac) de vermicast, como extracto líquido. Hay una multitud de razones para agregar vermicast: hormonas de crecimiento vegetal, sustancias húmicas, bacterias y hongos solubilizantes de nutrientes, bacterias que afectan a la escarcha y más. Más específicamente, en este caso, los diversos microbios en el vermicast de lombrices incluyen organismos que degradan estos revestimientos de cera, incluidas bacterias de los géneros Pseudomonas, Micrococcus, Nocardia, Corynebacteria, Bacillus, Arthrobacter y Proteus. ¿Quién mejor para acudir al rescate que el elixir de vida que sale del trasero de una lombriz de tierra?

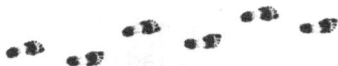

La ruptura del ciclo del agua en Cottonwood no se trata solo de repelencia al agua, sino también de su almacenamiento. Necesitamos un suelo que funcione como una esponja. Como comentamos en capítulos anteriores, un gran componente de la capacidad del suelo para retener agua proviene del contenido de humus del suelo. Había una diferencia visual en los niveles de humus entre los dos suelos y también medidos en una prueba de suelo. Los niveles de humus en el lado norte eran 7 veces el nivel de humus en el Bronx. Como cálculo rápido, el humus puede contener 7 veces su propio peso, esto significa que el lado norte puede absorber y retener 50 veces más agua de manera efectiva. El Bronx estaba en serios problemas.

No hay suficientes administradores de tierras que estén realizando pruebas de suelo para evaluar cuál es su cuenta bancaria de minerales. Hacer una prueba de suelo de referencia es vital para evaluar si está mejorando o degradando sus recursos. Como administradores de la tierra, debemos registrar esta información, para nosotros y las generaciones futuras, para decir: "Sí, hice un gran trabajo como administrador". Si las pruebas muestran una disminución con el tiempo, pueden proporcionar una advertencia temprana para actuar, antes de que la tierra se convierta en algo parecido a la del Bronx.

En Cottonwood, hicimos pruebas de suelo que incluyeron los campos de la zona norte y el Bronx. En una demostración a un grupo de científicos, argumentaron en contra de las conclusiones extraídas. En su mente, tenían claro que las diferencias notables en las pruebas y perfiles no se debían a la gestión, sino a la diferencia del tipo de suelo. En su opinión, el Bronx era "natural", debido al tipo de suelo. Esta puede ser una respuesta común, que los suelos y paisajes degradados "siempre han sido así". Muchos paisajes se degradaron rápidamente, después de que la gente colonizara un área y sin fotografías y estudios del suelo, es difícil argumentar que las cosas fueron diferentes. En su brillante libro "Dark Emu", Bruce Pascoe sostiene que solo tomó de 2 a 3 años para que colapsara el frágil ecosistema australiano. Para demostrarnos a nosotros mismos, Agee y yo ensillamos la retroexcavadora para observar los suelos río abajo en los lados norte y sur, justo afuera de las cercas de tierra de heno. Descubrimos que estos suelos estaban en buen estado. Luego tomamos muestras en los pastizales en el mismo tipo de suelo, por encima de las zanjas de riego y separados solo por una cerca del área de muestreo del Bronx. Esta prueba es una estimación bastante buena de cómo se habría visto el Bronx antes de segar para heno e irrigar. La mayoría de las personas han sido capacitadas para ver los suelos perturbados, pobres e insalubres como "normales", pero ese no es el caso. Dudo que haya algún ecosistema agrícola en perfecto estado de salud, y la mayoría están lejos de cualquier forma de perfección.

El carbono del suelo es una esponja gigante

Un incremento del 1% de carbono puede aumentar la capacidad de retención de agua del suelo en las siguientes proporciones:

- Suelos con menos del 10% de arcilla - aumento del 20 al 30%

- Suelos de 10 a 15% de arcilla - aumento del 10 a 25%

- Suelos de 15 a 20% de arcilla - aumento de 10 a 18%

- Suelos > 20% de arcilla - aumento de un 10% o menos.

USDA determina la capacidad de retención de agua de la materia orgánica (MO). Dependiendo del tipo de suelo, un aumento del 1% en MO en un suelo franco, aumenta la retención de agua en 187.000 litros / Ha o 20.000 galones por acre, (calculado como la capacidad de retención de agua hasta 30 cm de profundidad en un suelo franco). Ahora bien, este resultado se basa en un momento en el tiempo. Con ciclos de secado y humectación que varían a lo largo del año, puede ser 3 veces esta cantidad: casi medio millón de litros / ha / año, o 43 mm de agua almacenada adicional.

La estructura óptima del suelo resulta de un baile entre microbios, minerales y tipo de suelo. Los suelos arenosos se comportarán de manera diferente a un suelo arcilloso pesado, por ejemplo, en parte debido al tamaño de las partículas, en parte debido a la carga eléctrica. Este tamaño de partícula influye en lo bien que un suelo puede retener la humedad y los nutrientes.

Imagina que tienes una cucharadita de tierra y la cinta métrica más pequeña del mundo. Con esta cinta, imagínese midiendo el área de la superficie alrededor de cada grano de arena y obtendrá una cifra. Ahora haga lo mismo con una cucharadita de arcilla, midiendo con su cinta diminuta. Si pudiera aplanar las superficies de todos los granos de arena, podría cubrir la superficie de una pequeña mesa de comedor. En comparación, cuando aplanamos todas las placas de arcilla, el área de la superficie podría cubrir al menos un campo de fútbol, solo con una cucharadita (dependiendo del tipo de arcilla). ¡Alucinante!

Cuando realiza una prueba de suelo, la mayoría de los resultados mostrarán un número de CIC, abreviatura para la Capacidad de Intercambio Catiónico. El CIC es una medida del tamaño de las partículas, que conseguiste con tu diminuta cinta métrica, y sus cargas negativas o su capacidad o habilidad para atraer iones cargados positivamente. Estos elementos positivos se denominan cationes. Los cationes básicos son calcio (Ca+2), potasio (K+), magnesio (Mg+2) y sodio (Na+). Los cationes ácidos son hidrógeno (H+), aluminio (Al+2), manganeso (Mn+2) y algunos oligoelementos. Los cationes ácidos se denominan así, ya que disminuyen el pH del suelo y lo hacen más ácido, mientras que los cationes básicos elevan el pH, haciendo que el suelo sea más alcalino. Es importante señalar esto, ya que muchas personas solo consideran elevar el pH o un pH alto en relación con el Ca, sin embargo, podría deberse a los otros cationes base, o incluso a los exudados de microbios del suelo (excremento, vómito, sudor y saliva).

Conceptualmente, la prueba CIC es una medida del tamaño de su cuenta bancaria. Imagine una CIC baja (por debajo de 5) como una hucha o alcancía de cerdito, son los suelos arenosos, bajos en materia orgánica, humus y arcilla. Mientras que un suelo con alta CIC (más de 25) a menudo tiene un alto contenido de arcilla y/o materia orgánica. Como la bóveda acorazada de un banco, estos suelos con alta CIC tienen una gran capacidad para almacenar nutrientes y agua (así como pesticidas) y, por lo general, son más fértiles que los suelos con bajo CIC. Los suelos con bajo CIC son más propensos a filtrar nutrientes, insecticidas y pesticidas en las vías fluviales.

La superficie de estas partículas y la materia orgánica del suelo tiene una carga negativa. Esta diferencia de carga es la razón por la que la arena tiene dificultades para retener agua y nutrientes y por qué los suelos arcillosos pueden volverse tan húmedos y pegajosos. Imagínese caminar sobre un sitio de construcción lleno de arcilla. En el momento en que cruza, sus botas están literalmente sobre plataformas. Esto se debe a la carga eléctrica negativa: ¡El suelo tiene que ver con la energía! Es por eso que desea una buena combinación de diferentes tamaños de partículas en su suelo, el material que entusiasma a la gente de jardinería y se llama "suelo franco". A menos que estés en Australia, donde llaman a su arena blanca: "suelo franco plateado.'

Piense que el volumen de su cuenta bancaria empieza con su suelo. Sin embargo, un enfoque en la construcción de humus y materia orgánica, puede tener una influencia positiva en su lectura de CIC y en cómo funciona su suelo. En algunos suelos, la CIC puede disminuir con el tiempo, a través de la acidificación de los fertilizantes, pérdidas de materia orgánica y actividades naturales como el anegamiento y la lixiviación.

También es importante tener en cuenta que los diferentes laboratorios usan una variedad de métodos para medir la CIC. Esto significa que puede obtener diferentes resultados de diferentes laboratorios. Para las pruebas, le recomendamos que elija un buen laboratorio y sea fiel a ese laboratorio, para que pueda realizar un seguimiento de los cambios a lo largo del tiempo.

Las pruebas de minerales del suelo en Cottonwood confirmaron que las prácticas de gestión y riego habían filtrado efectivamente muchos de los minerales del suelo. Estos gráficos muestran las mediciones de la Capacidad de Intercambio Catiónico (CIC) y las saturaciones base. Los niveles de CIC son bajos en el Bronx (7,4) y son más altos en el lado norte (11,8) y el lado sur superior (12,9). El lado sur ha erosionado / lixiviado muchas de las partículas más finas y el humus con el tiempo, lo que reduce la CIC.

La descomposición final de la materia orgánica, el humus, tiene una estructura aún más fina que la arcilla. Piense cuando ve a alguien cultivando un campo; todo ese polvo fino que ves volar es el recurso más valioso: el humus.

Está muy bien saber cuán grande es su cuenta bancaria. Más importante aún, es saber cuánto dinero hay en dicha cuenta. La Saturación Base (SB) revela cuán llena está esa cuenta bancaria con los cationes base: Ca, Mg, K y Na. Nuestro objetivo es tener un 70-85% de SB, con el espacio restante para H y Al. Ha habido cierta controversia en torno al uso de SB para cualquier diagnóstico o recomendación. Sin embargo, encontramos constantemente que hay algunos aspectos de SB que afectarán cualquier propiedad, particularmente cuando Ca es bajo y/o Mg, K, Na son altos. Las saturaciones de base no son números "perfectos" como objetivo, son informativos sobre la estructura y el potencial y, con el tiempo, a medida que se restaura la integridad biológica, vemos que muchos de estos números varían.

Estos gráficos (a continuación) muestran los resultados de CIC para los campos de Cottonwood. Observe que el lado superior norte tiene su cuenta bancaria LLENA de cationes base. Esto se llama saturación de bases al 100%. Esto es común en muchos pastizales semiáridos y suelos desérticos que hemos analizado. Si tienes 100% de SB, no dejes que te vendan más cationes (siempre lo intentarán), ¡ya que no hay ningún lugar donde los minerales se puedan pegar! Tanto el lado sur superior como el lado norte tienen excelentes saturaciones de bases de Ca y Mg, son bajas en Na y tienen un exceso de K. Las saturaciones de bases en el lado sur son todas críticamente bajas. Cuando estos elementos están fuera de balance, existen serias implicaciones para la estructura del suelo y el desempeño de plantas y animales.

Tanto el lado superior sur como el lado norte tienen un exceso de K. Esto se debe a los materiales de origen en el área. El exceso de K puede crear suelos compactos y pegajosos, con implicaciones para la compactación del suelo. Sin embargo, cuando se gestiona bien, este K proporciona abundantes nutrientes para el crecimiento de las plantas.

Si compara los gráficos de lado sur con el Bronx, puede ver claramente cuántos minerales se han volatilizado o filtrado significativamente, dejando el 57% de la cuenta bancaria del suelo vacía y llena de hidrógeno. ¡Casi el 50% de todos los cationes han abandonado el edificio! Esta pérdida lleva el Mg y K a un nivel más manejable. Esto es bueno, ya que puede ayudar a acelerar la estructura del suelo, una vez que se aborda el bajo nivel de calcio.

Los microbios y los gusanos aman el calcio y sus poblaciones crecen después de aplicarlo. Para aquellos de ustedes con suelos bajos en Ca, descubrirán que los estimulantes biológicos son ineficaces. No tiene sentido arrojar tés y extractos de compost en un suelo sin un buen Ca de base. Mire los ejemplos de éxito en todo el mundo con extractos. Todas estas propiedades tienen niveles de Ca razonables o altos. El Ca es fundamental para el éxito de un programa de suelo regenerativo.

Con una SB en Ca baja (por debajo del 50%), se deben tomar medidas. Estos suelos bajos en calcio son comunes en muchos entornos de altas precipitaciones, con un largo historial de mala gestión. Los suelos de Nueva Zelanda y California muestran el impacto de un bajo contenido de Ca, con suelos ácidos y compactados como resultado.

SATURACIÓN DE BASE IDEAL (CIC 14)

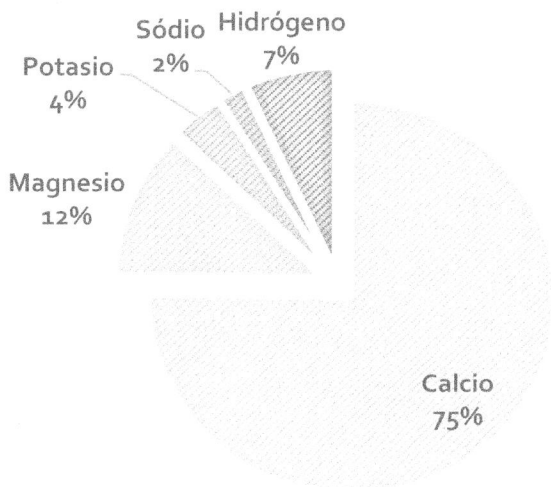

Sódio 2%
Hidrógeno 7%
Potasio 4%
Magnesio 12%
Calcio 75%

LADO NORTE (CIC 16,5)

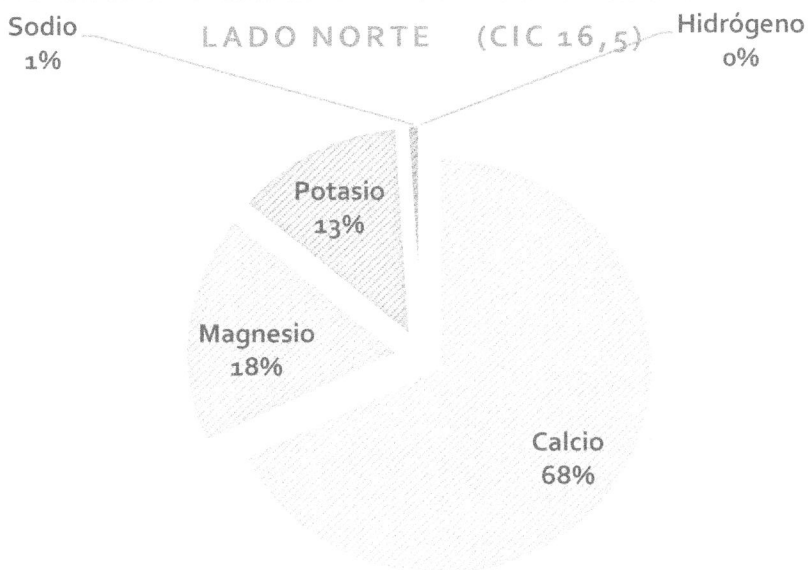

Sodio 1%
Hidrógeno 0%
Potasio 13%
Magnesio 18%
Calcio 68%

POR AMOR A LA TIERRA

LADO SUR DEL BRONX   (CIC 7,4)

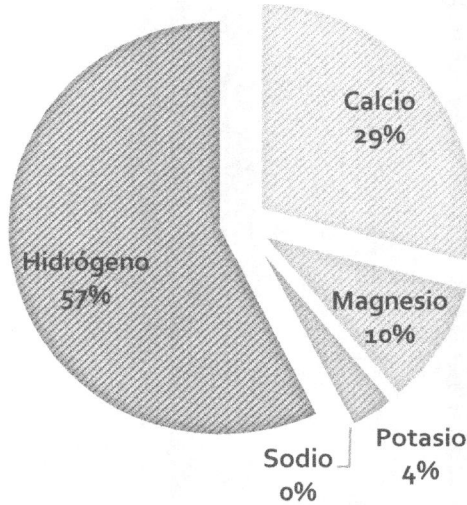

- Calcio 29%
- Magnesio 10%
- Potasio 4%
- Sodio 0%
- Hidrógeno 57%

LADO SUR SUPERIOR (CIC 12,9)

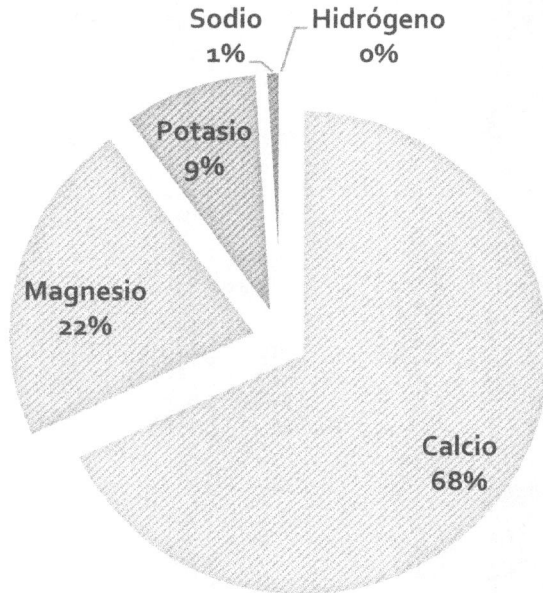

- Sodio 1%
- Hidrógeno 0%
- Potasio 9%
- Magnesio 22%
- Calcio 68%

Hemos trabajado en propiedades donde la SB en Ca era extremadamente baja (<15%). En estos suelos, no era económico o viable abordar el problema con aplicaciones de cal. A través de correcciones aéreas de oligoelementos y alimentando con microbios, la SB en Ca en estas propiedades se elevó al menos en un 10%.[7] ¡En solo un año! Medir cambios como este nos da la confianza de que nuestros suelos van en la dirección correcta. Así es como deben construirse los suelos, con gusanos, raíces y microbios que traen minerales desde lo más profundo del perfil hasta la superficie. Si no está seguro de confiar en este proceso, pruebe su subsuelo para ver si hay Ca más profundo en el perfil. De lo contrario, las aplicaciones de Ca serán beneficiosas en su transición.

La saturación de base Ca nos da un indicador, sin embargo, tener el Ca adecuado no siempre significa que sea *funcional*. La tendencia del calcio en los sistemas biológicos bajos es moverse hacia abajo a través del perfil del suelo. La disponibilidad del calcio está limitada por la humedad, el bajo nivel de boro, la compactación y la actividad biológica, en particular los hongos. Es por eso que se añaden alimentos con carbono fúngico: paja, astillas de madera, humatos y aceites de pescado, muy efectivos para aumentar la disponibilidad de Ca. En Cottonwood, sabíamos por nuestras observaciones visuales, respaldadas por pruebas biológicas, que la actividad fúngica era cercana a cero. Los hongos beneficiosos son esenciales para retener y liberar oxalato de calcio a las plantas.[59] Una actividad fúngica deficiente equivale a una escasa movilidad del calcio en la planta.

Tenga en cuenta, si está aplicando calcio, siempre, siempre, siempre, alimente a los hongos cuando lo haga. Muchas granjas de todo el mundo están tratando de corregir los problemas de pH y bajo contenido de calcio agregando grandes cantidades de cal, con resultados solo temporales. En paisajes extensos, prefiero "hacer cosquillas al sistema" con cal fina o líquida. La cal agrícola actúa como catalizador y puede impulsar la biología, extrayendo Ca de las profundidades del perfil del suelo. Cuando se utilizan estos productos finos, un poco sirve para mucho. Usualmente usamos entre 10-20 kg / Ha (10-20 lbs / ac). No es necesario utilizar cientos de kilos. Estás impactando al sistema. Piense en estos catalizadores, como el combustible más ligero en una barbacoa, no hay necesidad de echar demasiado, ¡no necesita perder las cejas en el proceso! Esta cal líquida se puede hacer

---

[7] Haga la prueba del suelo en su subsuelo y vea si hay calcio allí.

siguiendo antiguas recetas de encalado. Necesitará un agitador en su unidad de pulverización o poder emulsionar.

Una advertencia con el calcio: como con todos los minerales, puede haber efectos secundarios a corto plazo que atan o liberan otros elementos. A medida que el Ca flocula y abre el suelo, el Ca adecuado mejorará la eficiencia del agua, reducirá la compactación y elevará la producción. Durante el proceso de floculación, se liberan minerales o incluso pesticidas adheridos dentro de placas de arcilla o zonas compactadas. Una pista visual de que esto está sucediendo es la aparición de más malezas de hoja ancha en los primeros años en su programa de suelo. Que no cunda el pánico. A menudo, esto significa que el potasio está cada vez más disponible. Se asentará de nuevo. Un grupo de productores de leche de Nueva Zelanda aprendió una lección costosa al aplicar aplicaciones de cal líquida y sólida varias veces durante el año. Como resultado, el potasio se vertió en las plantas. Este desequilibrio resultó en problemas metabólicos y murieron más de 160 vacas. ¿El efecto secundario del exceso de potasio en la dieta? Sodio. Dar salmuera a estos animales podría haberles salvado la vida. El calcio es esencial, pero como todo en la vida, la moderación es clave.

Había otra buena razón para aplicar calcio en Cottonwood. La investigación en suelos australianos no humectantes encontró que la aplicación de piedra caliza resultó en un aumento de 10 veces en las bacterias que degradan la cera.[60] Un enfoque en elevar el calcio a través de estos terrenos irrigados es esencial para cumplir con los objetivos de los ganaderos: aumentar la resiliencia y las especies de césped apetitosas, optimizar el agua y cambiar la rentabilidad. Afortunadamente, hay una cantera de piedra caliza cerca del rancho, de lo contrario, no podría aplicar cal sólida. De otro modo, la cal líquida es más asequible, sin embargo, ha de aplicarse más de una vez.

Con respecto a los campos de heno en Cottonwood, el pastoreo solo, no va a mejorar un suelo en esta condición. Simplemente no hay suficiente producción de pastos para recibir el impacto y el pisoteo requeridos y como los pastos son de tan baja calidad, afectan negativamente la salud y el rendimiento de los animales. En suelos con poca materia orgánica, las técnicas como el pastoreo con bolos o balas (la práctica de traer grandes bolos redondas para alimentar al ganado y agregar materia orgánica al suelo) pueden ser muy útiles. Sin embargo, este método puede tomar muchos años y una multitud de bolos para abordar las causas subyacentes, particularmente con la baja repelencia al calcio y al agua que crea un arrastre masivo en el sistema.

La recomendación de rehabilitar el Bronx fue creada para reactivar el sistema. Se sembró un cultivo de cobertura diverso con vermicast seco y algas en su caja de fertilizante. La acción mecánica del taladro abre efectivamente la pulgada superior de la capa hidrófoba, aumentando la eficiencia del agua de manera inmediata.

Cottonwood Ranch es un ejemplo único de cómo la gestión puede degenerar o regenerar la tierra. Los campos de heno se habían convertido en un área que creían que nunca recuperaría la salud. La degradación de los paisajes a menudo ha tardado décadas, si no siglos, en producirse. La regeneración de suelos no es instantánea, como cocinar un huevo, sin embargo, hay acciones que podemos tomar para reiniciar ciertos suelos. El suelo del Bronx requería un curso de acción diferente, en primer lugar, restaurando los ciclos del agua, abordando la repelencia al agua, estimulando las actividades biológicas y abordando los minerales básicos bajos, en particular el calcio. Estos puntos clave para comenzar ya habían sido identificados por la familia Smith: abordar el mal funcionamiento de los sistemas de riego y reducir el tamaño de los pastizales. El futuro de estos campos ahora se ve brillante, con acciones de regeneración a gran escala y sistemas de riego que se actualizaron en 2020.

POR AMOR A LA TIERRA

8

Descomponlo

"El declive es también una forma de voluptuosidad, al igual que el crecimiento. El otoño es tan sensual como la primavera. Hay tanta grandeza en la muerte como en procreación." — Iwan Goll

En un mundo sin ejército de descomponedores, rápidamente nos vencerían los escombros y la desesperación. Bacterias microscópicas, hongos, protistas e insectos de todos los tamaños son el equipo crítico de limpieza, que digieren materiales orgánicos y hacen que nuestro mundo siga girando. Tienen una capacidad extraordinaria para descomponer incluso los materiales más resistentes, radiactivos y tóxicos, transformándolos en alimentos bio-amigables para otros organismos. Es esencial que los ciclos de descomposición en su tierra estén funcionando bien. Sin una buena descomposición, los ciclos de los nutrientes y la rentabilidad se detendrán de forma desagradable y con el estómago revuelto. Este es el cuarto lugar al que debemos prestar atención en nuestro triaje. La descomposición es el núcleo de la función digestiva de su suelo. ¿Su suelo tiene indigestión, gases, estreñimiento o diarrea?

En todo el mundo, las granjas agrícolas ahora se estancan bajo el peso de un rastrojo que simplemente no se descompone, a menudo bajo las soluciones químicas prescritas para la generación de labranza cero. Se está volviendo común seguir encontrando rastrojo después de tres o incluso cuatro años después de la cosecha. En muchas regiones de cultivo, los productores han recurrido a quemar este material oxidado, ya que ni siquiera una oveja hambrienta lo querrá. Un ranchero me mostró una vez fotografías de su monitoreo. En todas las fotos durante cuatro años consecutivos, la misma palmadita o bosta de vaca era el centro del escenario. Estos son los paisajes del estreñimiento.

Me encanta la frase: "Apuesto a que no puedes arreglar esto". No solo hace fluir mi entusiasmo competitivo, sino que también significa que podría estar a punto de aprender algo nuevo, o potencialmente influir en una granja o rancho. Hace unos años, mientras estaba en un rancho del norte de Montana, acababa de escuchar esta frase. Sus campos de regadío estaban llenos de montículos y hondonadas. Cuando se inundó, los puntos bajos se secaron y se volvieron marrones, mientras que las áreas más altas eran exuberantes y verdes. Muy extraño, las áreas que deberían estar húmedas y verdes estaban muertas. Una excavación rápida reveló más de 7 pulgadas de paja en los puntos bajos.

La paja es el resultado de la acumulación de material orgánico alrededor de la base de las plantas vivas. Esta capa se forma cuando los materiales vegetales se acumulan más rápido de lo que los microbios pueden degradarlos. Hay algunas especies de plantas que forman paja de forma natural, como el bromo inerme (*Bromus inermis Leyss*) y el pasto azul de Kentucky (*Poa pratensis*). La paja es distinta de los suelos de turba o muskeg, que surgen naturalmente cuando los materiales orgánicos se acumulan en ambientes anaeróbicos, pantanosos, húmedos y ácidos. Las condiciones para la formación de paja pueden incluir poca actividad microbiana, pH bajo o suelos alcalinos, factores ambientales y mala gestión. Prácticas tales como aplicaciones intensas de nitrógeno, pesticidas, compactación y/o riego excesivo pueden contribuir a la formación de paja. En lugar de hacer crecer raíces profundamente en el suelo, nuevas raíces comienzan a crecer en la capa de paja. Cuando las condiciones se vuelven cálidas y secas, las plantas de raíces poco profundas luchan por sobrevivir.

MPA (Multi-Paddocks Adaptativos) y otras prácticas de pastoreo holístico ponen un fuerte énfasis en la acumulación de mantillo de hojarasca. En climas templados de temporada larga, cuando se utilizan estas técnicas de pastoreo, el mantillo no se acumula, sino que gusanos, insectos y microbiología descomponen activamente los materiales de la hierba antes de la siguiente rotación. Este concepto de mantillo se desarrolló en entornos frágiles que tienen suelo desnudo. Aquí, es esencial construir mantillo o algún tipo de cobertura del suelo para proteger las superficies del suelo del viento, el sol y las destructivas gotas de lluvia. En entornos menos frágiles, este servicio es proporcionado por una planta viva verde.

Hay seis ingredientes principales necesarios para la digestión microbiana: aire, agua, azúcar, calcio y un poco de fósforo y nitrógeno para obtener energía. Con compactación, bajo Brix, poco calcio y baja actividad biológica, el sistema digestivo suelo-intestino se apaga. Mediante la construcción de nuestro programa de salud 'estomacal' del suelo, podemos restaurar la digestión. Para cultivos y horticultura, podemos impulsar la digestión, utilizando insumos y en pastizales y estaciones extensivas, podemos optimizar la descomposición a través del manejo del ganado.

Un buen flujo de aire asegurará que se evite la digestión anaeróbica. Sin oxígeno, las bacterias anaeróbicas se mueven y liberan compuestos orgánicos volátiles (COV) a medida que se alimentan. Como un fumadero sórdido de drogas en el lado equivocado de la ciudad, estas bacterias comienzan a impulsar sus subproductos fermentados y encurtidos que incluyen alcoholes, metano, ácidos carboxílicos, ésteres, cetonas, sulfuros, terpenos y otros ácidos orgánicos. Su nariz le dirá cuándo estos microbios están trabajando, ya que liberan un olor a huevo podrido (azufre) y amoniaco (nitrógeno), así como dióxido de carbono y metano (más carbono).[61] Estos olores son un buen indicador de que está perdiendo sus valiosos nutrientes, carbono y microbios beneficiosos. El hedor nauseabundo del sulfuro de hidrógeno producido en condiciones de anegamiento conduce a una variedad de reacciones químicas que producen sulfuros metálicos. Estos incluyen el manganeso insoluble, que deja manchas negras en el suelo y los sulfuros ferrosos que crean el negro oscuro del lodo marrón en los humedales. A medida que las aguas retroceden, los metales, como los sulfuros de hierro, reaccionan y se convierten en óxidos de hierro, literalmente se oxidan, dando al suelo distintos moteados anaranjados oxidados. Si los suelos son anaeróbicos durante periodos de tiempo más prolongados, dan lugar a los suelos gleysol, con sus moteados azules y grises. Algunos COV son visibles a simple vista. En el pasado, los cementerios poco profundos dieron lugar a historias de fantasmas que flotaban en los cementerios debido a la liberación del gas bioluminiscente, fosfina (PH_3). Gracias a ello, aprendimos a enterrar a nuestros muertos más profundamente.

Los signos visuales de estos COV incluyen raíces poco profundas, que se cortan abruptamente a lo largo de una línea horizontal. Estas raíces no pueden vivir ni respirar en estas capas fermentadas. Estas áreas tendrán un crecimiento de menor calidad, mayor estrés y menor capacidad de recuperación durante condiciones secas y calurosas.

Si la paja y las capas sin descomponer tienen más de una pulgada de profundidad, comienzan a surgir problemas, ya que el flujo de aire se ve comprometido. Como resultado, se crean las condiciones para enfermedades, plagas de insectos, repelencia al agua y degradación de nutrientes. Esto crea un círculo vicioso negativo difícil de interrumpir. ¡Con siete pulgadas de paja, los campos de Montana estaban en un mundo de dolor! Este techo de paja tiene una dinámica similar al Bronx en el Cottonwood Ranch. Las bacterias en las raíces lignificadas y los materiales de la hierba forman ceras resistentes al agua que repelen el agua de riego. En suelos compactados o con capas profundas de paja, este es el momento en que una intervención mecánica puede ser increíblemente beneficiosa. Airee o rasgue una pulgada más profundo que la capa de paja para poner en marcha el sistema, introduciendo aire. A lo largo de estas líneas de corte, puede usar el mismo proceso que la caballeriza en Lindsay Farms goteando ácido húmico y azúcar / melaza. En horticultura, la gestión de la digestión postcosecha es fundamental para garantizar que las enfermedades no se reproduzcan entre las temporadas de crecimiento. La aplicación de empapados de suelo y hojas con aerosoles a base de calcio proporciona una limpieza higiénica. Hay muchos productos de digestión comerciales, o también puede hacer los suyos propios con un suero de lactobacilos.

Todos los que trabajan en la tierra son conscientes de la importancia vital del agua para cultivar plantas. Su mano de obra subterránea también tiene una necesidad esencial de humedad para proporcionar un soporte vital fundamental. Aprovechar al máximo cada gota de humedad es clave para abordar las condiciones hidrofóbicas, la infiltración, la captura del rocío y mantener el suelo cubierto.

En climas helados, donde el deshielo primaveral proporciona un riego temprano, estos campos permanecen fríos y húmedos durante largos períodos de tiempo, lo que ralentiza los procesos biológicos. Tener suelos bien aireados, con mayores actividades biológicas, puede elevar la temperatura del suelo y favorecer el crecimiento al principio de la temporada. En ambientes cálidos y áridos, los suelos pueden permanecer inactivos durante años, hasta que llegan lluvias vivificantes y la biología cobra vida. En estos climas más secos, donde el agua es limitada, se pueden aplicar bioestimulantes durante las lluvias intensas, al anochecer. Si no está utilizando bioestimulantes en áreas de tierras secas, proporcionar probióticos al ganado asegurará que su estiércol se descomponga más rápido. El estiércol se descompondrá rápidamente cuando se usan probióticos en comederos o en alimento complementario, o con humatos crudos de libre elección que se venden en tarrinas. Los microbios beneficiosos se pueden suministrar directamente a los comederos a través de las alfombras de plantas vivas, los probióticos comerciales y el compost de calidad (vermicast). Algunos productores dejan el abono en los comederos de forma permanente, creando potencialmente condiciones anaeróbicas. Si vas a hacer esto, deja un saco de buen compost en una artesa o comedero durante 3 días como máximo.

Para aquellos que tienen la ventaja del riego, ya sea por inundación o por arriba, puede acortar los procesos de aplicación, aplicando estimulantes biológicos directamente a través de fertirriego. Los productores están agregando una variedad de insumos como: pescado, melaza, azúcar, algas, humatos, vermicast o productos de digestión directamente en zanjas, con resultados mixtos. Si se utilizan zanjas, se puede aumentar la eficiencia goteando productos en la compuerta principal. Aplicar con el primer riego de la temporada, especialmente con productos aceitosos como el pescado, para conseguir un esparcimiento más uniforme.

Un sistema regenerativo anima a los trabajadores del suelo a hacer precisamente eso ... trabajar por usted. Uno de los miembros más importantes y visibles de su rebaño subterráneo es la lombriz de tierra. Estos son los ingenieros ecológicos que hacen túneles y se mezclan a través de la metrópolis del suelo. En el proceso, neutralizan el pH del suelo, dejando túneles cargados de señales quórum, calcio, nitrato, moco, microbios. Estos canales crean vías para que pasen las raíces de las plantas, el oxígeno y el agua. Las lombrices de tierra son los grandes alquimistas del planeta, chupan ingredientes crudos, combinan minerales con enzimas y metabolitos para producir alimentos ricos disponibles para las plantas. En mi opinión, nadie construye mejor suelo que estos profesionales infravalorados. Han estado trabajando incansablemente, construyendo suelo de la misma manera que sus antepasados hace 600 millones de años. En la magia que es el mundo natural, los moldes de lombrices están perfectamente diseñados para potenciar la salud óptima del suelo y las plantas. Vermicast tiene amplios beneficios para la salud del suelo, aumentando la capacidad de retención de agua, la textura del suelo y la retención y disponibilidad de nutrientes. Para las plantas, el vermicast mejora la germinación de semillas, la salud de las plantas y la producción, más allá de los sueños más salvajes del NPK sintético, todo a un costo mucho menor para los productores y el medio ambiente.

Lo que excretan contienen una comunidad diversa de microbios, vitales para mantener la salud y el rendimiento de las plantas. Estos microbios aportan una gran cantidad de contribuciones al suelo. Para dar solo algunos ejemplos de los muchos beneficios de los microbios en las lombrices: previenen enfermedades, reducen el impacto sobre las plantas, comen bacterias formadoras de escarcha, estimulan las micorrizas, rompen los recubrimientos de cera y digieren las cosas difíciles de descomponer. Trabajan mano a mano (o más bien caca a raíz) de forma simbiótica con las plantas. En el campo, las aplicaciones de vermicast de gusano sólido pueden proporcionar beneficios medibles durante años.

Aunque pueda parecer que los gusanos prefieren vivir en suelos fértiles, de hecho son los propios gusanos los que hacen que el suelo sea fértil. Pueden estar presentes en grandes cantidades, atraídos por las vibraciones y el calor creado por las bacterias que se alimentan, uno de sus alimentos favoritos. Por lo tanto, el alto número de lombrices de tierra no siempre es un indicador de un suelo microbianamente equilibrado y saludable. Como regla general, el bajo número de gusanos en sitios templados es un indicador de mal gestión del suelo. Los productos químicos como el lindano y el 2, 4-D matan a las lombrices de tierra. Un suelo promedio debe contener al menos 25 gusanos por pala, lo que equivale a 2,5 millones / ha (un millón / ac).[62] No es raro encontrar recuentos de menos de 10 gusanos por pala cuadrada en granjas cultivadas y manejadas químicamente, mientras que los paisajes bien manejados pueden tener más de 70 lombrices de tierra. Los números dependerán de la temperatura, los niveles de humedad y el tipo de suelo. Los gusanos son sorprendentemente resistentes y se utilizan para reparar sitios mineros contaminados.[63] Son herramientas poderosas en la biotransformación de metales pesados, tintes sintéticos, toxinas y nanopartículas.

A pesar de su capacidad para eliminar estas toxinas, cuando se trata de plástico, nuestro otro regalo moderno para los futuros paleontólogos, los gusanos no saben qué hacer. Una investigación reciente revela que los suelos que contienen microplásticos impactan en el rendimiento de las plantas, la estructura del suelo y frena el crecimiento de nuestra amiga la lombriz de tierra.[64]

Cavar un hoyo revela pistas más obvias cuando la digestión se ha estancado, como techado de paja, 'malos' olores, capas grises oxidadas en la superficie o cambios bruscos de color entre las capas de la capa superficial del suelo.

La prueba de MO incluye todos los materiales vivos del suelo, no solo el humus y el carbono. Esta medida también puede contener paja, raíces de plantas y organismos muertos de tamaño inferior a 2 mm. Si sus suelos contienen altos niveles de materia orgánica sin descomponer, puede darle una lectura falsa alta. Las pruebas de humus y glomalina dan una mejor idea de la conversión microbiana de las materias orgánicas crudas en formas de humus más estables. Sin embargo, estas pruebas son menos comunes y más caras.

También puede solicitar una prueba de carbono a nitrógeno (C: N) para ayudar a identificar si su carbono es funcional. En suelos sanos, con un buen ciclo de descomposición, esta prueba leerá una relación C: N entre 10:1-12:1. Si su proporción es inferior a 10:1, tiene un exceso de nitrógeno en el sistema que quema el carbono. Una relación C: N baja puede corresponder a un exceso de nitrógeno en el sistema, una rápida renovación de materiales orgánicos y la quema de carbono.

Si la proporción es superior a 12:1, el ciclo de descomposición del suelo se está estancando. Esto puede provocar la acumulación de paja y una descomposición más lenta del estiércol y los materiales vegetales. A medida que los microbios trabajan para descomponer el C, robarán N de las plantas. Las proporciones altas de C: N se relacionan con las siguientes situaciones: desequilibrios minerales, pH bajo, actividades biológicas bajas o desequilibradas. Estos son los suelos estreñidos.

Esta prueba C: N es un indicador crudo de que los materiales orgánicos se están convirtiendo en humus en el suelo.

Mi primera aventura con las lombrices de compostaje comenzó en Dunedin, la ciudad estudiantil del sur de Nueva Zelanda. Un amigo amablemente cambió un puñado de lombriz roja rallada (*Eisenia foetida*) por un manojo de tomates y brócoli. Los gusanos hicieron su nuevo hogar en una caja de plástico y fueron alimentados con los desperdicios de comida de mi piso de estudiantes (o lo que otros llamarían un apartamento, no es una palabra que describa adecuadamente ese tugurio húmedo y oscuro). Por desgracia, el ambiente frío y expuesto resultó en su muerte miserable y me olvidé de los gusanos del abono durante algunos años. Hasta que mi padre se topó con el anuncio de la 'Granja de lombrices fallecidas'. Gracias a la ayuda de muchos criadores de lombrices brillantes, incluidos Thelma y John Williams en Pottsbury Farms (Nueva Zelanda), creé un vermicast diverso de hongos. Durante la década siguiente, me convertí en la 'dama de los gusanos' de la localidad, desarrollando un programa de minimización de desechos domésticos y 'gusanos en las escuelas'.

Alimentaba a mis lombrices con una mezcla de estiércol de cerdo y caballo, pulpa de aguacate, cartón y astillas de madera blanca espolvoreadas con cal fina y algunas adiciones ligeras ocasionales de fosfato de roca y algas marinas. Los propios gusanos están felices de alimentarse de fuentes alimenticias ricas y se puede producir un vermicast con solo restos de vegetales. El estiércol de ganado es una excelente fuente de alimento para las lombrices, pero si se usa de forma aislada, el producto final se vuelve dominado por las bacterias. Mediante la incorporación de astillas de madera, los hongos se mueven y se puede producir un producto maravillosamente equilibrado. La mayoría de los vermicast disponibles comercialmente están dominados por bacterias. Visualmente, este vermicast tiene una textura fina y si lo deja en una bandeja de semillas en su jardín, brotará especies de malezas primitivas. Pregunte a un proveedor por sus pruebas biológicas. Las granjas de lombrices dominadas por bacterias también liberan más líquido, o lixiviados, del fondo del recipiente.

La granja de lombrices perfecta no produce líquido. Esta información siempre sorprende a los jardineros domésticos que han estado recolectando este lixiviado con diligencia y orgullo durante años. Este líquido es una combinación de los desechos de alimentos no descompuestos que gotean a través de los moldes de lombrices. Puede contener enfermedades y nitratos. La producción de líquido le está diciendo que su lecho de lombrices está dominado por las bacterias y que se necesitan más materiales ricos en carbono, como cartón y astillas de madera. Los extractos de té de lombriz (vermilíquido) de buena calidad disponibles comercialmente se extraen haciendo pasar agua a través del vermicast terminado. Llenos de señales de quórum concentradas y microbiología inactiva, los líquidos comerciales tienen un hermoso color chocolate o dorado. El color chocolate en el vermilíquido son las sustancias húmicas y el color dorado se debe a los ácidos fúlvicos, ambos son, tanto bioestimulantes esenciales, como promotores de la salud de las plantas. Estos productos son estables hasta por un año y no desprenden olor.

Al igual que para nuestros programas de suelos, queremos fomentar la mayor diversidad posible en nuestros composts y vermicast. Una diversidad de insumos, que incluyen la hierba de los bosques nativos, el polvo de roca, el fosfato de roca y las algas marinas, ayudan a alimentar a diversos microbios beneficiosos, como bacterias solubilizadoras de fosfato, bacterias fotosintéticas púrpuras sin azufre u hongos amantes del calcio. Puede modificar las fuentes de alimentación de sus gusanos para producir un inoculante específico para sus suelos.

Comencé a crear diferentes tipos de vermicast, dependiendo de los diferentes usuarios finales: un producto con alto contenido de hongos y virutas de madera para huertos y un producto equilibrado para pastos. Un experimento temprano me abrió la mente al potencial de vermicast. Planté una sola planta de maracuyá en una bolsa de 10 kg (22 libras) de vermicast, debajo de mis escaleras en un nicho de concreto. Durante los siguientes tres años, una enredadera trífida trepó por las rejas y produjo abundantes frutos. ¡Todo de una pequeña bolsa de vermicast! En comparación con los fertilizantes sintéticos, los beneficios del vermicast son mucho más amplios y duraderos sin los efectos negativos no intencionados.

Los primeros resultados que vimos con aguacates, especies de humedales y pastos competían con cualquier producto fertilizante envasado y mucha más gente piensa igual. El profesor Clive Edwards de la Universidad de Ohio declaró en 1995 que "Vermicompost supera a cualquier fertilizante comercial conocido". El trabajo del Dr. David Johnson está mostrando este efecto en los rendimientos con sus métodos de biorreactor BEAM. Este método incorpora lombrices para completar el ciclo de compostaje y, como ha demostrado, un poco rinde mucho.

Muchos de mis programas de suelo incluyen vermicast como un motor de arranque para todos los beneficios mencionados anteriormente. Como extractos, lo estamos usando en proporciones minúsculas de ½ a 2 kg / Ha (lbs / ac) y estamos viendo grandes beneficios sobre el suelo en densidad, diversidad y calidad de plantas. Lo que me fascina es cómo los paisajes semiáridos responden a las tasas bajas. En ambientes biológicamente activos, que ya tienen buena materia orgánica y lluvia, se pueden requerir tasas más altas de extractos de lombrices. En Nueva Zelanda, usamos 700 kg (625 lbs / ac) de vermicast sólido en horticultura y usamos 20 kg como purín en granjas de ganado ovino y vacuno.

Impartir talleres sobre los beneficios de la salud del suelo me llevó más lejos. Como resultado, dejé de pasar tiempo en mi propio jardín. Un día, al entrar, vi la silueta reconocible de Joel Salatin, granjero de Polyface, alto, con tirantes y sombrero de vaquero. Estaba de pie encima de unos tristes restos de un huerto fallido. ¡Fue un momento de horror y una motivación increíble para la acción! Tenía 20 metros cúbicos (22 yardas cúbicas) de vermicast apilados y destinados a la granja. Al día siguiente, contraté una azada rotativa para preparar el terreno y esparcir el vermicast directamente en la parte superior, a 300 mm (12") de profundidad.

Con la motivación todavía viva en mi mente, se produjo una plantación frenética. Afortunadamente, el vermicast terminado no quemará ni las plantas más delicadas. Vermicast contiene hormonas, enzimas, vitaminas y antibióticos para reducir el estrés y el impacto de las plantas, así como organismos que se alimentan de muchas enfermedades comunes de las raíces y las plantas.[65] Durante los años siguientes, este jardín produjo alimentos ricos en nutrientes, con altos niveles Brix y deliciosos. Actualmente, me encuentro viviendo permanentemente en la carretera con mi caballo y mi remolque, lo cual me encanta, sin embargo, la jardinería se ha convertido en un sueño relegado a una época en la que volveré a tener cosas como paredes, puertas y un techo.

Un aspecto fascinante de la aplicación de vermicast es que atrae a las lombrices de tierra para que se alimenten y se reproduzcan. Los gusanos de compostaje y las lombrices de tierra no viven en los mismos entornos. Existe una gran diversidad de diferentes especies de lombrices de tierra que trabajan a diferentes profundidades del suelo, agrupadas libremente por cómo funcionan en el suelo: epigeica, anécica y endogeica. Encontrará gusanos de abono en el estiércol y en el mantillo profundo, que no son "lombrices de tierra" oficiales. Sin embargo, pueden viajar a través de la capa superior del suelo en busca de ricos recursos alimenticios. Estos son los gusanos epigeicos (en griego, "en la tierra").

Los gusanos anécicos ("de la tierra") trabajan profundamente a través del perfil del suelo, a menudo creando escondijos que se dirigen directamente hacia abajo por más de 180 cm (6 pies) trayendo depósitos ricos en minerales y arrastrando materiales orgánicos hacia abajo. Son reconocibles, por su gran tamaño y cabezas oscurecidas. Suelen ser las especies preferidas por los pescadores. Los endogeicos ("dentro de la tierra") rara vez salen a la superficie. Trabajan horizontalmente, ingiriendo tierra y dejando sus desechos en los túneles detrás de ellos. Estas especies suelen ser pequeñas y de poca coloración. Como todo lo regenerativo, la diversidad siempre es buena.

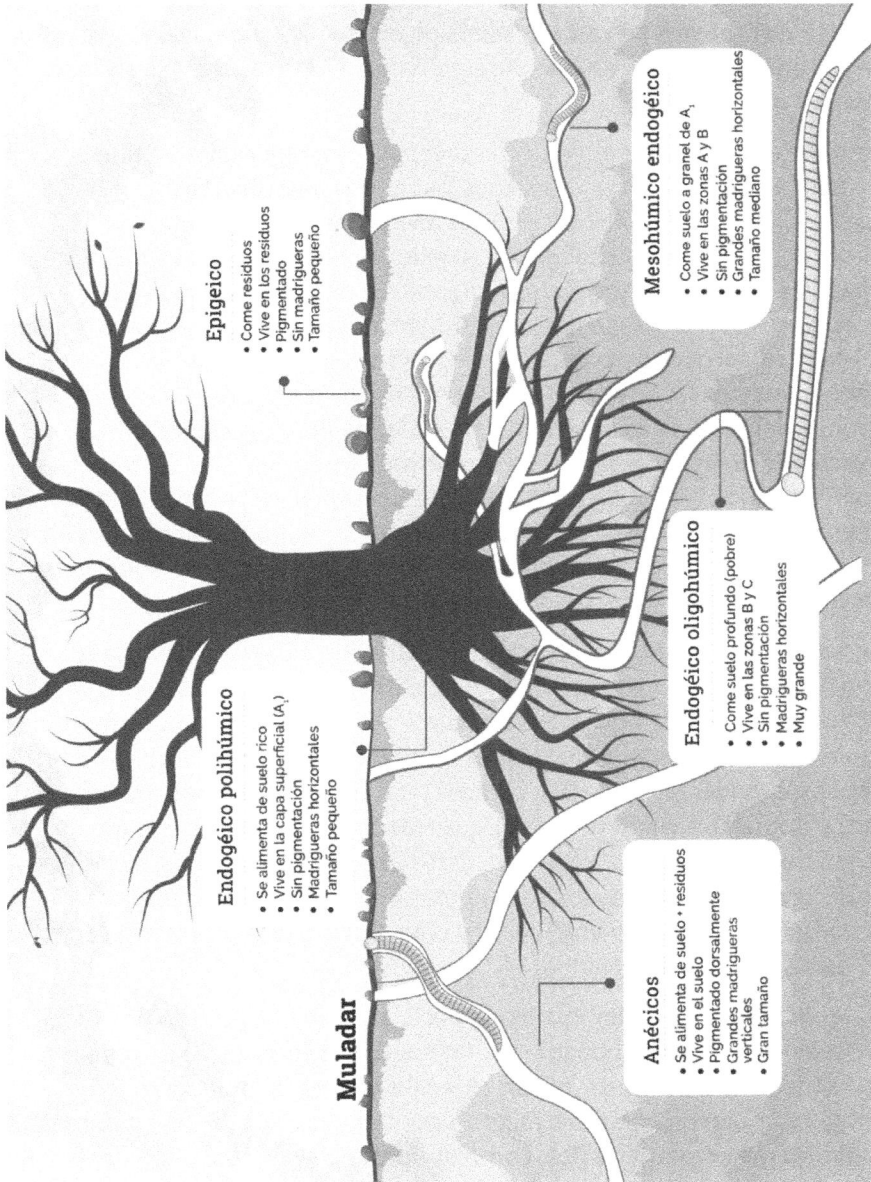

Imagen: Diferentes grupos de gusanos según dónde viven en el suelo. Adaptado de "¿Cómo afectan las lombrices de tierra a la diversidad de las comunidades de fauna y microflora?" Brown, 1995[66]

Las lombrices de tierra no se encuentran en los desiertos o debajo de las capas de hielo, pero nunca dejan de sorprenderme los lugares donde las encontramos: en ambientes secos y en hielo. Cavando hoyos en una granja cubierta de arbustos cerca de Wellington, Nueva Zelanda, nos encontramos con docenas de gusanos blancos del tamaño de una regla con franjas de color púrpura brillante.

Cortando accidentalmente uno con una pala, vi que emitían un fluido amarillo bioluminiscente. ¡Pensé que habíamos descubierto una nueva especie alienígena punk! Tras algunas investigaciones descubrí que los indígenas, por supuesto, sabían de su existencia desde siglos y habían utilizado el gusano, *Octochaetus multiporus*, como cebo para atraer a los peces que se alimentaban de noche. Mientras cavaba trincheras en el suelo en Texas con el ganadero regenerativo y criador de toros Brahman, John Locke, la retroexcavadora reveló escenas apocalípticas al desenterrar y exponer cientos de gusanos de hasta 600 mm (2 pies) de longitud retorciéndose. Estos gusanos eran impresionantes, pero no del todo a la escala de las lombrices de tierra gigantes australianas de Gippsland. Nunca he tenido el honor de ver, o incluso de escuchar a estos gigantes, mientras se abren camino a través del suelo. Miden hasta 3 ½ m (12 pies), son incluso más grandes que la variedad de Texas.

Muchos de los principales gusanos de pastos son europeos, adaptados a una larga historia de agricultura. Muchas de estas especies se introdujeron accidentalmente en nuevas tierras a partir del lastre del fondo de los barcos. Algunas regiones del mundo son naturalmente bajas en lombrices de tierra anécicas, grandes y profundas, como las lombrices nocturnas o la lombriz de tierra común (*Lumbricus terrestris*) y, mi favorito personal, el gusano de cabeza negra (*Aporrectodea longa*). Estos importantes ingenieros de suelos se han llevado a través de los continentes como cebo de pesca. Otros se introdujeron a propósito en el césped para aumentar la producción de pastos en Tasmania y Nueva Zelanda.

En algunos lugares, las lombrices de tierra pueden verse como una plaga, particularmente en las industrias del césped, con su sustrato de arena costoso y cuidadosamente cuidado y en los greens de golf donde las lombrices impiden un *putt* perfecto. Algunas de las sustancias químicas residuales más desagradables, como el clordano y el endosulfán, se emplean en el césped y en los terrenos de las escuelas para controlar las lombrices de tierra. Afortunadamente, la conciencia pública sobre los riesgos ambientales y para la salud humana de estos productos químicos tóxicos llevó a sus prohibiciones. En los Estados Unidos, todavía se fabrica clordano, sin embargo, solo se puede vender en países con leyes ambientales más laxas. Si eres alguien a quien le gusta matar lombrices de tierra, no eres el público objetivo de este libro. Sin embargo, es posible que conozca a alguien a quien no le guste la actividad de las lombrices de tierra y los siguientes consejos pueden ser útiles. Una de las razones por las que la gente mata las lombrices de tierra en el césped es por los grumos que depositan. A menudo, estos depósitos se concentran con arcilla y magnesio, lo que los endurece. En estas situaciones, el yeso y las cales finas son excelentes herramientas. En mi caso, prefiero no tener un césped ornamental "perfecto" a envenenar mis lombrices de tierra ... y mi comunidad. En los bosques del norte de América del Norte, que hasta hace 11.700 años estaban bajo glaciares, las lombrices de tierra se congelaron o se trasladaron al sur. Dado que los glaciares se han retirado más rápido de lo que un gusano puede moverse, los bosques han evolucionado y se han adaptado sin la lombriz de tierra. Les ha llevado algo de tiempo y algo de interferencia humana, pero las lombrices de tierra ahora están trabajando en su camino de regreso al norte. A medida que regresan, limpian las hojas y comen y distribuyen semillas, alterando los ecosistemas forestales modernos. Las lombrices de tierra son los principales impulsores de la germinación de las plantas, alterando la dinámica de los bosques. Esto tiene a algunos bloqueados en la idea de la restauración natural, levantando armas contra los gusanos invasores. Personalmente, creo que no existe la "restauración nativa". No hay vuelta atrás en el tiempo. Los seres humanos hemos alterado todos los ecosistemas del planeta, y estos sistemas ahora están restableciendo nuevas relaciones dinámicas con lo que el profesor Fred Provenza denomina los "nuevos nativos".

En ambientes más cálidos y secos, son las hormigas y las termitas las que llenan el nicho de las lombrices de tierra. Son los recolectores de mantillo de la naturaleza, que llevan materiales orgánicos a sus hogares, airean el suelo y mejoran los ciclos del agua. Al aumentar la infiltración de agua y reducir la erosión, estos insectos ayudan a los productores a aumentar la resiliencia. La mayoría de las personas pasan por alto estos beneficios esenciales, ignorando la lucha febril de los insectos mientras caminan hacia sus hogares. Da un paso atrás y verás que las plantas alrededor de sus colonias crecen densamente con un verde más verde.

Las termitas pueden ser clave para evitar la desertificación, creando "puntos calientes" para la biodiversidad, la humedad y los nutrientes.[67] A medida que construyen sus complejos sistemas de túneles, las termitas estabilizan los lados con su moco y heces. Este material es rico en materia orgánica y microbios, incluidos fijadores de nitrógeno. Dentro del vientre de una termita, existe una de las concentraciones microbianas más altas de la naturaleza. Estos rumiantes en miniatura contienen bacterias y protozoos que ayudan a las termitas a descomponer lo que otros no pueden: madera, celulosa, líquenes y polvo. Como las vacas, que expulsan metano, las termitas se tiran pedos más que cualquier otro organismo en el planeta, proporcionando una rica fuente de alimento para las bacterias amantes del metano (metanotróficas).

A mayor número de especies de hormigas y termitas, mejor, ya que desempeñan diferentes roles en un ecosistema. Los estudios que compararon sitios con y sin hormigas en campos de trigo, mostraron un aumento del 36% en el rendimiento allí donde las hormigas estaban presentes debido a aumentos en el nitrógeno, la actividad microbiana y la infiltración de agua.[68] Muchas especies proporcionan un poderoso control de plagas, comiéndose otros insectos y sus huevos.

Cuando los egipcios construyeron por primera vez las pirámides de Giza, un grupo de termitas en el noreste de Brasil también comenzó a construir su edificio. Estas construcciones son visibles desde el espacio y los cálculos de 2018 muestran que el área cubierta por sus montículos interconectados es aproximadamente del mismo tamaño que Gran Bretaña. El volumen de suelo excavado por estos diminutos insectos podría construir 4.000 pirámides. Hasta la fecha, la reina de esta impresionante ciudad aún no se ha descubierto.

A los regeneradores les encanta mostrar sus lombrices de tierra y escarabajos estercoleros como insignias de honor. Los antiguos egipcios veneraban al escarabajo estercolero como el Dios de la creación y el renacimiento. Este amor por los escarabajos estercoleros tiene un motivo. Estas excavadoras de suelo (versión macho) tienen un impacto directo en la cantidad y calidad de la hierba, lo que beneficia la salud y el rendimiento de los animales y mucho más.

Hacer una pequeña excavación alrededor y debajo de una bosta de vaca puede ser muy revelador en cuanto a la cantidad y los tipos de escarabajos estercoleros que trabajan ahí. Hay alrededor de 6.000 especies de escarabajos estercoleros, agrupados por sus acciones como tuneladores, moradores o rodadores. Los primeros indicadores visuales de la existencia de escarabajos estercoleros son los agujeros en el estiércol: ahí podrá encontrarlos trabajando junto con su familia.

Generalmente, el tipo más común son los escarabajos tuneladores, que muestran el resultado de su trabajo con un anillo de montículos de subsuelo de diferentes colores alrededor de un montón de estiércol. Estos tuneladores cavan a través del perfil del suelo y cargan sus preciosos paquetes de estiércol a 20 cm (8") de profundidad, poniendo un huevo en cada 'bola de excremento'. Observando las imágenes aceleradas del estiércol que parece hervir durante un frenesí de alimentación de un escarabajo estercolero, puede dejarnos estupefactos.

Beneficios de la lombriz de tierra

• Mejoran la absorción de agua y previenen la erosión.

• Reduce la desintegración: aumenta la estabilidad del agua del suelo, los excrementos de lombrices de tierra pueden recibir el impacto directo de la lluvia y mantener su forma. Esto reduce la erosión y la escorrentía, por lo que ayuda al suelo a absorber el agua.

• El suelo con lombrices de tierra aumenta drásticamente su capacidad de infiltración y retención de agua. Un estudio en campos de maíz de Minnesota demostró que las lombrices de tierra aumentaban la absorción de agua 35 veces más que los campos de control sin las lombrices de tierra. Con 100 lombrices por metro cuadrado, el suelo podría absorber 50 mm (2") de agua en 12 minutos, en comparación con 12 horas sin lombrices de tierra.

• Si el metro superior (3 pies) de suelo contiene más del 25% de macroporos (túneles de lombrices de tierra), ese suelo puede absorber al menos 220 mm (9") de lluvia antes de escurrirse o encharcarse.

• Los estudios que analizan la introducción de lombrices de tierra en los suelos de pastos muestran un aumento inmediato de la productividad, alrededor del 70%.

Los rodadores, por otro lado, hacen rodar su sabrosa comida lejos de la pila principal, para enterrarlos con un huevo o para comerla más tarde. Estos rodadores pueden empujar mil veces su peso corporal, un esfuerzo humano equivalente podría arrastrar una ballena azul. Cuando era niño, recuerdo ver a David Attenborough bromeando sobre dos rodadores gigantes con la cabeza gacha y la cola hacia arriba, peleándose por estiércol de elefante. Ver estos rodadores todavía me llena de nostalgia.

Los adultos y las larvas del escarabajo estercolero difieren en sus hábitos de alimentación y en las partes de la boca. Los adultos maduros tienen bocas filtrantes, más adaptadas para succionar líquidos y consumir microbios, mientras que sus larvas son las masticadoras, con mandíbulas que pueden triturar las fibras más duras de la masa de estiércol. Los escarabajos estercoleros adultos son buenos padres, a menudo alimentan a sus bebés hasta que alcanzan la madurez y salen del nido. Muchas hembras solo ponen entre 15 y 30 huevos durante su vida. Esto asegura la próxima generación, pero también significa que las poblaciones de escarabajos estercoleros pueden tardar años en recuperarse de los eventos perturbadores.

En todos los entornos donde hay animales haciendo caca, existe un compañero que la recoge, a menos que estén en Nueva Zelanda. Cuando llegaron los primeros polinesios, no había mamíferos, salvo algunos murciélagos. En cambio, el entorno de la isla albergaba una gama diversa de aves que encajaban en todos los nichos, desde troglodítidos pequeños del tamaño de un ratón, manadas de Moa gigantes, del tamaño de un alce (3 m / 10 pies de altura), hasta un depredador gigante llamado águila Pouakaia o Haast. Cuando llegaron los europeos, los maoríes contaban historias de un ave gigante que venía de las nubes y se llevaba a los niños. Por supuesto, estas historias fueron descartadas como cuentos de hadas, hasta 1871, cuando se descubrieron los huesos de un águila que medía 3 m (12 pies) de ancho. Con un peso potencial de 15 kg (33 libras), el Pouakaia era hasta 2 1/2 veces más pesado que un águila calva, con garras tan grandes como un tigre. Su ataque en picado se ha comparado con el impacto de un bloque de cemento arrojado desde un edificio de 8 pisos.[69] Su presa, el Moa, podía pesar hasta 230 kg (510 libras), lo que requería un fuerte impacto para derribarlo. Cuando su principal fuente de alimento fue destruida por los maoríes en 1400, este depredador gigante sólo subsistió en las historias de miedo antes de dormir.

No fue hasta finales del siglo XVIII, que los ungulados (animales de pezuñas) fueron llevados por primera vez a través de los mares a Nueva Zelanda pero nadie pensó en invitar a sus socios procesadores de excremento. Los pequeños escarabajos del estiércol autóctonos, adaptados al guano de aves, fueron literalmente abrumados por los 100 millones de toneladas de estiércol que soporta el medio ambiente de Nueva Zelanda cada año. El país tiene uno de los sistemas de seguridad fronteriza más estrictos del mundo, con la lección aprendida de las devastadoras incursiones, tanto accidentales como intencionales, de ratas, conejos, posums, ualabíes, armiños y arañas. Como resultado, ha sido un proceso prolongado reunir a los ungulados de Nueva Zelanda con sus compañeros escarabajos estercoleros. En 1956, la liberación de una sola especie de escarabajo estercolero mexicano tuvo cierto éxito. Sin embargo, no lograron mucho. La aprobación de 11 especies en 2011 generó entusiasmo en todo el país, y los agricultores gastaron miles de dólares en contenedores refrigerados llenos de escarabajos.

Después de la compra, se debía garantizar su supervivencia. Encontrar información sobre qué productos químicos son seguros para los escarabajos estercoleros es complicado. Algunos pesticidas matan a los adultos, algunos solo matan a los jóvenes, algunos reducen la puesta de huevos, mientras que la mayoría crea un ambiente del que los escarabajos estercoleros escaparán. Solo porque un desparasitante sea "orgánico", no tiene por qué ser amigable con los escarabajos estercoleros. El piretro natural[70] y el ajo, por ejemplo, pueden estar relacionados con la reducción de la diversidad de escarabajos estercoleros.

Algunos antihelmínticos (desparasitantes) se eliminan en la orina, como el albendazol y el levamisol, con un impacto reducido en los escarabajos estercoleros. Sin embargo, el bienestar de la red alimentaria más amplia del suelo todavía está potencialmente en riesgo. Es mejor evitar los vertidos y los organofosforados de larga duración y productos como la abamectina, que mata el 100% de las larvas del escarabajo estercolero. Tenga en cuenta también que la ivermectina, cuando se administra en forma de bolo, puede seguir matando a los escarabajos estercoleros durante cuatro meses después del tratamiento.[71] Muchos controles químicos impactan sobre otras especies directa e indirectamente, como aves, murciélagos y las superbeneficiosas moscas del estiércol. Como ocurre con muchos productos químicos, puede haber reacciones retardadas y efectos no letales difíciles de estudiar. En Nueva Zelanda, la propagación de los escarabajos estercoleros desde sus sitios originales de liberación se concentra principalmente en aquellas granjas que evitan los controles químicos.

En todo el mundo, la resistencia a los antihelmínticos está aumentando debido al uso excesivo y inadecuado de los medicamentos antiparasitarios. Según Nick Sangster, gerente de programa de Meat & Livestock Australia, "Casi todos los antihelmínticos estándar han dejado de funcionar contra los parásitos de las ovejas."[72] Nuevos medicamentos, múltiples combinaciones y el aumento de la frecuencia de la desparasitación, son todas medidas a corto plazo.

Jules Matthews, un miembro clave del equipo de coach de Integrity Soils, utiliza varias estrategias exitosas para alejar a las granjas de la rutina de desparasitación química. Jules ha pasado décadas dedicado a la ganadería y agricultura en Estados Unidos y Nueva Zelanda. Completó su formación en Gestión y Manejo Holístico en 1980. Es una de las administradoras de praderas con más conocimientos que me he encontrado jamás. Su capacidad para aumentar el rendimiento y la capacidad de los corderos en diversos sistemas de pastoreo de mayor rotación es una habilidad con la que sueñan muchos productores. Una estrategia para reducir la necesidad de antihelmínticos que recomienda Jules es tratar de manera diferente a las poblaciones jóvenes y maduras. Hay poca necesidad de desparasitar los animales más viejos. A medida que el ganado madura, "desarrolla un nivel natural de resistencia a los parásitos". Es importante controlar las poblaciones más jóvenes después del destete. Sin la inmunidad que proporciona la leche materna, pueden ser más susceptibles a los parásitos hasta que desarrollen su propia resistencia. A veces, los animales pueden experimentar más estrés, especialmente hacia el final del embarazo y el parto temprano, que es cuando pueden ser más vulnerables a los parásitos. Ayude a estos animales asegurándose de que tengan acceso a los minerales y reduzca el estrés tanto como sea posible alrededor del destete.

Normalmente, ver pérdidas de producción por parásitos, apunta a problemas nutricionales, estrés o animales con baja resistencia natural. Es posible que algunos animales hayan sido criados para que se desempeñen bien en sistemas de corral de engorde o de alto consumo. Sin embargo, si el ganado continúa luchando con un sistema de bajos insumos, es necesario eliminarlo de sus programas de reproducción o engorde.

Jules aboga por un control regular y solo desparasitarlo si es necesario, para evitar problemas importantes de salud de la población. Es importante realizar recuentos de huevos en heces. "Si desparasitas basándote en los síntomas visuales de un animal", dice Jules, "vamos tarde a la hora de abordar el problema". Si se deben usar antihelmínticos, una estrategia regenerativa es dejar un hueco a los escarabajos estercoleros. Esto se puede lograr no desparasitar un mínimo del 20% de la manada en un momento dado, para que las poblaciones de escarabajos estercoleros puedan continuar. Durante el período de abstinencia, use un área de sacrificio para aislar animales mientras la desparasitación esté activa. Esto reducirá los impactos en todo su rebaño. Estas áreas de sacrificio se pueden colocar en un programa de rehabilitación para desintoxicar los efectos más duraderos en su ganado microbiano.

En Prospect Farms en Australia Occidental, los Haggerty no han usado antihelmínticos durante casi 20 años. Sus ovejas merinas son una parte integral de la granja, proporcionando control de malezas y diseminando microbios valiosos por sus tierras. La raza merina es una oveja de lana fina, originaria de la España semiárida. Cuando el merino se introdujo por primera vez en Australia, floreció inmediatamente en el clima seco con el pastoreo nómada. Crecieron altos y delgados (al igual que Ian Haggerty) y produjeron casi el doble de lana que sus homólogos del sur.

Ian llama a las merinas de Nueva Zelanda "enanas" debido a su crecimiento compacto, mucho mejor adaptado a la vida más fresca de la montaña. Siglos de selección genética en merinas han producido productores de lana de la mejor calidad, pero se han seleccionado ciertos rasgos genéticos a favor y en contra, como la calidad de las pezuñas y las habilidades maternas. Bajo la mano firme de Di, sus ovejas naturalmente han sido criadas lejos de muchos de estos inconvenientes. Los Haggerty no usan técnicas como el *mulesing*. Este tipo de operación implica la extirpación quirúrgica de tiras de piel alrededor del trasero de una oveja, una práctica común en la producción de lana merina. Las merinas tienen una piel suave y arrugada y una lana alrededor de las nalgas que puede retener las heces y la orina, atrayendo a las moscas. Como sabe cualquiera que haya tenido que lidiar con miasis, es verdaderamente un asunto tortuoso para todos. Con los consumidores cada vez más conscientes de las prácticas en la granja, el *mulesing* ha sido objeto de crítica.

¿Di está siendo cruel al no hacer *mulesing*? Todo lo contrario, simplemente no tienen los problemas de moscas que afectan a muchos otros productores locales. ¿Alguna vez has notado cómo cierto ganado atrae más moscas que otros, o cómo una sola oveja corre por un campo siendo perseguida por un enjambre? Las moscas se sienten atraídas por el olor a muerte y descomposición. Estos son problemas nutricionales asociados con aminoácidos libres, bajo contenido de azufre y estrés (sorprendentemente similares a las señales emitidas por plantas no saludables, que atraen plagas de plantas). A través de la alimentación nutricional y el manejo biológico del suelo, estos aminoácidos libres se pueden formar complejos en proteínas de calidad.

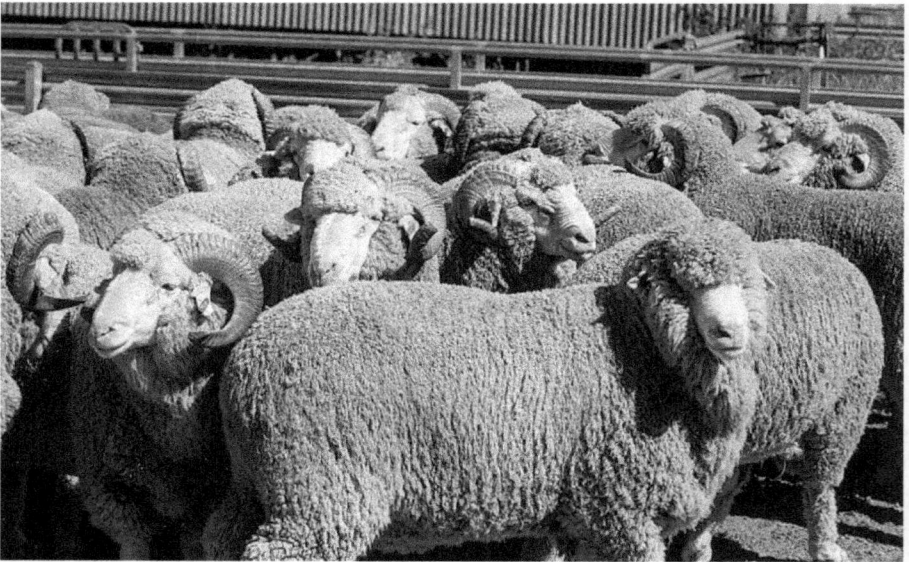

Imagen: Carneros Merino en Prospect Farms. Créditos: Di Haggerty

El ganado tiene una gran variedad de microbios en sus tripas. Cuando se utilizan controles químicos y se emplean suplementos de mala calidad, estas comunidades microbianas se ven afectadas negativamente. Los Haggerty han descubierto que evitando la desparasitación química y usando animales criados en su propia tierra, su programa de salud del suelo en terrenos recién alquilados se acelera. Sus animales criados en casa inoculan las tierras con hongos beneficiosos, bacterias y protozoos recogidos de los tratamientos del suelo. Como han mejorado la calidad de los cultivos, la acumulación de rastrojos ya no es un problema. Mirar a través de las cercas siempre es revelador. Los potreros vecinos tienen un rastrojo gris y seco y las ovejas deambulan con indiferencia, esperando encontrar una simple hierba para comer. En Haggerty's, los tallos son de color amarillo brillante, y el pastoreo debe manejarse con cuidado para garantizar que quede algo de cobertura del suelo para proteger los suelos del calor y el viento del verano. Ésta es la desventaja de tener un sistema en el que los residuos se descomponen demasiado rápido. Afortunadamente, los pastos nativos que han estado durmiendo durante mucho tiempo están volviendo a la vida. Siempre que lleguen las lluvias de verano, la granja tendrá una raíz verde viva durante todo el año.

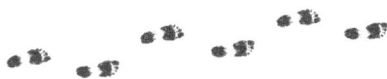

En 2017, Jono Frew, un agricultor de 30 años, dejó un negocio familiar de aplicación de productos químicos para trabajar en Harts Creek Farm, cerca de Christchurch. Harts Creek fue una de las primeras granjas orgánicas certificadas de Nueva Zelanda (1986) y en la actualidad son productores líderes de semillas de hortalizas, hortalizas frescas, cultivos especializados y ovejas. Lanzada a lo más profundo, la experiencia iluminó a Jono con una pasión por los sistemas regenerativos. El punto de inflexión de Jono fue darse cuenta de que la diversidad no significa competencia entre las plantas. Le habían hecho creer que más especies de plantas aumenta la competencia y reduce el crecimiento potencial de los cultivos. Lo que vio en Harts Creek fue todo lo contrario; la siembra de cebada en la etapa de dos hojas, con mezclas de diez especies múltiples, superó a los monocultivos de cebada. Esta impactante comprensión, lo preparó para más experimentación y un profundo cuestionamiento de los sistemas de statu quo.

Durante un experimento con corderos, aumentaron la diversidad de pastos y alimentaron a los corderos con humato de libre elección. Siguieron esta rotación de pastoreo con vacuno. Al igual que ocurre con nuestra propia dieta, la diversificación del forraje animal produce una diversidad de microbios intestinales, lo que mejora la salud y el rendimiento de los animales. Muchas especies de plantas tienen taninos altos, lactonas sesquiterpénicas, glucósidos fenólicos y otras propiedades antihelmínticas naturales. Jono siempre ha basado la desparasitación en la necesidad. Harts Farm realiza recuentos de huevos fecales para determinar la necesidad de intervenir. Ese primer año, ni un solo cordero lo requirió. No era un objetivo o un enfoque lo que Jono se proponía lograr, sino más bien un efecto secundario beneficioso al proporcionar a las especies de plantas capacidades naturales de desparasitación y fuentes ricas en minerales.

Para acelerar su programa regenerativo, los antihelmínticos químicos deben usarse con moderación o, idealmente, evitarlos. En la transición, apoyar al ganado con minerales y antiparasitarios orales orgánicos es una buena opción para incrementar el bienestar de los animales. Personalmente, defiendo el uso de la mezcla de Pat Coleby[73] y los humatos de libre elección que mejoran, en lugar de destruir, las poblaciones de escarabajos estercoleros.

Plantas antihelmínticas naturales

Las plantas con propiedades parasitarias naturales incluyen hierbas como: *Erysimum cheiranthoides*, rosa de la India (*Spigelia marilandica*), verdolaga (*Portulaca oleracea*), achicoria (*Cichorium intybus*) y llantén menor (*Plantago lanceolata*); leguminosas tales como trébol criollo (*Lotus corniculatus*), esparceta (*Onobrychus viciifolia*), zulla (*Hedysarum coronarium*) y lotera (*Lotus pedunculatus*); así como otras especies, como sauce (*Salix*), nogal negro (*Juglans nigra*), roble (*Quercus*) y unciana (*Dorycnium rectum*).

En el rancho 2 Lazy 2 de Steve Charter en Montana, pocas semanas después de la primera aplicación de vermicast, pescado y melaza, los escarabajos estercoleros volaron con mucha alegría. En la memoria viva de Steve, nunca se habían visto escarabajos estercoleros en el rancho. En áreas alejadas del ensayo y antes de 2014, el estiércol podría tardar hasta cuatro años en descomponerse. ¡El monitoreo 5 años después, reveló 9 especies diferentes y 700 insectos individuales que comen estiércol en una sola bosta o palmadita de vaca! Dependiendo de los niveles de humedad, el estiércol en el rancho ahora se descompone en días o semanas. A los pocos minutos de que el estiércol llega el suelo, el equipo de limpieza entra en acción. En este ambiente semiárido y limitado en carbono donde la descomposición es lenta, los escarabajos estercoleros proporcionan una herramienta valiosa para el rancho y para el planeta. Su acción juega un papel vital en la reducción de las emisiones de gases de efecto invernadero, aumentando el almacenamiento de carbono del suelo a profundidad y reduciendo las

POR AMOR A LA TIERRA

emisiones de metano hasta en un 12%. Al devorar y enterrar los recursos alimenticios, los escarabajos estercoleros también dejan poco para las moscas y los parásitos. Esto tiene el beneficio adicional de aumentar la eficiencia del pastoreo, ya que disminuye la presencia de áreas con mucho estiércol. Así, ayuda a los productores a reducir costos y aumentar el número de cabezas de ganado.

Apoya a tu ganado que está sobre y bajo el suelo

Para acelerar el éxito, ¡deje de matar a su equipo de limpieza!

El cultivo, los antihelmínticos, los insecticidas carbamatos y los fungicidas son todos perjudiciales. Evite el uso de productos químicos de larga duración.

Si los residuos del cultivo tardan en descomponerse, aplique un aerosol digestivo.

Aborde los seis ingredientes principales necesarios para la digestión microbiana: aire, agua, azúcar, Ca y un poco de N, P.

Optimice la cobertura vegetal, introduzca materiales orgánicos. Los bioestimulantes como el vermilíquido, las algas / pescado en líquido, alimentarán a las bacterias y hongos que aman las lombrices de tierra y los insectos.

Si usa antihelmínticos, cree un refugio para los escarabajos estercoleros y otros insectos, dejando al menos el 20% de su ganado sin tratar. Use áreas de sacrificio durante los períodos de retención de químicos.

Reduzca el estrés de los animales durante su manejo, la sequía, el destete y el parto. Proporcionar refugio. Practique buenas prácticas de pastoreo rotacional, evitando el pastoreo excesivo o la repoblación.

Maneje una diversidad de ganado.

Tenga diversidad de forrajes; muchas hierbas y arbustos forrajeros tienen antihelmínticos naturales .

Apoye a los animales nutricionalmente, con minerales y humatos de libre elección, suplementos y probióticos.

POR AMOR A LA TIERRA

9

Transiciones de Altos Insumos

"Si quieres pequeños cambios en tu vida, trabaja en tu actitud. Pero si deseas cambios importantes en lo principal, trabaje en su paradigma."

Stephen Covey

Nos dicen que los fertilizantes son simples. Cuando un cultivo crece, extrae nutrientes del suelo, nutrientes que se eliminan cuando cosechas un cultivo, vendes la leche de tu cabra o llevas novillos al matadero. Al menos eso es lo que se les ha dicho a los productores y agrónomos, desde que Liebig hizo por primera vez su prueba en la planta de NPK. Ciertamente, existe una amplia evidencia de esto en el campo. Sin fertilizantes, muchos productores de heno ven caer los rendimientos y el suelo desnudo aumenta cada año. Los productores de leche producen menos leche y los ganaderos ven reducida su capacidad. Todo tiene un sentido lógico. ¿Verdad?

Los cálculos nos brindan una sensación de seguridad, algo que podemos controlar y brindan tranquilidad a las personas. Y estos cálculos son válidos en la agricultura convencional. Los cultivos eliminaron 40 kg de P, por lo que hay que reponer 40 kg. Un agrónomo puede predecir el rendimiento basándose en la adición de 200 kg de N; siempre que esté al aire libre, no interfiera con la sequía o el granizo, los insectos o las enfermedades. Muchos dan crédito a los fertilizantes NPK por los grandes avances de la Revolución Verde del siglo pasado, pero eso no es toda la parte de la historia. Estas respuestas de rendimiento se debieron a varios factores, incluido el riego de nuevas tierras, nuevos cultivares, maquinaria y acceso al crédito. Más del 70% del arroz y el trigo, los principales cultivos estables, se obtuvieron como variedades de alto rendimiento, un factor que por sí solo permitió duplicar los rendimientos.[74]

Los beneficios para los productores han sido variados, ya que estos métodos de cultivo exigen más inversión en infraestructura, maquinaria y tierra. Con el tiempo, los precios de los insumos aumentaron y la rentabilidad de los productos que ahora inundaban los mercados disminuyó. Los agricultores canadienses no son más rentables que en 1970 (ver gráfico en la página siguiente) y Canadá no es el único país. Como resultado de la disminución de los márgenes de ganancia, muchos productores tuvieron que "crecer o volver a casa" y sus hijos escaparon a las ciudades. En los EE. UU., más del 73% de las comunidades rurales más pequeñas se están reduciendo, ya que más personas se van de las que llegan, un patrón que se refleja en todo el mundo desarrollado. Lo que ha ido aumentando para los agricultores es la deuda. En Nueva Zelanda, la deuda rural superó los 60.000 millones de dólares neozelandeses. Eso es demasiado para un país con alrededor de 53.000 granjas. La deuda, las largas horas de trabajo y el estrés es algo que sufren cada día muchos de los que trabajan en la tierra. Me rompe el corazón pensar que los que tienen las manos en el barro y el polvo, en el frío extremo, el calor y la humedad, son los que reciben menos beneficios por sus productos que la tienda, la panadería o la fábrica de empaquetado. Cuando compramos una barra de pan, casi todo el dinero va a los intermediarios. En los EE. UU., esta temporada, un ganadero va a perder dinero con un novillo que crió durante 2 años, mientras que la fábrica de empaquetado obtiene ganancias de 450-500 dólares por animal. Los agricultores y ganaderos ya no pueden seguir aceptando los precios. Si lo hacen, será la sentencia de muerte para aquellos que alimentan a la sociedad.

Si junta todas las piezas necesarias para producir alimentos, la Revolución Verde no ha cumplido sus promesas a los productores. En cambio, si las ha cumplido a los intermediarios, bancos, empresas de suministro y químicas. La Organización de las Naciones Unidas para la Agricultura y la Alimentación (FAO) es clara: las prácticas agrícolas modernas han aumentado los riesgos para los productores de alimentos, con la volatilidad del mercado y la creciente imprevisibilidad climática. La agricultura es un negocio arriesgado, lo cual es interesante para un grupo de personas que se considera que son reacias al riesgo.[75] La naturaleza misma es arriesgada y volátil, como bien saben todos los que trabajan en la tierra. Cómo mitigar el riesgo, es el mayor desafío para los productores hoy día.

Ingresos agrícolas, Deuda, Importaciones y Exportaciones, 1970-2013

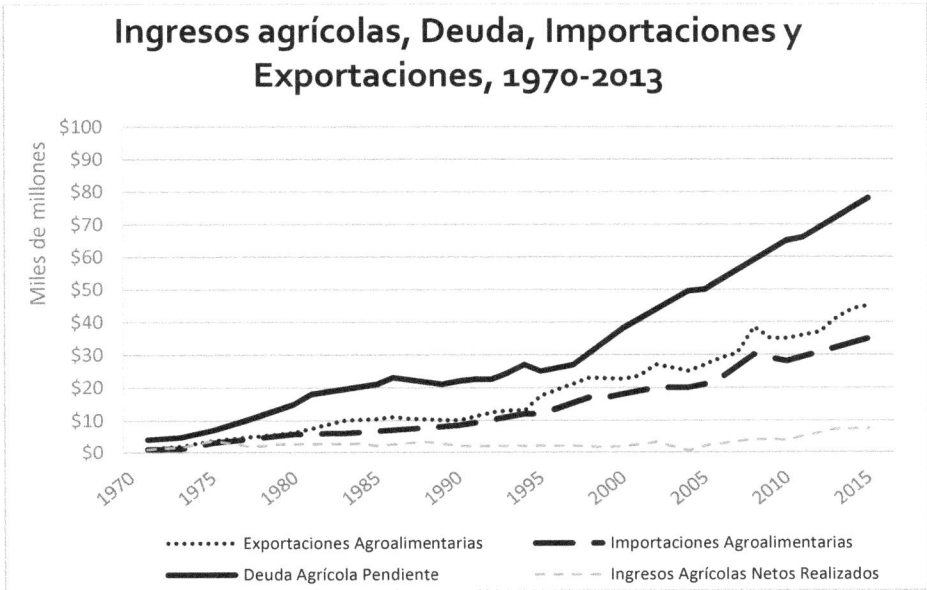

Miles de millones

$100
$90
$80
$70
$60
$50
$40
$30
$20
$10
$0

1970   1975   1980   1985   1990   1995   2000   2005   2010   2015

········· Exportaciones Agroalimentarias   ━ ● ━ Importaciones Agroalimentarias

━━━ Deuda Agrícola Pendiente   ‐ ‐ ‐ Ingresos Agrícolas Netos Realizados

Gráfico de ingresos, deuda, importaciones y exportaciones agrícolas canadienses 1970-2013. Fuente: Estadísticas de Canadá.

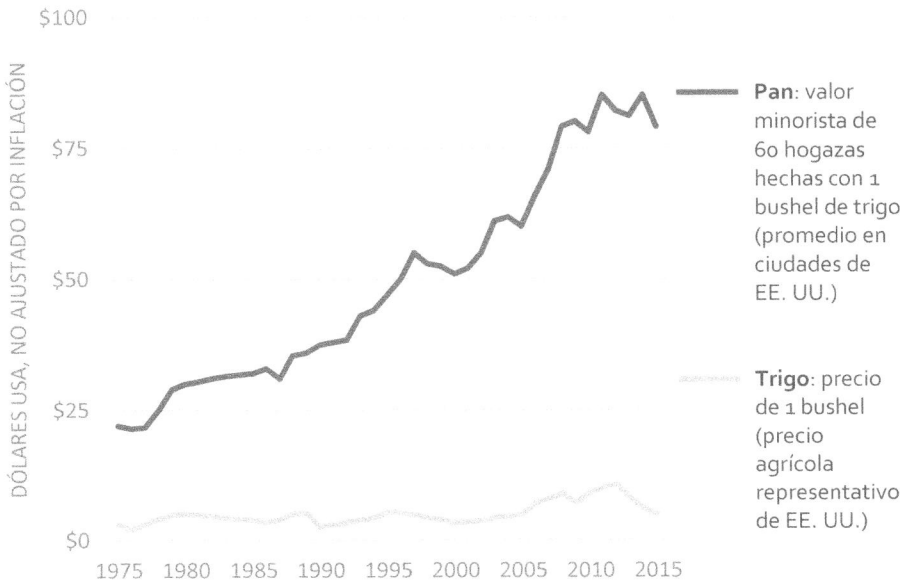

DÓLARES USA, NO AJUSTADO POR INFLACIÓN

$100

$75

$50

$25

$0

1975   1980   1985   1990   1995   2000   2005   2010   2015

Pan: valor minorista de 60 hogazas hechas con 1 bushel de trigo (promedio en ciudades de EE. UU.)

Trigo: precio de 1 bushel (precio agrícola representativo de EE. UU.)

Gráfico del precio del pan en las tiendas minoristas de los Estados Unidos y del trigo en la explotación agrícola, 1975-2016. Fuente: Darrin Qualmin [76].

Ocasionalmente, imparto clases de suelos a productores convencionales. Prepararme para esas clases me pone en un viaje emocional turbulento, que va desde el emocionante potencial de cambiar el futuro de alguien, hasta el terror absoluto. Durante una de esas clases en un área de cultivo remota, se planteó el tema: "¿A quién le gustaría que sus hijos quisieran hacerse cargo de la granja?" La contundente respuesta de los 30 agricultores: silencio. Luego, tras el silencio, un granjero de anchos hombros se puso de pie lentamente y bajo su gorra de béisbol, dijo: "Nuestras necesidades siguen subiendo. No sé qué está pasando con el clima. Tenemos mucha deuda. Estoy muy estresado. ¿Por qué querría dar esto a mis hijos?" Momentos como esos los que realmente me hacen hacer balance de la vida y de la diferencia que la agricultura regenerativa puede aportar en la vida de las personas. No solo estamos hablando de suelo; estamos hablando de una revolución que afecta a todos los aspectos de la vida rural. Y el momento es ahora.

Una vez tuve el privilegio de escuchar una potente charla del científico del suelo Dr. Daniel Hillel. En 2012, recibió el Premio Mundial de la Alimentación por desarrollar un método denominado "agricultura de microirrigación" que aumenta la eficiencia del agua en climas áridos. Compartió una historia de cuando acampó con beduinos en el desierto árabe, cuando escuchó a un anciano preguntar a sus estudiantes qué es 1+1. Sus respuestas fueron más variadas que el estándar "2", al que los niños occidentales han sido educados para responder. Un niño respondió pensativo: "Bueno, si es una cabra y un macho cabrío, entonces 1 más 1 podrían ser 3 o 4". Cuando se trabaja con sistemas biológicos, 1+1 rara vez es igual a 2. A menudo vemos resultados sorprendentes, ya que los sistemas del suelo vuelven a funcionar. A medida que floculan, las raíces penetran más profundamente, los ciclos de agua y nutrientes vuelven a activarse y el amortiguador de carbono se acumula.

Hay múltiples factores envueltos en la construcción de la capa superficial del suelo. Un impulsor va de arriba hacia abajo, con actividad biológica y el otro ocurre de abajo hacia arriba, a través de la mineralización química y microbiana. Estos procesos de construcción del suelo, como he mostrado, pueden acelerarse drásticamente, haciendo que las materias primas minerales "encerradas", antes no disponibles, lo estén para los cultivos. Una estación rural de Nueva Zelanda con la que he trabajado, registró aumentos equivalentes de 1500 kg / Ha (1300 lbs / ac) en calcio, en tan solo un año, en las áreas tratadas de la granja. Eso es sin adiciones de calcio. El Dr. David Johnson (NMSU), Col Seis, los Haggerty, Gabe Brown (y muchos otros), están obteniendo incrementos de nutrientes disponibles para las plantas de 200% a más de 1000%, simplemente estimulando los procesos de mineralización microbiana. Así es como deben funcionar los suelos; sin necesidad de entradas externas. Piense por un momento, ¿está un camión de fertilizantes siguiendo al bisonte para construir la capa superior del suelo más profunda del planeta?

Cada minuto en todo el planeta, se pierde el tamaño de 30 campos de fútbol de tierra, lo que equivale a aproximadamente 4 toneladas de tierra vegetal por cada ser humano, ¡cada año! El suelo sigue siendo la exportación más importante en todas las zonas de producción de alimentos. Y la mayoría de los países no lo tienen en cuenta. ¿Preocupado? Todos debemos recordar la advertencia de la ONU de que puede que solo queden 60 cosechas, antes de que los suelos se degraden demasiado para producir cultivos. Debemos tomar medidas hoy mismo.

Para intentar detener el insidioso deslizamiento de tierra hacia el mar, las agencias de todo el mundo abogan por la plantación de árboles. Sin embargo, esta erosión superficial no se debe a la falta de árboles. No talar árboles ni raíces es algo muy útil. Sin embargo, no son los árboles los que mantienen unidos los suelos, son los hongos. Cuando camina por un bosque saludable, con cada paso, puede estar pisando 300 millas de redes de hongos. Estas redes de hifas se entrelazan y forman una red pegajosa, juntando los valiosos terrones o agregados del suelo. Los hongos son clave para formar los terrones de suelo más grandes y aumentar la estabilidad de los agregados. Esta estabilidad es la capacidad de un suelo para resistir la erosión del aire y el agua, un componente clave en el éxito de los sistemas de suelos regenerativos. En tierras agrícolas de gestión intensiva, las pruebas microbianas revelan que estas granjas tienen un bajo contenido de hongos activos, micorrizas y glomalina. En las zonas montañosas erosionables y en los suelos arrastrados por el viento, podemos detener las pérdidas de suelo de inmediato, aumentando la producción activa de hongos y glomalina.

La formación de suelos bien agregados es la sala de máquinas para la fijación de nitrógeno y la retención de carbono. El intercambio de gases aquí es crucial. En el interior de estos agregados, se encuentran bolsas anaeróbicas.

Un entorno sin oxígeno es esencial para proteger el carbono y para el proceso enzimático que permite que los fijadores de nitrógeno de vida libre hagan su trabajo. Estos agregados se parecen a los nódulos de una leguminosa y realizan la misma función. Ésta es la razón por la que crear una buena labranza a través del cultivo es tan destructivo, socavando la función del suelo, destruyendo el hogar de microbios y reduciendo los ciclos del nitrógeno y del carbono. El cultivo puede destruir casi el 100% de los macroporos del suelo (los espacios de respiración de más de 2 mm). Esta acción devasta las comunidades biológicas e interrumpe el almacenamiento de agua entre los poros, mientras quema el valioso carbono del suelo.[77] Tras un cultivo intensivo, los sistemas estructurales del suelo pueden tardar más de 3 años en reconstruirse.

Para las granjas de cultivo, fomentar la MF puede ayudar a superar la necesidad de aplicaciones iniciales de fertilizantes fosfatados. En los sistemas de labranza cero, no se requieren grandes aportes de fertilizantes de fósforo con redes de micorrizas intactas. Existe evidencia que sugiere que la presencia de hospedadores de malezas micorrízicas mantiene una población diversa de MF y promueve una simbiosis altamente efectiva con la planta de cultivo. Los beneficios del MF para el rendimiento del maíz, al mantener un cultivo de cobertura de malezas diverso, superaron cualquier consecuencia en el rendimiento debido a la variedad.[78] Una investigación canadiense ha demostrado que fomentar la colonización de micorrizas puede aumentar la absorción temprana de fósforo, mejorando el potencial de rendimiento de los cultivos, sin iniciador.[79]

Ahora, no estoy diciendo que los ciclos naturales sean cerrados, porque no lo son. Vivimos en un mundo interconectado. El ciclo global de P está impulsado por insumos orgánicos de animales como aves, osos, bisontes y viento. Descubrimientos recientes revelaron que la quema de biomasa en el sur de África[80] y el polvo del Sahara estaban llevando fosfato al Amazonas. El fosfato entra aproximadamente a la misma velocidad que se perdía debido a la erosión: alrededor de 22.000 toneladas de material cada año. En muchas regiones, el colapso de la biodiversidad está provocando un deterioro catastrófico de la salud de los ecosistemas. Los bosques de Nueva Zelanda, por ejemplo, que antes dependían del guano de aves marinas, ahora están hambrientos de P y las enfermedades se multiplican. Los osos en América del Norte contribuyen significativamente a los nutrientes, incluidos N y P, gracias a sus ricas dietas de salmón, y sí, hacen caca en el bosque.[81]

Fomentar la biodiversidad aporta más nutrientes que los que introducimos provenientes del exterior. Los insectos son una fuente importante de nitrógeno para las plantas (en un sistema sano). Un estudio reciente en Nature concluyó que las aves marinas están llenas de excrementos (al menos así es como interpreté el título del artículo), y que dichos excrementos aportan más de 1.300 millones de libras de N y 218 millones de libras de P.[82] Con las aves e insectos en rápido declive, sus pérdidas tienen un impacto significativo en el ciclo de nutrientes, no tenido en cuenta. Una realidad que no se encuentra en nuestro discurso agrícola.

Las prácticas modernas que crean desiertos monoculturales generan costos a los agricultores, la sociedad y el medio ambiente en general. La agricultura regenerativa posmoderna es nuestra oportunidad de restaurar estos ciclos y devolver dinero en efectivo a los bolsillos de todos.

Si conduce hacia el norte en Alberta, Canadá, más allá de la latitud 58, pasará un umbral donde las tierras agrícolas dan paso a densos bosques y vías fluviales pobladas por alces, castores y osos. En esta tierra, con la oscuridad perpetua de mediados de invierno y un sol que simplemente no se pone en verano, descubrirás un grupo sorprendente de productores de alimentos innovadores. Escondido entre matorrales de álamo temblón nativo, más de 30.000 acres de tierras de cultivo y ganado bien administradas están volviendo a la vida.

Jack Stahl, el CEO de la granja, y sus hermanos, llegaron al norte en 1999 para fundar Twin Rivers, una nueva colonia familiar. Son huteritas, un grupo que comparte creencias similares con los menonitas y los amish. Los huteritas llegaron por primera vez a América en la década de 1870, escapando de la persecución rusa por sus creencias pacifistas. Durante la Primera Guerra Mundial, al rechazar el reclutamiento militar estadounidense, cuatro hombres huteritas fueron encarcelados y abusados físicamente. Dos de los cuatro hombres, hermanos, Joseph y Michael Hofer, murieron en la prisión militar de Leavenworth. Parece que la intolerancia siempre ha perseguido a estas personas pacíficas pero decididas.

Decididos, lo están, con una fuerte creencia espiritual y un sistema patriarcal de clara responsabilidad. Para quienes se criaron en la comunidad, el marco social proporciona una base, con expectativas sociales claras que la mayoría de las veces, brinda más seguridad, claridad y paz, que nuestra estructura social moderna. Cada colonia huterita tiene una dinámica interna diferente, dependiendo de la guía y la mentalidad de sus mayores. Twin Rivers es una nueva colonia, por lo que la mano de obra familiar rentable no está tan disponible como para las colonias más grandes y establecidas. Se espera que los niños y las niñas contribuyan al funcionamiento de las empresas familiares. Los niños están en el campo o en los cobertizos y las niñas realizan las tareas del hogar, como cocinar, coser y mantener impecables sus hermosas casas. Observé, alucinada, cómo un pequeño y ágil niño de 12 años desbloqueaba una tolva de grano, mientras Jack le daba instrucciones desde la camioneta.

Para mí, quedarme con la familia Twin Rivers es un gran privilegio. Son una colonia progresista, que mira hacia el exterior, que acepta a los demás, incluso a una consultora kiwi. Algunas de mis mejores conversaciones sobre la fe y la dinámica planetaria, tuvieron lugar con Jack en su porche. Tiene una mirada de asombro permanente, similar a la de un niño, mientras ve los sistemas naturales y el biomimetismo. Él siente que apenas están comenzando a ver el potencial de su gestión, ya que con cuidado eliminan los insumos sintéticos. Su palabra favorita, recreándose mientras la dice, es "asombroooso"!

Conocí a Jack en mi primer viaje a Canadá en 2016, después de que me negaran la entrada a Estados Unidos. (Como orador invitado que recibe honorarios, esta no es una "zona gris", como los oficiales me habían hecho creer. Un oficial de seguridad nacional con cara de rata se deleitó mucho en interrogarme sobre infinidad de detalles. "Esto es trabajo y ¡no tienes una visa de trabajo!") Pasar dos meses no planeados en Alberta, Canadá, con el apasionado Graham Finn y su familia, me llevó a muchos nuevos encuentros inesperados. Graham, con su empresa Union Forage, es un ejemplo de lo conectados que estamos todos a nivel mundial. Un australiano que vende semillas de Nueva Zelanda y Europa a canadienses. Sabe mucho sobre cultivos de cobertura. El mundo es un pañuelo. ¡Un resultado inesperado tras mi pausa en Canadá fue regresar con orgullo a los EE. UU. con una nueva y brillante visa de "Extranjero con habilidad extraordinaria"! El otro resultado positivo fue conocer a Jack y Josh.

Estuve en Canadá dando una clase con la Foothills Forage and Grazing Association, impulsado por un notable grupo de producción extensiva. Se enfocan en brindar capacitación y demostraciones sobre métodos de producción rentables y regenerativos. Jack y su hermano Josh, el jefe de la granja, llegaron a la clase de suelos. Josh estaba sentado en la primera fila, con los brazos cruzados, con sus tirantes tradicionales, incrédulo a la clase a la que Jack le había llevado. Josh había hecho los deberes y había preparado una lista de preguntas críticas.

Decir que era escéptico es decirlo suavemente. La familia en general es un grupo cauteloso y reflexivo. No abren sus puertas a muchos. Jack dice que había hecho unos buenos 4 años de investigación antes de que decidieran invitarme a la granja. Mi primer día con ellos, me sentí como si estuviera de regreso en la escuela secundaria, como si fuera un exámen, primero por el CEO, luego el jefe de la granja, el jefe del ganado, el jefe del jardín, luego todos los sobrinos e hijos. Jack anunció que iba a "Out-Gabe Gabe" y presentó su sueño de generar carbono en el suelo más rápido que el legendario agricultor de Dakota del Norte, Gabe Brown.

Cuando nos conocimos, Twin Rivers ya estaba en el top 1% de productores de su región. Venían de dos de los mejores años de producción que había tenido la granja, por lo que era aún más extraordinario que eligieran hacer un cambio de sentido total en una granja que, hablando convencionalmente, estaba funcionando a la perfección. "Estábamos empezando a golpear las paredes de ladrillo en el sistema envenenado", dice Jack. Él, como muchos otros en este libro, vio cómo los márgenes de ganancia se reducían, con una mayor necesidad de más activos e insumos. No se anda con rodeos: "Muchos agricultores están blanqueando dinero para los distribuidores de productos químicos y equipos. Están viviendo pobres y muriendo ricos."

Jack es un visionario que se enorgullece de su capacidad para plantar semillas en la mente de las personas, que disfruta regando. En mi primera reunión con el equipo de Twin Rivers, Jack me llevó a la sala de café, la sala de control de las actividades huteritas. Un personal intimidante de unos 30 hombres de distintas edades. Todos se sentaron con sus camisas de cuadros y sus sombreros a cierta distancia. Jack abrió la reunión con un "Diles lo que me dijiste". ¡Sin presión, Jack! Por lo tanto, compartí con ellos historias de transición y posibilidad y lo que otros están viendo en todo el mundo. Y así, nuestro viaje juntos dio comienzo.

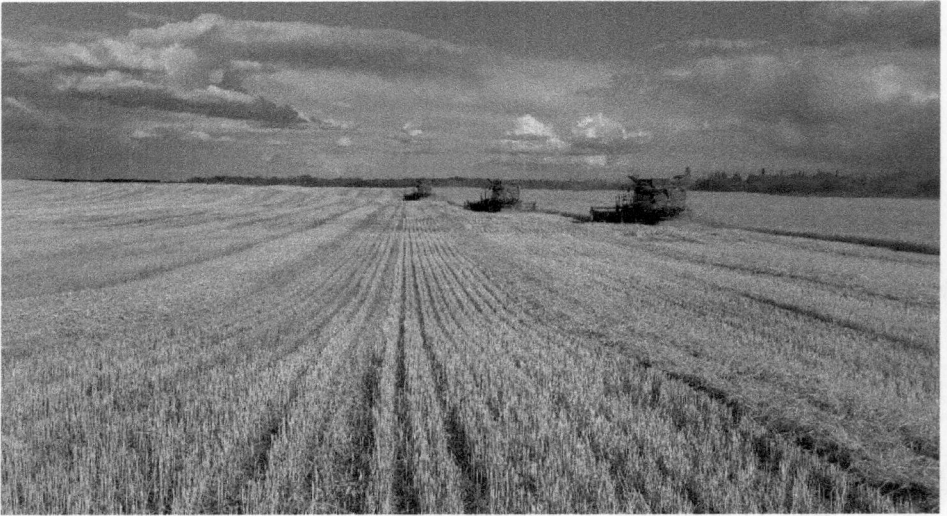

Imagen: Época de la cosecha en Twin Rivers, 2017

Los Stahl saben que pueden hacer lo bueno aún mejor. Sus cuidadosas observaciones de su tierra los llevaron a la conclusión de que su éxito actual era insostenible a largo plazo, la prueba definitiva para una explotación familiar que da peso al legado en la toma de decisiones. Observaron cómo sus suelos declinaban progresivamente, volviéndose cada vez más impermeables, con preciosas lluvias acumulándose en la superficie. Cavar agujeros era una tarea dura, revelando raíces atrofiadas y que crecían de lado. Desde 2016, han estado cultivando alrededor de 1.000 acres de cultivos de cobertura cada año, cuando las lluvias en germinación no son limitantes. Estas cubiertas incluyen una mezcla diversa de girasoles, arveja, triticale, avena, col rizada, colza y rábano. Incluso los poderosos sistemas de raíces del girasol y la *brassica* luchaban por avanzar en la arcilla dura.

Los bosques de álamo temblón, la cubierta vegetal nativa aquí, crearon los suelos arcillosos de bosques negros y grises, con bajos niveles de carbono natural. Estos suelos son paquetes de energía de cationes principales, Ca, Mg, K, pero el sodio (Na) no existía. Como resultado, debido a la compactación y la escasa actividad biológica, la movilidad de sus oligoelementos fue escasa. Nuestro primer factor limitante a abordar fue cómo introducir aire en el sistema. Trabajando con una empresa local de humatos, se nos ocurrió una receta única para una pastilla con yeso, humatos, sodio y oligoelementos. Un *prill* o gránulo es un producto granular, junto con el humato, crea un fertilizante potente, eficaz y de liberación lenta. En todo el mundo, las empresas han estado utilizando esta tecnología durante décadas para amortiguar los fertilizantes con portadores a base de carbono como el lignosulfonato, el compost y los humatos. Al colocar oligoelementos y otros nutrientes con el humato, la biología puede liberar nutrientes de manera efectiva cuando las plantas los necesitan y en las proporciones correctas.

Jack no cree en las pruebas. Él dijo: "Confío en ti" e inmediatamente puso 22.000 acres en el programa de granulos *prill*. "Si tienes 2 pies en el fuego", le gusta decir, "¡no sacas uno para ver si las cosas mejoran!" Acepta el consejo de personas que ya han hecho el trabajo duro antes que él, como Ray Archuleta, Walt Davis, el Dr. Kris Nichols y Gabe Brown.

En ese momento, nunca había trabajado en Canadá. No conocía los productos locales. Pero Josh confiaba en mí y en los principios de la salud del suelo, así que comenzamos sin un plan B. Después de 3 días de agujeros y maquinaria trabajando sobre fertilizantes bloqueados, Josh comenzó a cuestionar mi razón de ser. La pastilla *prill* había salido demasiado blanda, por lo que agregó un poco de aceite de canola para que fluyera y la temporada 2017 comenzó. Plantaron una variedad de cultivos comerciales que incluyen canola, trigo, cebada y guisantes en múltiples tipos de suelo que abarcan 25 millas.

Siempre es mejor comenzar un programa biológico con algo de humedad, para poner en marcha los microbios y el ciclo del carbono. Después de que la nieve se derritió y los suelos se secaron lo suficiente como para sacar la sembradora, las lluvias cesaron. Toda la temporada, la granja recibió una lluvia irregular de 127-180 mm (5-7 pulgadas). Los cultivos de cobertura sembrados más tarde, apenas germinaron para cubrir el suelo. A las pocas semanas, Josh se estaba poniendo nervioso. Las cosechas de sus vecinos estaban saliendo. Sin rastro de las suyas. Es un explorador atento y se le animó a cavar un hoyo y ver qué estaba pasando. Se sorprendió al encontrar sistemas de raíces bien estructurados en lo profundo del suelo, más profundo que los cultivos anteriores al final de la temporada pasada. Esto no es infrecuente con los programas regenerativos. Tener plantas preparadas con buenos sistemas de raíces desde el principio, prepara una cosecha para el éxito. Aunque los cultivos pueden tardar más en comenzar a nivel del suelo, pronto se ponen al día.

Nuestro primer año del programa redujo inmediatamente los aportes de nitrógeno en un 75%, de 123 a 33 kg / Ha (110 # a 30 # / Ac). Con razón, Josh estaba nervioso por una caída tan considerable. La mayoría de los días, confiaba tranquilamente en que podíamos hacer esto. Nuestras pruebas mostraron que el N no era un factor limitante y en algunos lugares era excesivo. La absorción de nitrógeno por la planta se ve afectada por la compactación y el exceso de magnesio.

Hay grupos bacterianos clave que son fundamentales para el correcto funcionamiento del ciclo del nitrógeno del suelo. Estos grupos bacterianos trabajan en cadena, y cada grupo produce un "producto" de nitrógeno y lo pasa al siguiente miembro de la cadena para su posterior procesamiento, finalmente en nitrato. Si alguna parte de esta cadena se debilita, todo el ciclo del nitrógeno se puede decelerar hasta detenerse, reduciendo la cantidad de N disponible para los cultivos. Estas bacterias contienen N en sus cuerpos. Más del 80% del N que ingresa a la planta es liberado por protistas y nematodos, micorrizas y virus en el pasto. También hay fijadores de N de vida libre dentro y fuera de las raíces de las plantas. La aplicación de altas tasas de N (que depende del tipo de suelo, pero sigue el lema: 'menos es más') detiene los procesos naturales de fijación de N. Esta ruptura en el ciclo del N puede ocurrir debido a una baja masa biológica, suelos hidrófobos, anegamiento, N soluble, compactación o sub/sobrepastoreo. Piense por un momento: antes de buscar una bolsa de urea, el problema puede no ser el nitrógeno. Puede que te estés olvidando de los depredadores.

Idealmente, para la estructura del suelo en suelos arcillosos pesados, nos gusta ver Mg alrededor del 12% de saturación base (frente al 20% en suelos más livianos y arenosos). En Twin Rivers, el Mg oscilaba entre el 30 y el 41%, muy por encima del exceso. Este alto Mg une los suelos con fuerza, creando suelos duros y de pobre infiltración. Al colocar yeso y humatos en las ranuras o hileras de siembra, floculamos y eliminamos el exceso de Mg alrededor de la zona de la raíz de la planta, reduciendo la necesidad de aportes de nitrógeno. El yeso ($CaSO_4$) reacciona sobre el coloide produciendo $MgSO_4$ soluble (sales de Epsom), intercambiando el exceso de Mg con el Ca. Esta reacción no cambia el pH del suelo. También agregamos humatos a nuestro nitrógeno, que automáticamente aumenta la eficiencia del N en un 30% y alimenta a nuestros hongos beneficiosos. Al aumentar nuestro uso efectivo de N, la diferencia en N real para la planta no es tan dramática como indican los números. Si actualmente está usando una gran cantidad de N, agregar humatos es imprescindible, esta herramienta puede ayudarlo a reducir los costos en un 30%, sin ningún riesgo.

Cuando se habla de aplicación de nutrientes, el fosfato siempre sube. "No se puede seguir produciendo cultivos sin fertilizantes fosfatados" es el grito de gracia de los agrónomos químicos convencionales. El fósforo impulsa el sistema energético de todas las células. Es la "P" que se encuentra en el trifosfato de adenosina (ATP). El ATP es la "unidad molecular de moneda" que hace funcionar el motor fotosintético en su granja o rancho. Sin P adecuado, no tendrá densidad de nutrientes ni Brix óptimo. Necesita P para una buena germinación, penetración de raíces y transferencia de fluidos dentro de la planta. Las plantas con poca movilidad de P se atrofian. Si los ve con un ligero color púrpura / rojo, P ya está críticamente bajo. El color púrpura proviene de las antocianinas, que las plantas usan para protegerse de las quemaduras solares. Es lo que le da color al vino tinto. Sin embargo, las antocianinas son antioxidantes, no es que quieras estresar a tus plantas para obtener una respuesta. Hay grandes áreas en América del Norte, donde puede ver este color púrpura en toda su gama. En el ganado, las deficiencias de fosfato se manifiestan en una baja producción de leche, pobre crecimiento, ciclos deficientes, vacas débiles, con rigidez en las articulaciones y cojera.

Los sistemas agrícolas modernos luchan por entregar P de manera eficiente a las plantas, y cerca del 90% de P queda "bloqueado" o se pierde por el movimiento del suelo. El fósforo es famoso por su tendencia a unirse fuertemente a los cationes Al, Ca y Fe. Todos los suelos con antecedentes de aplicación de fertilizantes contienen grandes cantidades de fósforo insoluble que está encerrado o "fijado" en el suelo. Al utilizar un enfoque de cultivo químico, permanece relativamente inaccesible. Otra consecuencia involuntaria de la nutrición de la superficie del suelo es potenciar las raíces poco profundas, dejando a las plantas más vulnerables al estrés climático.

El exceso de fósforo se ha reconocido desde hace mucho tiempo como una de las principales causas de contaminación en las vías fluviales, pero pocos se dan cuenta de los impactos negativos en la calidad de los alimentos. También existen teorías de que el exceso de P provoca cáncer. Estudios en ratas muestran altos niveles de cáncer de piel y pulmón. Nueva Zelanda tiene las tasas de cáncer más altas del mundo, a pesar de su entorno natural y aire limpio. Nueva Zelanda también tiene el mayor uso de fertilizantes fosfatados por hectárea y los niveles más altos de fósforo en los alimentos. ¿Qué efecto causa el fósforo? Oh, sí, replicación celular.

En muchas áreas rurales, hay explotaciones que han estado aplicando abono puro proveniente de corrales de engorde durante largos períodos de tiempo, lo que ha provocado un exceso de muchas sales y minerales, incluido P. Una vez visité una granja lechera 'orgánica' que aplicaba estiércol durante 3 meses todos los años, utilizando 3 camiones, haciendo viajes al campo cada día. ¡Amaban su estiércol! En lugar de los niveles de P en una prueba de Morgan disponible en la planta, que era de 170 ppm, ¡el de ellos era de 1700! Su prueba Bray P fue de 294 ppm, ¡cuando el ideal es 24! El alto contenido de P también puede causar caídas en la producción de leche, con reducción en la tasa de crecimiento y diarrea en los terneros. Sus niveles en la pradera estaban terriblemente desequilibrados, pero sus vacas se veían fantásticas. Me llevó todo el día darme cuenta. "Oh, sí", dijo el granjero, "les damos de comer algas marinas de libre elección. ¡Comen alrededor de 100.000 dólares al año!"

Si desea reducir su entrada de P, es importante entender la dinámica entre las plantas y el suelo. Casi toda la disponibilidad de fósforo se rige por materiales orgánicos, raíces de plantas y biología. Como el fósforo está disponible principalmente por microorganismos (75% o más), las pruebas de minerales del suelo pueden no ser el mejor indicador para evaluar la disponibilidad de P. Optimizar el desarrollo de las raíces, utilizando diversos cultivos de cobertura y estimulando la solubilización del fósforo con bacterias y hongos, es clave para movilizar P. Hay especies específicas que solubilizan el fósforo, incluidas las especies *Azotobacter*, *Pantoea*, *Microbacterium*, *Pseudomonas* y *Baccilus*. Las micorrizas desempeñan un papel esencial en la nutrición de las plantas, como lo demuestran sus efectos beneficiosos sobre el crecimiento de los pastos, la nutrición del fósforo y las relaciones con el agua.

Como regla general, podemos rastrear esta movilización usando pruebas de tejido vegetal y ver que incluso con volúmenes reducidos de aportes de P en un programa biológico, los niveles de P en las hojas siguen aumentando. En Twin Rivers, realizamos pruebas de tejido vegetal durante la temporada de crecimiento para monitorizar o monitorear la salud de las plantas y detectar cualquier señal de advertencia temprana. Las pruebas de 2017/18 mostraron niveles ideales de fósforo. Se aplicó un total de 1,1 kg de P durante toda la temporada. En la siembra se utilizó un tratamiento de semillas que incluía tres bacterias especializadas, *Rhizobia*, *Azotobacter* y *Bacillus subtilis*, más HMA. Cuando se utilizan inóculos, existen beneficios sinérgicos al aplicar diversas mezclas de microbios.[83] Estas bacterias proporcionan una liberación más rápida de fósforo de roca y mejoran la liberación de fósforo a su cultivo durante la temporada de crecimiento. Tienen otros beneficios adicionales para la resistencia de las plantas, las hormonas de enraizamiento (auxinas), la accesibilidad al agua y la protección de las raíces.

El tratamiento de semillas con extractos microbianos es una herramienta potente para la salud de las plantas. Como demuestra el trabajo del Dr. Johnsons con el biorreactor, el tratamiento de las semillas aumenta el rendimiento y la salud de las plantas. Otra investigación ha demostrado que esta práctica aumenta la germinación de las semillas, la nutrición de los cultivos y la resistencia al estrés.[84] [85] Las plantas y los microbios tienen complejas relaciones interconectadas. La investigación está descubriendo que las plantas usan un método ingenioso para alimentar a su micro-rebaño y luego reabsorber sus cuerpos en un proceso llamado "ciclo de la rizofagia". Al reabsorber estos microbios, las plantas pueden acceder a los nutrientes biodisponibles. Los investigadores estiman que potencialmente el 30% de los nutrientes absorbidos por las plántulas se derivan de los cuerpos de estos microbios absorbidos.[86] Juntar semillas con sus socios microbianos tiene mucho sentido en la transición.

En todos nuestros sitios de monitoreo (a excepción del boro en los guisantes), los elementos principales y de control tuvieron niveles deseados en las pruebas de tejido. Josh enviaba regularmente fotos de hermosos cultivos uniformes, guisantes cubiertos de vainas y sistemas de raíces bien desarrollados. Su cosecha de cultivos fue comparable a la de los vecinos, pero con un costo mucho menor. Desafortunadamente, los niveles de proteína de trigo de 2017 fueron decepcionantes, como lo fue para otros productores de la región. Tanto en el segundo como en el tercer año del proceso, el inicio de las estaciones comenzó lentamente, con períodos secos prolongados. Solo hubo 1,75 pulgadas de lluvia en los primeros 2 meses de crecimiento en 2019. Tres años de crecimiento climático deficiente han sido frustrantes. Estos no son los momentos más ideales para intentar dar el mejor paso biológico. Sin embargo, al comenzar en temporadas malas, su éxito no se puede atribuir a las buenas precipitaciones y el clima.

Programa de Suelos Twin Rivers 2017			
Producto	**Aplicación**	**Ratio/ac**	**Observaciones**
AMF Trichoderma Bacterias solubilizadoras de fosfato	Tratamiento de semillas	300 ml	Aplicado por tonelada de semilla
10 10 10 NPK Ácido fúlvico Boro (21%)	Foliar Solo en guisantes	14 litros 300 ml 0,2 libras	Kg totales = 0,6 N; 4,7 P; 3,4 K
Húmico soluble	Surcos	1 litro	
Yeso Humate Minerales marinos Boro Zinc Cobre	Surcos	35 libras 25 libras 4 libras ½ libra ½ libra ½ libra	Este es un producto comercial hecho a medida. En el segundo año se aplicó yeso por separado. Registrado como cantidad real de elementos traza
Urea	Entre filas	25 libras	

Gráfico de insumos del primer año en Twin Rivers. Ésta no es una receta general, es un programa para abordar factores habilitadores específicos en esta granja.

Aparte de los cambios de mentalidad, uno de los cambios más importantes hasta la fecha en la granja son los márgenes de ganancia. La mayoría de los agrónomos convencionales dirán que es demasiado arriesgado cambiar a un sistema de bajos insumos. Utilizan el miedo como herramienta. Con márgenes de ganancia estrechos y una deuda creciente, la mayoría de los productores se paralizan y no pueden experimentar. En el primer año, Twin Rivers ahorró 100 dólares / ac en insumos. En 2018, su punto de equilibrio fue una séptima parte del de otros productores de la zona. Jack cree que ganan, pase lo que pase, "incluso con los precios de los cereales, el clima o la cantidad de cosecha que se produzca, seguimos adelante". Hay muchos ojos escudriñando la explotación de Twin Rivers, a pesar de su deseo de permanecer fuera del radar (lo siento, chicos).

Jack, como muchos de mis contactos en América del Norte, se graduó de la escuela Ranching for Profit (RFP). Todos los días, reflexiona sobre un aspecto diferente de lo que aprendió en la escuela. "Ciertamente estoy muy agradecido con Dave Pratt de RFP. Él fue quien me abrió la puerta a los Estados Unidos y las increíbles oportunidades que he tenido aquí". La escuela de Dave es un poderoso proceso de transformación de una semana que abre la mente a las personas con nuevos procesos de acción. Acciones que no habrían sido factibles ni siquiera concebibles antes de la escuela. Jack es claro, "se avecina un cambio y es necesario que ocurra, o toda la agricultura estará en serios problemas". Está preocupado por una comunidad agrícola que se enfrenta a un desafío para el cambio.

"Si un rancho o granja no es rentable, entonces no es un negocio, es un hobby", dice Dave. "La mayoría de los ranchos son un gran conjunto de activos costosos y trabajos físicamente exigentes y mal pagados". Además de cambiar paradigmas, RFP enseña tres soluciones simples para aumentar las ganancias: reducir los costos generales, mejorar el margen bruto por unidad y aumentar la facturación. La mayoría de los productores que conozco no saben cuál es su margen bruto en sus explotaciones o qué afecta su rentabilidad. Twin Rivers no solo está poniendo más dinero en el banco, sino que está invirtiendo dividendos en su futuro, en su cuenta bancaria principal, su suelo.

La agricultura regenerativa trata de aprovechar la vida y la vida se compone de carbono. El carbono es la moneda viva del planeta, lo que los microbios usan para intercambiar con las plantas en busca de nutrientes y los componentes básicos de toda la vida. Los humatos son una excelente herramienta de carbono para potencia la transición de propiedades de alto insumo. Los humatos crudos son energía solar concentrada, procedente de materiales vegetales, turba, suelo, compost y carbones blandos, como leonardita y lignito. La gama de sustancias húmicas en el mercado es tan amplia como la cantidad de opiniones e información sobre qué productos son los mejores. ¡Hay más de 200 productos húmicos solo en Australia!

Queremos un campo que disponga un carbono concentrado, que contenga tantas moléculas de detección de quórum como sea posible. Los extractos de lombrices y el carbón entran en esta categoría.

Siempre que se necesite un fertilizante (o herbicida), recomendamos un carbón. El ácido húmico o fúlvico es fácil de obtener y usar y, si está disponible, los extractos de vermicast son ideales. Como regla general, piense en "fúlvicos para foliares" y "húmicos para humus".

Este carbon de usos múltiples está recibiendo gran interés científico agrícola, debido a sus beneficios para la nutrición de las plantas y la quelación de minerales. La quelación es un proceso que permite que un nutriente "mantenga su propia identidad" dentro del tanque de aspersión y evita que los nutrientes se unan con otros nutrientes o químicos en el tanque. Los estudios han demostrado que los humatos (que incluyen extractos fúlvicos, húmicos y de compost) tienen mucha movilidad en la planta. Aumentan la eficacia de las aplicaciones foliares, aumentando la permeabilidad de las paredes celulares de las hojas.

Los humatos y otros alimentos biológicos también ayudan a estimular los microbios beneficiosos que viven en la superficie de las plantas y en el suelo. Estos organismos son esenciales para reciclar nutrientes, aumentar la eficiencia de los fertilizantes y reducir las pérdidas de fertilizantes, al tiempo que convierten los nutrientes del suelo en formas más disponibles para las plantas. Una investigación en Nueva Zelanda sobre estaciones de ganado ovino y bovino, realizada por el científico independiente Dr. Peter Espie, lo ha llevado a concluir que la "mejora biológica del crecimiento de las plantas y el contenido de nutrientes es científicamente válida". Otros estudios sobre granjas lecheras administradas biológicamente en Rotorua, Nueva Zelanda, han demostrado que estas granjas tenían concentraciones de nitrato significativamente más bajas que las granjas convencionales. Solo se necesitan pequeñas cantidades de productos húmicos. Las sustancias húmicas son una batería concentrada de alimentos microbianos. En la mesa del suelo, los microbios se alimentan antes que las plantas. Agregar grandes volúmenes de productos húmicos solubles afectará los rendimientos. Recuerde simplemente "hacerle cosquillas al sistema".

Aunque los fertilizantes químicos sólidos pueden contener concentraciones de nutrientes más altas en comparación con los fertilizantes foliares, son muy ineficientes y la planta no los puede usar. El uso de fertilizantes se puede maximizar mediante la aplicación directa a las hojas y raíces, mejorando la absorción y utilización de los nutrientes de las plantas. Este método evita el sistema intestinal biológico, lo que permite a los productores superar los desequilibrios temporales durante una transformación o cambio. Con la adición de un bioestimulante, puede mantener sus objetivos de salud del suelo en la dirección correcta.

La fertilización foliar nació en la década de 1950, cuando los científicos de Michigan descubrieron que las plantas podían absorber nutrientes a través de sus hojas. Desde entonces, el uso de foliares ha sido objeto de acalorados debates, ya que los resultados varían en dependencia de diversos factores. Estos factores incluyen: tipo de suelo, retención de P, pH, niveles de calcio del suelo, difusión de nutrientes y tiempo que los nutrientes disueltos permanecen en la hoja. Parece haber pocas dudas de que, cuando hay fijación en el suelo, las aplicaciones foliares de ciertos nutrientes es el método más eficiente de "poner" los fertilizantes, especialmente durante los períodos críticos cuando las demandas de nutrientes superan la capacidad de una planta para abastecerse a sí misma. El fosfato que permanece en la superficie del suelo es más propenso a pérdidas por el movimiento del suelo, lo que resulta en problemas de calidad del agua. Las aplicaciones fluidizadas de nutrientes penetran en la superficie del suelo a niveles más profundos, lo que reduce el riesgo de pérdidas en las vías fluviales.

Los fertilizantes foliares pueden resultar en una rentabilidad neta para los productores, cuando se aplican de manera oportuna, proporcionando una solución a corto plazo para muchas deficiencias de nutrientes. Con los avances en el conocimiento y la investigación sobre quelantes e inoculantes, la nutrición foliar también se puede implementar para estimular la biología. Ahora es técnicamente posible aumentar la eficiencia de los fertilizantes. Siga el consejo de las pruebas de tejido vegetal y responda usando gramos u onzas de producto. No hay necesidad de martillar en minerales traza.

2019 fue una temporada extremadamente desafiante para Twin Rivers, cuando las lluvias tempranas no llegaron, se tomó la decisión de no gastar dinero en la aplicación foliar recomendada. En las transiciones, los foliares pueden ser herramientas de gran valor para hacer un seguimiento rápido y garantizar que se mantengan los rendimientos de los cultivos. Al no invertir en un foliar, los rendimientos de trigo se redujeron, mientras que los cultivos de cebada y arveja produjeron rendimientos comparables a los de las granjas vecinas, afortunadamente, a menor costo por acre. El equipo estaba atento a sus objetivos a largo plazo, mejorando la salud del suelo y equilibrando sus ganancias.

Antes de comenzar el programa de regeneración, Jack sintió que la propiedad solo estaba alcanzando el 20% de su potencial, con un bajo nivel de humus funcional y poca infiltración de agua. "El terreno sigue mejorando", dice Jack, ahora con el objetivo de multiplicar por cuatro el número de cabezas de ganado. Si pueden almacenar la humedad de la primavera, pueden proteger su granja contra la sequía. Esta temporada de 2019 brindó grandes revoluciones al equipo de Twin Rivers. A finales de julio, con una humedad mínima, la germinación en toda la región era esporádica y los cultivos estaban en apuros. Casi 2 millones de acres en Alberta ardían con yesca seca como combustible. En un período de 26 horas, cayeron 5 pulgadas de lluvia, apagando el último de los incendios y anegando el área de Manning. Conduciendo las largas millas para tomar muestras a través de la propiedad, las zanjas junto a sus campos estaban vacías, mientras que las propiedades vecinas corrían llenas y rápidamente. Con Josh y Dwayne, un adolescente defensor del suelo de la granja, caminamos profundamente hacia los campos vecinos. Había una pulgada de agua en la superficie y los suelos eran imposibles de excavar, ya que se inundaban de agua inmediatamente. A diez metros de distancia, en los campos de Twin Rivers, el agua se había filtrado y los suelos estaban llenos de actividad biológica. El siempre fiel Josh, abrumado por las emociones, caminaba por sus campos sacudiendo la cabeza y murmurando "¡guau, guau!" Las posibilidades teóricas de Josh se han convertido en realidad en una realidad viva y que respira. En estos paisajes y, de hecho, en todas las áreas agrícolas, si podemos capturar y retener cada gota, estaremos preparados para el éxito. El agricultor no solo gana al atrapar su agua, sino que los municipios río abajo se protegen de las inundaciones repentinas.

Materia Orgánica del Suelo % 2016- 2019

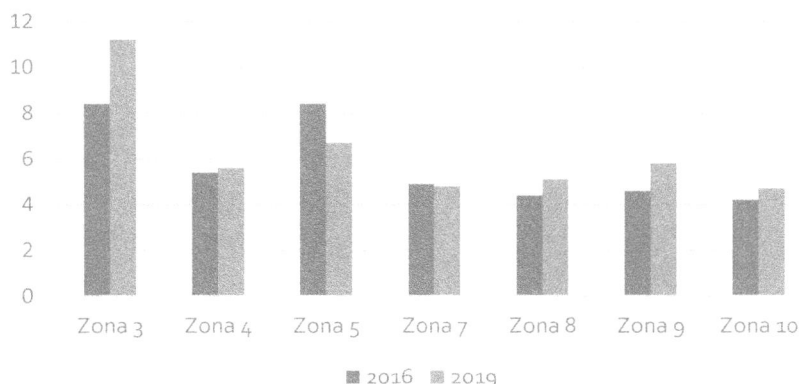

Gráfico que muestra los cambios en la materia orgánica de 2016 a 2019. A pesar de las malas temporadas de crecimiento, durante un período de 3 años, la mayoría de las zonas de evaluación comparativa mostraron elevaciones significativas en materia orgánica. Las únicas 2 zonas con una disminución en la MO fueron pastoreados en franjas a medida que la nieve se derritió, causando una cantidad significativa de daño al suelo. La zona 3 obtuvo cambios visibles en la estructura del suelo, pasando de un estado compactado a un suelo ligero, esponjoso y aireado.

Otro cambio notable en la granja es la emoción contagiosa en la próxima generación de Stahls: los sobrinos e hijos, ahora se están educando y están tomando decisiones en torno a los insumos biológicos y la gestión del suelo. Me senté con dos adolescentes para enseñarles el uso básico de un microscopio, cuando levanté la vista, la habitación se había llenado de una docena de jóvenes que escuchaban con avidez y ayudaban a escribir palabras en la pizarra como "actinobacteria" y "nematodo". Hasta que un adulto entró en la habitación y les gritó: "¡Hay trabajo que hacer afuera!" y salieron disparados como ratones cuando se enciende la luz de la cocina.

Durante nuestro viaje por la salud del suelo, tanto Jack como Josh han reflexionado sobre la notable reducción del estrés para todos. El Josh que conocí por primera vez en 2016, no es el hombre que conozco hoy. Realmente se ha contagiado del bicho del suelo y tiene un nuevo entusiasmo por la vida, a pesar de los bloqueos del equipo original. Ahora es cuando Josh dice emocionado: "¡no hay plan B!".

Al realizar la transición, evite cortar drásticamente los viejos vicios en un sistema acostumbrado a insumos altos, a menos que aborde los factores habilitantes de inmediato.

Si puede permitirse las pérdidas distribuyendo el riesgo en toda su empresa, elimine el uso de productos químicos en un área a la vez.

¡Detenga las acciones que causan daño! Los pesticidas y fungicidas son parte del problema. En cambio, céntrese en la nutrición y estimule la mano de obra microbiana.

Aborde las 5 M: mentalidad, gestión (manejo), microbios, minerales y materia orgánica. Es posible que solo se necesite una gran gestión y una pequeña cantidad de elementos traza para activar un sistema dormido.

¡No se haga un lío! Le tomará décadas mejorar el rendimiento si empieza haciendo cosas aquí y allá sin un plan. ¿Cuántas temporadas necesita para hacerlo bien?

Consulte el Apéndice para obtener más consejos sobre transición.

10
Midiendo el Éxito

"A menudo olvidamos que somos naturaleza. La naturaleza no es algo aparte. Entonces, cuando decimos que hemos perdido nuestra conexión con la naturaleza, perdemos nuestra conexión con nosotros mismos." — Andy Goldsworthy

Fraggle Rock es un programa de televisión de los 80 con las divertidas marionetas de Jim Henson, que cubre temas como los desechos, el medio ambiente, la espiritualidad y el manejo de conflictos sociales. Fue una serie que me marcó. La familia Fraggle incluye un personaje llamado "el viajero tío Matt". Matt tiene un bigote gris parecido al de "Doc Holliday" y con una mochila en la espalda, deja su cómoda comunidad subterránea para observar el mundo de los humanos (el espacio exterior). Su mochila está llena de herramientas de medición y cuadernos para garabatear con entusiasmo sus pensamientos.

En pocas palabras, les acabo de describir a uno de mis ganaderos favoritos,[8] Roger Indreland. Creo que sería un shock para este ganadero educado y bien hablado, ¡decirle que me recuerda a un muñeco de televisión de los 80! Siempre me hace sonreír cuando nos ponemos nuestras mochilas y salimos a revisar nuestros sitios de monitoreo, bajo el ardiente sol de Montana. Hemos estado haciendo esto desde mayo de 2014.

Roger y Betsy Indreland tenían dudas cuando nos conocimos en la conferencia de verano de Ranching for Profit (RFP). La mentalidad de Roger

---

[8] Un apunte, todos los ganaderos con los que trabajo son mis favoritos y, como actualmente aparco mi remolque para caballos en el jardín delantero de sus casas, ¡siempre estaré eternamente en deuda con la familia!

es despreocupada, parecida a la de un niño, la curiosidad de un paquete sin abrir o saber cómo se arma un juguete pueden distraerlo. Esta necesidad de comprender las cosas en profundidad, lo dejó lo suficientemente intrigado como para comentar: "No pudimos hacer que funcionara". Le respondí rápidamente: "Bueno, ¿por qué no?" Ambos estaban desconcertados de que yo pudiera tener tanta confianza ("gallito", un poco arrogante, es el término usado en Nueva Zelanda), y así comenzó nuestra hermosa amistad. Roger y Betsy tienen mentes curiosas, pero no son de los que corren riesgos innecesarios. A lo largo de los años, han aprendido a observar y registrar los cambios antes de implementar acciones en su explotación de 7.000 acres. Con sus hijas Kate y Ann, lograron con éxito un semental Angus certificado, a través de ensayo y error, resultados que están felices de compartir con los vecinos. Son una familia que se ha ganado el respeto y la admiración de su comunidad, a través de su contribución al establecimiento de la raza Angus y el compromiso de mejorar la resiliencia de las familias ganaderas. Cuando Roger habla, la gente escucha.

Betsy es su balance perfecto. "Habla más fuerte con su cuerpo que con su boca", bromea Roger. Junto con Roger el visionario, Betsy lleva los detalles y las cuentas en su mente prodigiosa. Él recitará una oración, que Betsy completa: "Fue la vaca 5409 la que fue mordida por una serpiente de cascabel el año pasado", "no, fue la 5475". Roger sabe que ella tiene razón. Son un equipo colaborativo muy potente, que se saben comunicar muy bien.

Estar en las praderas onduladas aquí, nos da una idea de la reputación que tiene Montana: el "Gran Cielo". Cuando el sol comienza a salir, la luz atrapa las montañas Absaorkee Beartooth al sur y las montañas locas al oeste. A menos de 2 horas del Parque Nacional de Yellowstone, parece que has encontrado el Nirvana, hasta que los incendios californianos humean las montañas y los cielos se vuelven color naranja infierno.

A principios del siglo XIX, la famosa expedición de Lewis y Clark fueron los primeros europeos en cruzar la parte occidental de los Estados Unidos. Se dispusieron a estudiar la geografía, las plantas y los animales, así como a establecer comercio con los pueblos de las Naciones Originarias. Su viaje los llevó a menos de 12 millas del Rancho Indreland, donde Clark señaló que "Buffalow está volviéndose productivo y abundante".[87] Este área estuvo dominada una vez por pastos de pradera cortos y densos. Ahora los pastizales están dominados por artemisa con suelo desnudo, criptógamas y diversas especies de flores nativas. Con el sobrepastoreo temprano de ovejas y ganado, las estimaciones apuntan a una disminución en el carbono del suelo entre el 30 y el 60% desde que Lewis y Clark lo visitaron por primera vez.

Cualquiera que viva y trabaje en la tierra, aprecia las fuerzas de la naturaleza y lo pequeños e impotentes que somos en realidad. El clima aquí en Big Timber no es fácil, ya que el invierno trae vientos ruidosos y nieve densa, seguido de un sol abrasador de verano. El rancho se encuentra alrededor de 4.500 pies de altura con 300 a 350 mm (12 a 14") de precipitación anual. El periodo libre de heladas es de solo de 90 a 100 días. La mayor parte del alimento debe cultivarse en un período corto y frenético de 30 a 45 días, para proporcionar suficiente pasto para el próximo año.

Cuando Roger era jóven, su padre insistía en que el fertilizante era caro y endurecía el suelo. Después de terminar de estudiar economía en la escuela agrícola, Roger expresó la opinión de que su padre estaba confundido y que "cuanto más grande, mejor". La lluvia irregular hicieron ver que los fertilizantes no eran de gran ayuda. En cambio, invirtieron en equipos para la agricultura y el heno. Un año seco llegó y con deudas con plazos vencidos y sin cosecha, los primeros años de la nueva pareja fueron difíciles.

Durante la universidad, Roger tuvo la oportunidad de trabajar con uno de los expertos del negocio de Angus certificado. Durante una conversación, el criador reveló una idea fundamental, su opinión de que "la raza Angus estaba más allá de su tamaño óptimo". Con la experiencia de Betsy en marketing y las agudas observaciones de Roger, sabían que intentar batir a los grandes empresarios de Angus y los ricos terratenientes era una maniobra arriesgada, dado su presupuesto promocional. Los Indreland fueron pioneros en el uso de la genética de lo que desde entonces se ha convertido en un"cuanto más grande, mejor" más populares de Estados Unidos. Esta decisión le costó caro a la pareja. Durante las duras condiciones nutricionales en su tierra azotada por el viento, el 75% de las vacas se volvieron infértiles. Roger y Betsy siempre han valorado la diversidad y ese año eligieron utilizar dos genéticas de toros diferentes. Afortunadamente, su toro de segunda categoría tenía un valor energético de vaca mucho mejor ($EN) y sus hijas prosperaron. ¿Su máxima realización? Estas razas de alto valor y alto requerimiento no tenían las características necesarias para sobrevivir y prosperar en un sistema natural con bajos insumos.

Estos dos primeros incidentes fueron catalizadores para que la pareja buscara técnicas para reducir los insumos y producir una manada adecuada, que pudiera funcionar en entornos de baja energía. Los Indrelands han desarrollado su rebaño poniendo su foco en aquello que les permite tener buen rendimiento en condiciones difíciles, necesitando una gestión mínima o alimentación suplementaria. Por ejemplo, en el duro invierno de 2017/18, antes de que la nieve se volviera demasiado profunda para que pudieran excavar, sus vacas solo fueron alimentadas durante un total de 3 semanas. Roger dice confiado: "Tenemos un rebaño de ganado que requiere poco aporte, es extremadamente duradero y muy sano". Esta línea de ganado libre de problemas que trabaja en sincronía con la naturaleza, ha atraído a una base de clientes leales, interesados en una raza resistente, eficiente y rentable.

Tener un indicador de la cantidad de insumos que requiere un animal para crecer y producir leche es una valiosa herramienta a la hora de que los productores interesados en la rentabilidad tomen decisiones. Los criadores utilizan los valores energéticos de la vaca ($EN) para predecir cuánto podrían ahorrarse en costos de alimentación. $EN se expresa en dólares de ahorro por vaca, por lo que un valor más alto es mejor. No todas las razas de ganado están diseñadas para sistemas de bajos insumos. Ser capaz de calcular los costos potenciales sería invaluable en cualquier sector: para el trigo, las manzanas, las verduras ... ¡¿y por qué no para los caballos?! En el entorno extremo de Montana, un $EN bajo y negativo significa que se necesitarán grandes cantidades de alimentación complementaria durante el invierno. Si busca en los catálogos de criadores, la raza Angus promedio tiene un $EN de -4,01$. La media de las reses de Indreland este año: +20,57$. Esa es la dura y difícil Montana.

Hasta 2006, el rancho tenía un enfoque típico de la zona, retirando cada brizna de hierba, alimentando con heno durante gran parte del año y luego pariendo en invierno para producir terneros más grandes al destete. El parto en invierno es un enfoque estresante para cualquier persona, con muchas noches de insomnio y largos días que garantizan la supervivencia de los terneros y las vacas bien alimentadas. Es una práctica común, a menudo en los entornos más inhóspitos, con terneros calientes y húmedos que golpean superficies heladas al nacer. Ver vacas sin orejas ni cola es una pista de las condiciones climáticas duras en su época de partos.

Después de asistir a la escuela RFP, la pareja tuvo un momento explosivo: habían estado pariendo en la época exactamente contraria a las necesidades nutricionales de la vaca. Cambiaron el parto de febrero a mayo, para que coincidiera con el crecimiento de la primavera y todos, los hombres, mujeres y las reses dieron un suspiro de alivio. Esta época es también cuando el antílope salvaje y el ciervo nacen. Después de mi primera visita a los

Indrelands, discutimos sobre la idea de que quizá estas tierras no hayan sido pastoreadas cada año por grandes rebaños. Este pensamiento fue un gran hallazgo. En paisajes frágiles o con distribución errática de humedad, el pastoreo puede no tener lugar durante 3 años. La extensión de este tiempo de recuperación ha sido un gran avance y volver a lo que Roger pensaba que ocurría antes de la invención de los grandes equipos de empacado. Para épocas de sequía, "los veteranos del lugar sabían que necesitaban tener al menos 18 meses de alimento como provisiones", dice. La sequía en Montana no es un algo de un día, sin embargo, la memoria puede ser muy corta en las comunidades agrícolas o ganaderas.

El pastoreo se registra en un cuaderno y una tabla o planilla en la pared. Su objetivo es usar diferentes pastos, en diferentes épocas del año. Algunas de las pasturas más grandes crean desafíos de gestión. Estas áreas están divididas con cerca eléctrica. Las especies de plantas en el área proporcionan diversas cosechas. Los terrenos de regadío y las tierras bajas consisten en pastizales más pequeños donde el ganado se puede mover con mayor frecuencia. El rancho practica el enfoque de "Bud Williams Stockmanship" para la gestión de animales sin estrés, creando un ambiente relajado para personas y animales. La mayor parte del trabajo de ganado se realiza a pie y con sus perros pastores, Lily y Ace. Otra consecuencia del ganado de tamaño más reducido son las condiciones más seguras sobre el terreno. Betsy recuerda cómo, en los primeros días, no podían ver por encima del lomo de las vacas, lo que la hacía sentirse vulnerable en espacios pequeños. El ganado "responde", dice Roger, "y eso es un gran orgullo para nosotros también, poder salir, conducir el ganado y hacer casi cualquier cosa que queramos, sin grandes problemas."

Me creo bastante buena en términos de mover el ganado. Sin embargo, después de ver a Roger a pie, sacar en silencio una vaca y un ternero del rebaño y llevarlos colina arriba a través de una puerta abierta, todo sin sudar, aprecio un nuevo concepto de dicho arte.

No fue la crisis lo que llevó a los Indreland a cambiar su modelo de gestión. Roger tuvo una buena base con un padre ganadero atento, paciente y hábil. No le preocupa lo que piensen los vecinos. De hecho, creo que le gusta hacer que se rasquen la cabeza. Es inusual en el sentido de que no tiene miedo a nadie ni a hacer preguntas. Su vecina, Gretel Ehrlich, poeta y autora de "*The Solace of Open Spaces*", tiene una forma etérea de capturar la naturaleza cruda de la comunidad ganadera. Ella está asombrada por la mente de Roger. "Se mantiene al día en sus procesos de pensamiento", dice ella. "Se siente estimulado al mirar la tierra". Incluso cuando Roger tiene conocimientos sobre un tema, seguirá haciendo preguntas más profundas a las personas para ampliar o cuestionar su propio conocimiento. Gretel y él, ambos hacen las grandes preguntas que muchos temen hacer. Ésta es una habilidad poco común. De hecho, su valor es inspirador.

"¿Por qué estás trabajando aquí? ¿Porque tu padre dijo que deberías ser ranchero?", reflexiona Gretel... "¿Porque te gusta? ¿Para hacer dinero? ¿O para dejar un legado? La mayoría de la gente tiene miedo a parar", medita, "Podrías preguntarte esto sobre tu matrimonio, tus hijos o tu vida". Gretel es una amiga cercana de Allan Savory y ha viajado y visitado con él en muchas explotaciones ganaderas. Se maravilla del mismo proceso que muchos descubren al profundizar su relación con el suelo. "Es el nuevo pensamiento lo que lo hace divertido, que nadie prevé". El nuevo aprendizaje y las acciones creativas disuelven "el veneno de la tradición", dice. Ella es un genio lírico. Me asombra.

Betsy, que proviene de una familia ganadera tradicional, cree que RFP le dio la resolución de intentar cosas innovadoras. Se conectan con una comunidad internacional a través de la RFP "Executive Link", que incluye a su organización socia australiana, "Grazing for Profit". El "Executive Link" se reúne tres veces al año, ofreciendo detalles de toda su explotación a sus pequeños grupos, para que todos puedan analizar. Después de estas reuniones, los ganaderos se van inspirados con nuevos planes de acción que cubren el ciclo completo de la vida ganadera desde las opciones empresariales, las finanzas, las estructuras del rancho, las clases de ganado, la dinámica familiar, la sucesión y el marketing. Como grupo, se consideran valiosos mutuamente. Es una herramienta extraordinaria para el éxito y para romper los viejos hábitos. Para los Indrelands, significó que sus pruebas y experimentos no les generaran una sensación de soledad y aislamiento, sino que ha permitido su conexión y sentido de contribución a un foro global de conocimiento.

Mantienen registros excelentes y han estado rastreando los cambios en el suelo y los pastos, monitoreando los niveles Brix, los minerales del suelo, la biología y las pruebas de tejido vegetal para asegurarse de que van en la dirección correcta. Sus prados irrigados están dominados por bacterias, con suelos "somnolientos" en la cordillera, un hallazgo bastante típico en los pastizales del Medio Oeste. Tienen suelos con 100% de Saturación Base, alto Ca y Mg. Las primeras pruebas revelaron problemas de movilidad de elementos traza (Mn y B), bajo contenido de sodio y nitrógeno. Sus prados irrigados contienen una mezcla diversa de pastos introducidos y alfalfa, con rendimientos que habían estado luchando debido a suelos compactados y escasa infiltración. Las observaciones de campo y las pruebas de tejido de las hojas mostraron que el heno era de calidad promedio, proporcionando una gran cantidad de alimento para las plagas de insectos, como el gorgojo de la alfalfa y la pulga de la alfalfa. La realización de pruebas de tejido de malezas y evaluaciones visuales del suelo proporcionó claves para identificar aquellos factores limitantes o habilitadores, baja actividad fúngica y baja cantidad de boro y manganeso.

Basándose en las pruebas, se prescribió una mezcla de bioestimulantes que incluía elementos traza, hidrolizado de pescado y ácido húmico. Antes de comenzar un programa de regeneración, los campos de alfalfa tenían un desempeño promedio. Los rendimientos habían comenzado a disminuir lentamente. Esta tabla muestra los cambios medidos en la alfalfa en una prueba de tejido vegetal de química húmeda. La columna "Premium" son los niveles base que buscamos para vender y comercializar esta alfalfa como de la más alta calidad. La alfalfa convencional estaba recibiendo fertilizantes NPK solubles estándar.

DM Base	'Premium'	Alfalfa Bio	Alfalfa de Control
Proteína Cruda	>22%	29.7	21.9
FDN (Fibra Degergente Neutro)	<34	28.5	37.5
FDA (FDA Fibra detergente ácido)	<27	26.7	33.9
NAT (Nutrientes absorbibles Totales)	>62	70.1	62.4
CFR (Calidad de Forraje Relativa)	>180	222	155

Gráfico que muestra la diferencia en las pruebas de forraje entre las pruebas "Premium" óptimas para alfalfa, el tratamiento biológico de Indreland y el control que recibe fertilizante NPK.

Los resultados iniciales fueron sorprendentes. ¡Este tratamiento único había mejorado la calidad del alimento en un 43%! Los productores de ganado podían ver el resultado directamente al observar a los animales. Pasarán menos tiempo comiendo y más tiempo acostados (¡a menos que sean caballos sin botón de apagado!).

La mejora de calidad afectará sus presupuestos de alimentación, si se encuentra en un corral de engorde. Efectivamente, el ganado ahora está recibiendo la misma cantidad de nutrición con dos bocados que antes con tres. Esta mejora en la nutrición influye en el alimento de invierno almacenado, aumentando los valiosos niveles de proteínas y energía. Los niveles Brix se duplicaron de 10 a 20°, todo por solo una inversión de 20$ por acre. Estos campos también aumentaron 1 tonelada en rendimiento, pasando de 2 toneladas a 3. Haciendo cálculos, la tonelada de rendimiento adicional paga la aplicación de 5-10 acres de la siguiente temporada. El heno de calidad como este se almacenará mejor y cuando los mercados lo permitan, conseguirá más en el punto de venta. Un productor de heno en Nueva Zelanda, que produce una alfalfa de tallo sólido de alto grado Brix para caballos de carreras, descubrió que una vez que los caballos probaban sus productos, no querían otro heno. Llegados a ese punto, mandaba en los precios de mercado. Excelente.

En 2015, Roger luchaba usando un rociador convencional, que se bloqueaba con cualquier material grueso. En 2017, se dedicó a diseñar y construir un pulverizador de lechada, basándose en los consejos del brillante neozelandés y nativo de Utah, Steve Erickson, en Chaos Springs. Construir el rociador costó menos de 5.000 dólares americanos, incluida la mano de obra. Puede bombear grandes volúmenes (300 galones o 1200 litros / min) directamente desde acequias o abrevaderos.

La primera vez que Roger lo usó, se amortizó. Mientras cortaba el heno, un vecino corrió tras de él gesticulando salvajemente. Las llamas tan sólo empezaban a lamer el campo, iniciadas por la combinación de un cortador de disco giratorio caliente y pasto seco como el papel. Afortunadamente, el rociador estaba cerca. Roger llenó rápidamente el tanque desde una zanja de riego y en cuestión de minutos había contenido un incendio de pasto de 10 acres, uno que podría haber costado a los Indrelands su cosecha anual de heno y el alimento almacenado en invierno a un costo mucho más alto que su inversión original en el rociador.

Un pulverizador de lechada es una unidad de pulverización de boquilla gruesa, impulsada por un diafragma abierto o una bomba de hojarasca.

Estos rociadores están diseñados para reticular líquidos y mantener sólidos en suspensión. Una ventaja de la unidad es que hay pocos puntos de bloqueo, debido a los sistemas de enclavamiento simples y sin mezcladores complejos o puntos de compresión. Prefiero tanques redondos, en lugar de tanques ovalados o cuadrados. Estos tanques redondos pueden crear vórtices, lo que agrega otra dimensión de beneficio y reduce el chapoteo, un elemento esencial en un terreno irregular. Una sola boquilla de 5 mm (1/5 de pulgada) puede cubrir más de 16 metros (52 pies), por lo que las operaciones de cultivo pueden colocar 2 boquillas en un brazo y cubrir 32 metros. Son ideales para rociar compost tamizado, biología viva y semillas, con gotas de gran tamaño a presiones sorprendentemente bajas.

Con las prácticas de pastoreo adaptativo y los parto en invierno como solo un recuerdo del pasado, ahora hay suficiente forraje almacenado para el invierno. El corte de heno dejó de ser una prioridad hasta 2017, ¡cuando los precios del heno eran demasiado deliciosos para resistirse!

El Rancho Indreland incluye 400 acres de tierras bajas y onduladas. Estas áreas, con su capa superficial más profunda, se usaban tradicionalmente para la avena y la cebada. La poca materia orgánica que quedaba, después de los ciclos históricos de pastoreo, se oxidaba rápidamente o se volatilizaba. Como resultado, el suelo de la granja se degradó en arcillas y limos sin vida y sin estructura, dominados por la sucesión temprana de aliaria (*Alyssum alyssoides*) y especies no micorrízicas, el carraspique (Thlaspi arvense) y altramuces. Era un área que Roger y Betsy inicialmente dejaron del programa de suelos, ya que estaba muy degradada. Esta es una buena estrategia. Al enfocarse en áreas de mejor desempeño, o áreas que sí reciben humedad, los aumentos posteriores en la calidad y el desempeño pueden ayudar a financiar el costo de optimizar las áreas más pobres. Al aumentar la capacidad de carga en sus tierras de regadío, pudieron incrementar su ganado en un 25%, cifras sobre las que continúan creciendo.

En otoño de 2017, el terreno agrícola recibió sus primeros insumos en 30 años. Usando siembra directa, Roger mezcló 2 libras de vermicast seco y 2 libras de harina de algas marinas con 12 libras de arveja y 50 libras de centeno de invierno. Como experimento adicional, también agregó girasoles, porque podía y de eso se tratan los experimentos, incluso cuando tu coach "sabelotodo" cree que estás loco. El verano de 2017 había sido abrasador. Más de 300.000 acres se habían incendiado en Montana. Afortunadamente, el otoño trajo algunas lluvias en germinación. Los girasoles crecieron a 3 pulgadas, antes de que las heladas los derribaran.

Puede que no parezca mucho, pero incluso 3 pulgadas de crecimiento y una raíz pequeña, tendrían algún beneficio para una tierra que no había estado cultivando nada. Cualquier cubierta es mejor que quedar con el trasero al aire.

En el deshielo de primavera y con los días cálidos y soleados, la arveja (vicia) y el centeno cobran vida. Se recibían emocionantes actualizaciones diarias sobre su crecimiento. La temporada 2018/19 ha sido una de las mejores que los habitantes del centro-sur de Montana pueden recordar, con una buena lluvia regular que ha mantenido las coberturas creciendo. Incluso a finales del verano, la base se mantuvo verde. Francamente, con el barro, se siente más como Nueva Zelanda que como el país amarillo y polvoriento que he llegado a amar. Ha sido un año fantástico para empezar en un terreno nuevo. El cultivo de cobertura creció a más de un metro de altura en algunos lugares y solo se pastorearon 40 de los 400 acres. El resto se ha dejado para que se siembre por sí mismo y le dé al suelo el descanso y la recuperación que tanto necesita. Esta tierra fue pastoreada en invierno y la semilla que ahora cayó fue pisoteada para germinar en 2019. Roger nunca había visto este tipo de crecimiento en estas tierras y le ha animado a expandir su superficie de siembra / vermicast. Durante la temporada de crecimiento, 100 acres recibieron un impulso biológico. Las pruebas de hojas y suelo mostraron importantes desequilibrios, se roció una mezcla de minerales y materiales biológicos. Una lluvia tardía mostró la línea por donde había entrado el tratamiento foliar, ya que ocurrió un nuevo brote de crecimiento debajo de las áreas tratadas. Las pruebas de las hojas mostraron que las plantas tratadas respondían positivamente a los nutrientes, preparándolas para una mejor calidad de semillas, forrajes y reducción de carbono. Después de años de ser tratados como basura, ahora estas tierras están floreciendo.

Una mañana, mientras Kate y yo conducíamos el ganado, vimos a Roger agacharse al otro lado de un gran prado. No se volvió a levantar y Kate empezó a preocuparse. ¿Tenía problemas de corazón? Llamamos a su teléfono. Sin respuesta. Y ningún movimiento en el campo. De repente, lo vimos saltar de su quad, con los brazos abiertos mientras se acercaba a nosotros. Tenía una amplia sonrisa y estaba lleno de emoción contagiosa.

¡Escarabajos! Había estado tratando de filmar un escarabajo estercolero haciendo rodar una bola de estiércol, algo que nunca antes había visto en el rancho. En el momento en que se detuvo a mirar, el escarabajo estercolero se hizo el muerto. Roger permaneció inmóvil con la esperanza de que el escarabajo volviera a moverse, ignorando cualquier llamada telefónica en el proceso. Mantuvo su cámara preparada, hasta que el escarabajo estercolero desplegó lentamente sus patas y ¡rápidamente se fue volando!

Desde que se implementaron los cambios de gestión y se elevaron los niveles de nutrientes de las plantas, la diversidad ha regresado naturalmente. Una amiga de Kate, una joven ecologista de pastizales, había estado dándoles la vuelta a las palmaditas o bostas de vaca. En el último recuento, había 6 especies diferentes de escarabajos estercoleros, incluido el rodillo fugitivo. Con los pastos más altos y la cobertura de invierno, fluye más biodiversidad. El urogallo (*Centrocercus urophasianus*) y la perdiz pardilla (*Perdix perdix*) son ahora comunes, mientras se mueven por el césped con un rastro de crías plumosas. Ambas especies se ven muy sanas y junto con los topillos y los topos, la población de zorros está aumentando. Una mamá y un papá zorro acamparon en una loma frente a la ventana del dormitorio de Roger y Betsy. Esta primavera, todos miramos con asombro, no 4 o 5 cachorros, sino 7 bolas peludas salían de su guarida. Nos tuvieron entretenidos varias semanas. Siempre es un placer estar rodeado de familias que se regocijan con la diversidad de la vida y ven los beneficios que traen los depredadores a la tierra.

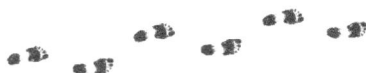

El principio: "Sin medición no hay gestión" lo demuestran todos los Regeneradores con los que hablo. Estas mediciones incluyen observaciones, en las que Roger y Betsy destacan. Tienen un completo kit de análisis de suelos, que incluye materiales para fotografiar y monitorear transectos.

A través del seguimiento de los cambios a lo largo del tiempo, Roger dice: "Nos hemos acostumbrado a realizar un seguimiento de esas cosas y observar los resultados desde una perspectiva diferente a la que los habíamos visto antes". Las acciones que he sugerido a la familia han "tenido un resultado positivo, ya sea un aumento de Brix, escarabajos estercoleros o lombrices de tierra". Las mejoras en la infiltración han sido radicales, de 3 a 4 veces en solo unos pocos años. Cuando le preguntas a Roger cuánta lluvia recibió, obtendrás un descarado: "¡Toda, por supuesto!" Al menos ese es el objetivo. Fueron puestos a prueba con un tormenta de 6 pulgadas (2 pulgadas fueron granizo) en 2 horas, calzadas inundadas de repente y la carretera anegada al norte del rancho. Al día siguiente, no tuvieron problemas para cruzar el rancho para inspeccionar los daños. La estructura del suelo de Indrelands es una de las diferencias más notables. Esta estructura se ve diferente en cuanto cruzas la cerca. Conducir una camioneta pick-up ahí es fácil ... hasta cruzamos a las propiedades vecinas, ¡a menudo para ayudar a los vecinos que se han quedado atascados en el lodo!

Las Indrelands son parte de un esquema de carbono del suelo único, la Montana Grasslands Carbon Initiative. Impulsada por Western Sustainability Exchange y Native Energy, un proveedor de créditos de carbono, el programa paga a los ganaderos por adelantado, por cambios en la práctica que se sabe que mejoran el carbono del suelo, como el manejo adaptativo del pastoreo, la conducción en pastizales y evitar la labranza. Estos ganaderos están utilizando los fondos para mejorar los sistemas de agua y las cercas. Presentan planes de pastoreo al proyecto y asisten a talleres sobre métodos para mejorar la salud del suelo. La iniciativa ha recibido mucha atención positiva de la comunidad y del mercado. Personalmente, no soy un fanático de los mercados de compensación de carbono, ya que los beneficios de generar carbono en el suelo recompensan directamente a los productores. Sin embargo, la contratación de los productores, que son responsables de la mayor parte de la tierra, para mejorar los servicios de los ecosistemas, es algo que estoy feliz de respaldar. Como dice el gurú del suelo estadounidense Abe Collins, "estamos construyendo el proyecto de infraestructura más grande del mundo". Para lograr objetivos tan altos, es necesario contratar a las personas sobre el terreno para construir el sistema. Desafortunadamente, la construcción de salud del suelo no llama la atención, como un depurador de CO_2, un banco de alimentos, una presa o un puente. El efecto, sin embargo, es mucho más profundo y efectivo que el enfoque de "ambulancia en el fondo del acantilado".

Muchos productores me dicen que no tienen tiempo para monitorear. Sin embargo, es la supervisión la que le dará *más tiempo*. Intente crear un sistema simple que se convierta en un hábito. Los productores más exitosos que conozco llevan un pequeño cuaderno, un refractómetro, un machacador de ajos y una sonda de temperatura junto a la palanca de cambios de su camión. Al pasar por una cerca, conduzca 10m (32 ') más, coloque el medidor de humedad en el suelo (lejos de la pista) y, mientras camina para cerrar la puerta, tome unos puñados de hierba, coloque la muestra en su triturador de ajos, mire la muestra, cierre la puerta, camine de regreso al camión, registre la temperatura y siga conduciendo. Esto sería lo mismo para los horticultores. Cuando camines por los surcos, tome alrededor de 20 hojas de diferentes plantas. Incluya también las lecturas de la savia de pH en esta muestra. Esto sólo tomará un minuto, y esta rutina le aportará una gran cantidad de información a medida que crea una imagen de su lugar.

Tome muestras en diferentes momentos del día en diferentes condiciones climáticas y diferentes puntos de crecimiento. Toda esta información lo ayudará a administrar de manera más decisiva y generará confianza en que va en el camino correcto. Si *no* se dirige en la dirección correcta, esta información le indicará otra manera. ¿Las plantas están estresadas? Realice acciones para potenciar la salud, sin perder producción. Cuando los niveles Brix sean más altos, corte para heno. Para el engorde de vacas y ovejas, si el Brix es bajo, omita este campo en la rotación. ¿Bajo y agudo? Considere los posibles nitratos, no los paste y, si es posible, aplique un aerosol con productos húmicos o lácteos para limpiar los nitratos antes de que germinen las malas hierbas. Si el pH de su planta es bajo, intente aplicar un aerosol alcalino como leche, calcio líquido o agua de mar. Una vez que la salud de los cultivos y los pastos mejore, tendrá más tiempo disponible. ¡Estoy segura de que encontrará formas de llenarlo!

Es un asombro constante para mí, cómo la mayoría de los productores no toman suficientes fotos (aunque yo también soy culpable de esto). En 2000, me mudé a la granja de mi padre en la hermosa bahía de Plenty. La bahía de Plenty es tan buena como parece: suelos volcánicos jóvenes, ricos y profundos rodeados de mares resplandecientes, protegidos de los fríos vientos subantárticos, por montañas cubiertas de arbustos. Es una zona al sur de Auckland, Nueva Zelanda, famosa por sus enormes aguacates y kiwis. En ese momento, la granja de papá estaba infestada con la nociva hierba cana (*Senecio jacobaea*). Se hizo tan alta y densa, que no se podía ver el ganado cuando se acostaba. La hierba cana también se la conoce en inglés con títulos más descriptivos, como apestoso y pedo (¡es cierto!). Solíamos tirar de la hierba cana a mano por la carga del remolque. Lamentablemente, contiene alcaloides, que me hacen sentir muy mal (el nombre que uso yo para llamar a la hierba cana no es adecuado para este libro). Cuando los lugareños preguntaban dónde vivíamos, respondíamos: "En la granja amarilla de Wrights Road", y la gente respondía asintiendo con la cabeza. Con los biocontroles y el programa de suelos, la hierba cana es cosa del pasado. La única evidencia que tengo es una sola foto de toda la familia en un hermoso picnic rodeada por una pared de 5 pies de altura de maleza amarilla.

¿POR QUÉ MONITOREAR?

Punto de referencia: Sepa su punto de partida: ¿Sus objetivos de gestión lo llevan hacia adelante o hacia atrás? Identifique alertas tempranas.

Gestionar: actúe en respuesta a los indicadores. Guíe el manejo del ganado y aplique aerosoles nutricionales o biocontroles.

Evaluar: Cuando se necesitan cambios en la estrategia de gestión para cumplir mejor con los objetivos identificados.

Registro: Tome nota de las condiciones ambientales y de los recursos, los eventos y las prácticas de gestión.

Informar: Brinda información para informar a la dirección. Opciones de pastoreo, idoneidad de la especie, administración del agua. ¿Son los bioestimulantes o fertilizantes los que ofrecen una buena relación calidad-precio?

Alertar: Alerta temprana de prácticas que están empeorando la salud del suelo.

Seguimiento: Permite un seguimiento de los cambios a lo largo del tiempo. Proporciona un registro que puede ayudar a asegurar arrendamientos, asociaciones o inversiones.

Prueba: Como una prueba "orgullosa" ¡de que está poniendo su dinero a funcionar!

El monitoreo a largo plazo del carbono del suelo generalmente se repite cada 4 o 5 años. Medidas más dinámicas como medición de niveles Brix y de temperatura se pueden llevar a cabo rápidamente a lo largo de la temporada.

Vea el Apéndice para consultar qué otras pruebas de evaluación comparativa de suelos y plantas puede realizar.

11

Lee Tus Malezas o Malas Hierbas

"Cuando miras un campo de diente de león, puedes ver cien malezas o mil deseos." - Anónimo

¡Es hora de emocionarse con las malas hierbas! Para aquellos interesados en escuchar, están aquí para contarnos una historia. Una historia que puede ser multigeneracional, ambiental o incluso un reflejo de su gestión. Me alegro con las malas hierbas de las personas, ya que ofrecen pistas y conocimientos sobre la salud y la gestión del suelo y ¡todo esto significan oportunidades!

Antes de profundizar en este tema, necesitamos definir mala hierba: indicadores valiosos y narradores de historias. Una maleza o mala hierba se define comúnmente como "una planta que crece en el lugar equivocado", algo demasiado abierto y subjetivo para definir qué es o no es una maleza. Considere los diferentes puntos de vista sobre el cenizo o la quinhuilla (*Chenopodium album*). Puede proporcionar alimento para animales de alto valor y se cultiva comúnmente en África y Asia para el consumo de semillas y como sustituto de la espinaca. Sin embargo, en otros terrenos, el cenizo es competitivo y puede dar lugar a reducciones de rendimiento significativas y costosas. ¿Es el lolium una mala hierba? Los productores lecheros lo valoran para la producción de leche, sin embargo, en cultivos extensivos, el lolium es un dolor de cabeza persistente. En algunos entornos, las rosas, los eucaliptos y los pinos también se consideran malas hierbas.

Durante miles de años, hemos aprovechado este espíritu competitivo de la maleza para domesticar muchos de nuestros cultivos básicos, como el trigo y el centeno. Muchos de estos cultivos son especies anuales que florecen en suelos perturbados, una adaptación que comparten con muchas "malezas".

No es raro escuchar a la gente quejarse de que sus vecinos permiten que las malas hierbas se conviertan en semillas, indignados por la posible invasión a través de sus cercas. El banco de semillas de malezas en el suelo es enorme, una planta individual de cenizo puede producir más de 600.000 semillas en una temporada, semillas que pueden permanecer viables en el suelo durante más de 40 años. Las semillas de algunas especies pueden tener una vida corta, como la barrilla o cardo ruso, que solo permanece en el suelo durante un año, mientras que otras plantas son mucho más resistentes. Un estudio en Michigan que analizó 20 especies de malezas comunes, descubrió que después de 120 años de inactividad, la semilla de gordolobo (*Verbascum blattaria*) todavía germinaba. Al igual que con las drogas y el cáncer, nunca ganaremos la guerra contra las malas hierbas si somos reactivos en nuestro pensamiento. Sin embargo, podemos ir a la causa raíz y cambiar la señal que hace que una semilla germine.

Los regeneradores informan que con cambios en las prácticas de pastoreo y/o gestión del suelo, reaparecen especies nativas consideradas raras o localmente extintas. Los investigadores agrícolas de Nueva Zelanda observaron alrededor de 1.200 semillas de trébol en un metro cuadrado de suelo, pero ni un solo trébol visible que crezca sobre el suelo. Había un importante banco de semillas esperando una señal para la germinación.

Pasar tiempo en el campo observando los patrones de las malas hierbas es valioso en nuestros diagnósticos. ¿Qué señal está enviando a sus plantas y cómo puede cambiar dicha señal? La salud y diversidad de las comunidades de plantas dicen mucho sobre las condiciones y el manejo subyacentes del suelo. Los primeros pasos son aprender a escuchar y leer los impulsores básicos de la germinación de malezas.

Hay seis razones principales (y relacionadas) por las que las malas hierbas germinan:

1. Colonizar el suelo desnudo.

2. En respuesta a bajos niveles de materia orgánica.

3. Para abrir suelos compactados.

4. En respuesta a la disponibilidad de minerales.

5. Estimulación microbiana.

6. Como válvula de escape para toxinas.[88]

1: Colonizadores de suelo desnudo

La naturaleza odia el vacío. Las condiciones que crean el suelo desnudo pueden deberse a eventos naturales como incendios, volcanes, erosión o perturbaciones humanas como el cultivo, el pastoreo excesivo y la limpieza de tierras. Estos suelos desnudos expuestos son vulnerables a la erosión, el sol y la desertización. En respuesta, la naturaleza envía a sus defensores para protegerse contra estas lesiones.

A menudo, estas especies de plantas tienen una forma de crecimiento desordenada o inclinada para cubrir rápidamente el suelo. Ejemplos de plantas que entran en esta categoría, incluyen *Fumaria muralis*[9] , Verdolaga, *Euphorbia maculata*, Cahiruela y muchas más. Algunos de estos primeros colonizadores tienen sistemas de raíces superficiales y la capacidad de producir una cantidad abrumadora de semillas, como la invasiva espiguilla. Innumerables especies se han adaptado para colonizar áreas perturbadas y ayudar a la construcción del suelo en un proceso denominado "sucesión ecológica".

Los primeros colonizadores incluyen musgo y líquenes en las rocas, así como las comunidades complejas llamadas Criptógamas (*Cryptogamae*), (ver recuadro). Muchos ganaderos consideran a las criptógamas como una maleza, sin embargo, en ausencia de una raíz de planta viva, son protectores esenciales del suelo.

La gestión para cumplir con los objetivos de los ganaderos debe centrarse en reducir el suelo desnudo y aumentar el desarrollo de la capa superficial del suelo. Con el tiempo, estas comunidades básicas de criptógamas cambian de las malas hierbas anuales de baja calidad, hacia comunidades de plantas más densas y de mayor calidad.

---

[9] Muchas malas hierbas tienen los mismos nombres comunes en todo el mundo, para garantizar que estemos en sintonía. Los nombres latinos se incluyen como nota al pie de cada página. Fumaria (*Fumaria*), Verdolaga (*Portulaca oleracea*), *Euphorbia maculate*, Caltrop (Tribulus terrestris), Cahiruela (*Convolvulus arvensis*) y Espiguilla (*Bromus tectorum*).

Las criptógamas son comunidades biológicas que incluyen líquenes, algas, hongos, briófitas (hepáticas y musgos) y cianobacterias. Son colonizadores vitales en ambientes que tienen poca tierra vegetal. A través de medios astutos, se protegen de los elementos agresivos y, cuando las condiciones son adecuadas, usan ácidos poderosos para grabar minerales para el crecimiento. Son una de las comunidades de plantas más subestimadas (e infravaloradas). Las criptógamas se encuentran en todos los terrenos donde la cobertura vegetal es baja, incluidos los desiertos cálidos y las regiones heladas, como la Antártida. Tienen una relación íntima con la superficie del suelo y ayudan a crear la corteza que forma la estructura para que se establezcan las comunidades de plantas superiores. Esta corteza captura el polvo y protegen contra las pérdidas de suelo, carbono, agua y rayos ultravioleta. Se sientan en la base de la pirámide ecológica, proporcionando alimento para insectos del suelo y herbívoros más grandes. En ambientes secos, permanecen inactivos hasta que el rocío o la lluvia los estimulan a realizar la fotosíntesis.

Las criptógamas son sumideros importantes de carbono global, con estimaciones que oscilan entre 2,1 y 7,4 mil millones de toneladas al año. ¡Esto equivale a alrededor del 7% del ciclo del carbono de las plantas terrestres! En entornos con pocos nutrientes, como los desiertos, las criptógamas son fuentes importantes de nitrógeno. Un estudio reveló que podrían estar contribuyendo hasta 100 kg / ha / año (100 libras / ac), ¡casi la mitad del ciclo global del nitrógeno! Dependiendo de la estructura de estas comunidades de criptógamas, pueden ayudar a la infiltración de agua (si son rugosas), o si las comunidades tienen superficies lisas, pueden detener o ralentizar la infiltración.

En horticultura y viñedos, se usan herbicidas para mantener el suelo desnudo debajo de las plantas. Esta práctica es la acción opuesta para una salud óptima de la vid y el árbol. Algunos colonizadores del suelo desnudo se están volviendo rápidamente resistentes a los herbicidas, ya que las condiciones favorecen las malas hierbas. Segar o introducir ganado es un mejor modo para la gestión del sotobosque. Comúnmente, lo que se considera estrés de competencia de las malezas se debe a otros factores, como la alelopatía o las malezas que alimentan a las comunidades biológicas primitivas.

Cultivar creando suelo desnudo es una práctica destructiva, que rompe la agregación vital del suelo y las comunidades microbianas, especialmente si no se hace con consideraciones biológicas. Los impactos negativos de los cultivos fueron divulgados a principios del siglo XX por pioneros ecológicos, como Edward Faulkner, Louis Bromfield, Newman Turner y Lady Eve Balfour.

Fueron defensores de la incorporación de cultivos de cobertura y el uso juicioso de cultivos poco profundos. Después de décadas basándonos en estos enfoques, ha habido avances y comprensión en torno a los cultivos de cobertura apisonados con rodillos, el potencial de los cultivos orgánicos de labranza cero se está convirtiendo en una posibilidad cada vez mayor, en algunos climas. El uso de métodos para gestionar las otras señales de germinación de malezas también ayuda a reducir la competencia entre las plantas.

Acciones para suelo desnudo

!Evitarlo a toda costa!

Aborde los problemas de gestión que ocasionan el suelo desnudo.

Segar o pisar con rodillos, en lugar de rociar o cultivar.

Si no puede evitarlo, reduzca el efecto goteando ácidos húmicos al cultivar, agregando materia orgánica y devolviendo rápidamente la semilla al suelo. Cultivos de cobertura incorporados poco profundos. Agregue un tratamiento de semillas a base de carbono para dar un impulso a las nuevas plantas: algas marinas, ácido húmico, extractos de compost / vermicast, MF si es necesario.

2: Plantas con bajos niveles de materia orgánica (MO)

Hay una gran cantidad de especies en esta categoría, también presentes en el suelo desnudo. Sin embargo, es posible tener cobertura del suelo en suelos con bajo contenido de MO. Las especies que prevalecen en suelos con bajo contenido de MO, a menudo tienen raíces casuales o de penetración profunda. Piense en especies que encontrará creciendo en las grietas de las aceras o en la grava a los lados de las carreteras, como Erigeron[10], Diente de león, margarita africana, Centaurea, Manzanilla, Euphorbia y más. Estas especies utilizan una variedad de métodos para aumentar la disponibilidad de recursos en ambientes con baja MO, preparando efectivamente el suelo para liberar los nutrientes ligados. Ponen en marcha los procesos de construcción de carbono y suelo, capturando polvo alrededor de su base y, tras su muerte, contribuyen al depósito de MO.

Los flagelos del oeste de Estados Unidos (la *Euphorbia esula*, la espiguilla y la *Centaurea stoebe*) alteran sus comunidades de suelos para su propio beneficio y evitan la sucesión de los pastizales nativos. Todas ellas ofrecen servicios beneficiosos, como excelentes huéspedes micorrízicos, inoculando el suelo con esporas. Tienen tasas de respiración más altas que las gramíneas nativas, y utilizan esta ventaja para aumentar la rotación de carbono en sus raíces y suelo. A través de los exudados de sus raíces, fomentan la proliferación de bacterias amantes del carbono (copiotrofos), arqueas y enfermedades del suelo, para ganar a sus vecinos.

El proceso de recuperar los niveles de MO no es *rápido*. Puede llevar muchas décadas elevar el carbono del suelo a niveles más favorables para las especies de gramíneas más avanzadas. Como colaboradores de la tierra, nuestro enfoque es asegurarnos de que siempre estamos usando prácticas para construir, no degradar la materia orgánica del suelo y ¡hacer que estos forajidos se queden sin trabajo!

Acciones para suelos bajos en MO

Esparza, alimente y añada cualquier material orgánico que pueda encontrar, desde heno podrido, paja, compost y biochar hasta mantillo. Gestione la máxima cobertura vegetal, el pisoteo de animales, los lechos de hierbas, los cultivos de cobertura y, finalmente, ¡aumente los grados Brix de su planta!

---

[10] Erigeron (*Erigeron bonariensis*), Diente de león (*Taraxacum*), margarita africana (*Osteospermum*), Centaurea (*Centaurea)*, Manzanilla (*Matricaria*), Euphorbia (*Euphorbia*) y Centaurea maculosa (*Centaurea maculosa*).

3: Abrir suelos compactados

La compactación del suelo puede deberse a desequilibrios minerales y/o microbianos o prácticas de gestión tales como: sobrepastoreo, labranza, nitrógeno soluble, etc. Muchas malezas proporcionan un "indicio" visible de que los suelos se han compactado. Cuando las superficies se compactan o forman cortezas, esto reduce la capacidad del suelo para respirar, proporcionando la señal de germinación para especies como Lycopsida[11], acedera, ranunculáceas, tagarnina, menta poleo y juncáceas. En suelos con poco oxígeno o anegados, muchas plantas morirán, pero no las juncáceas, las ciperáceas o los carrizo. Se han adaptado para vivir en suelos anaeróbicos, bombeando oxígeno a través de sus raíces para transformar la disponibilidad de nutrientes. Si ve que estas especies crecen en las laderas, sospeche que los suelos no están respirando, en lugar de estar anegados.

Cave un hoyo y observe los sistemas de raíces de las malezas: ¿se detienen o cambian de dirección a través de las capas de compactación? Estos rompedores de suelo son plantas que tienen rizomas asombrosos o estructuras de raíces principales, que abren suelos compactados.

Muchos indican que el calcio no es funcional. Las malezas de hoja ancha con raíces profundas, como los cardos acedera[12] y los cardos canadienses (o californianos), que pueden tener raíces de hasta 20 pies de profundidad, brindan un servicio al abrir suelos compactados. Transportan nutrientes del subsuelo y crean canales para el aire y el agua. Curiosamente, los cardos canadienses tienen bacterias anaeróbicas específicas que viven en sus raíces. Cuando los suelos están sanos y bien aireados, estas condiciones no encajan con sus socios bacterianos.

---

[11] Lycopsida (*Lycopodiopsida*), acedera (*Rumex*), ranunculáceas (*Ranunculaceae*), tagarnina (*Scolymus hispanicus L*), menta poleo (*Mentha pulegium*), juncáceas (*Juncaceae*) y ciperáceas (*Cyperaceae*).

[12] Cártamo (*Carthamus tinctorius*), Girasol (*Helianthus*), Rábano (*Raphanus sativus*), Vezo piloso (*Vicia villosa*), Trébol dúlce (*Melilotus officinalis*), Trébol de Alejandría (*Trifolium alexandrinum*), Vigna unguiculata (*Vigna unguiculata*) y Cardo borriquero (*Cirsium arvense*)

Acciones para Suelos Compactados

Plante cultivos de cobertura de múltiples especies con raíces profundas, como cártamo, girasol, rábano, *Begonia lana*, *Vicia villosa*, trébol dulce, trébol de Alejandría, caupí (*Vigna unguiculata*), sorgo (*Sorghum*), etc.

Intervenciones mecánicas: si desea acelerar la apertura de suelos compactados, existen buenas herramientas de aireación en el mercado. Si sabe que el calcio funcional es bajo, un litro por ha (1 pinta / ac) de cal líquida o yeso líquido goteado por los surcos ayudará con la aireación. Pequeñas cantidades de ácido húmico, melaza o azúcar ayudan a alimentar a los microbios y estimulan las raíces en las zanjas.

¡Siempre que are o rompa, riegue con carbono!

¡Póngase a trabajar para saber por qué se ha compactado el suelo! ¿Son minerales, microbios, MO, gestión o mentalidad?

4: En respuesta a la disponibilidad de minerales

Cuando la disponibilidad de minerales es escasa, las plantas específicas tienen una ventaja competitiva sobre sus vecinas. A través de un proceso llamado "efecto de cebado rizosférico" (RPE en inglés), las plantas pueden influir en los ciclos de minerales y carbono[89]. A menudo tienen raíces profundas o una morfología de raíces diferente, lo que permite a la especie extraer minerales. A estas plantas las llamamos "acumuladores dinámicos". A través de exudados y señales a los microbios, pueden poner en marcha los procesos de construcción del suelo y sacan a la superficie minerales funcionales. Los estudios anteriores que analizan la Euphorbia y Centaurea, también miden cambios en los perfiles minerales del suelo, mostrando aumentos en el pH, potasio, amonio, nitratos y fosfato. Este proceso de liberación de minerales ayuda a aumentar su competitividad frente a muchos pastos nativos. Hay algunas malezas que aman los nutrientes en exceso y se han adaptado para crecer en ambientes con niveles tóxicos de sodio, cadmio, plomo, potasio y zinc.

El alto contenido de potasio disponible y el bajo fósforo (según la prueba de suelo de Reams/Morgan) proporcionan el detonante para las malezas de hoja ancha. Estas malas hierbas incluyen Diente de león[13], Llantén, Hierba mora y Verbachina.

Un compostador comercial me llamó una vez para pedir ayuda. Su abono estaba infestado de malas hierbas, específicamente Hierba mora y Verbachina. Sugerí que estaban respondiendo a un desequilibrio entre P: K, recomendándole que añadiera fosfato de guano y voltee el compost. Lo que luego germinó en su abono, fueron hierbas y los tréboles. Había cambiado la señal de germinación de las malezas de hoja ancha a las especies que quería cultivar.

Generalmente, las malas hierbas primitivas indican calcio funcional bajo (y suelos dominados por bacterias). Este término "funcional" es importante, ya que incluso en suelos de piedra caliza, el calcio disponible es bajo. Esta funcionalidad está impulsada por el agua y los hongos activos. Tal vez sea una pequeña sorpresa ver que tantas especies de malezas indican una ruptura con la vida de los hongos.

Una manera de descubrir si sus malezas son acumuladores dinámicos es con una prueba de tejido vegetal. Realice la muestra cuando sus pastos y malezas tengan al menos 3 pulgadas de alto y antes de que florezcan. Testee al menos 20 plantas. Si está analizando cardos, use un par de guantes resistentes. Además, compare cada hierba con su muestra de control.

La tabla de la página siguiente muestra una prueba de tejido foliar tomada de la maleza del Cabo (*Arctotheca calendula*) en una granja de Australia Occidental. La maleza del Cabo es una hoja ancha de la familia de los girasoles. Es precioso, hasta que lo ves asfixiando los pastos a un ritmo rápido en respuesta a las malas condiciones del suelo. Originario de Sudáfrica, lo encontrará cubriendo densamente áreas en Nueva Zelanda, Australia, Italia y a lo largo de las costas de los Estados Unidos. En Australia Occidental, puede ser lo único que verá crecer en verano y pastorear lo suficientemente temprano, puede proporcionar un alimento rico en "proteínas".

Note los nutrientes de la tabla: aquí es donde la hierba difiere notablemente en valores de nutrientes, en comparación con la planta que preferiríamos cultivar. Interesante, la prueba de tejido de malezas coincidió con las pruebas de suelo que mostraron bajos niveles de Ca, Na, Zn, B y ALTOS

---

[13] Diente de león (*Taraxacum*), Llantén (*Plantago major*), Hierba mora (*Solanum nigrum*) y Verbachina (*Phytolacca octandra*).

nitratos. Estas especies de acumuladores dinámicos cebarán y liberarán minerales que están abajo en el suelo, la única excepción a este patrón son los nitratos altos y el exceso de sodio. Estos resultados nos ayudaron a tomar nuestra decisión de qué nutrientes aplicar. La recomendación incluye cal fina (calcio), guano (P), boro, zinc, cobalto, humato, azúcar y minerales marinos.

Nutriente		Unidades	Lolium	Arctotheca calendula
Nitrógeno	N	%	2,57	2,18
Fósforo	P	%	0,21	0,24
Potasio	K	%	2,39	2,30
Azufre	S	%	0,18	0,18
Calcio	Ca	%	0,46	**1,43**
Magnesio	Mg	%	0,24	0.32
Sodio	Na	%	0,16	**1,17**
Cobre	Cu	mg/kg	6	9
Zinc	Zn	mg/kg	16	27
Manganeso	Mn	mg/kg	47	59
Hierro	Fe	mg/kg	60	88
Boro	B	mg/kg	4	**39**
Molibdeno	Mo	mg/kg	0,5	0,4
Cobalto	Co	mg/kg	<0,1	<0,1
Proteína Cruda	Ratio	%	16,1	13,6
Nitrato	N	mg/kg	62,6	**133**
Amonio	N	mg/kg	686	407

Tabla: Pruebas de tejido vegetal que comparan la maleza y el pasto deseado.

Acciones: Analice su maleza con las pruebas de suelo y cultivo que prefiera. ¿Es un fallo funcional (tarjeta bancaria) o un fallo total (cuenta bancaria)?

Aborde los principales desequilibrios minerales, si es posible.

Utilice pequeñas cantidades de insumos minerales (con carbono) para proporcionar un catalizador y cambiar la disponibilidad de minerales.

5: Estimulación microbiana

La mayoría de las plantas te dicen algo sobre microbiología.[90] [91] [92] ¿Alguna vez se ha preguntado por qué los árboles luchan por crecer cuando los plantamos? ¿O por qué los pastos nativos luchan en los sitios de restauración de minas? Los diferentes grupos de plantas prefieren diferentes comunidades microbianas. La Dra. Elaine Ingham, del Soil Foodweb Institute (SFI), ha realizado décadas de trabajo identificando qué comunidad microbiana interactúa con qué tipo de plantas. Su investigación nos enseña una gran verdad[93]. El mejor modo de ver qué comunidad biológica se adapta a sus plantas es considerar en qué entorno crecerían naturalmente. Imagínese un manzano que crece en la naturaleza, la luz se filtra entre las hojas y hay un buen mantillo de hojas en el suelo. Estos entornos están dominados por hongos, puedes ver y oler hongos en el suelo del bosque. Las pruebas de SFI recomiendan una proporción de 1:10 de bacterias a hongos en los huertos.

En un ecosistema saludable, las especies de pastos de alto valor, como pasto varilla alto[14], centeno, trigo o maíz, prefieren crecer en suelos con biomasa entre 1:1 o 1:2 B: F. (Tenga en cuenta que estos ratios se basan en el método de prueba SFI, otros laboratorios, como los que usan PLFA, tendrán distintos ratios).

Nada en la naturaleza es tan simple o lineal como nos imaginamos. Hay un gran elemento de azar envuelto en quién germina y cuál puede ser la comunidad final, según la humedad y el clima. Esta cronología de alteraciones es solo una guía general.

---

[14] Pasto varilla alto (*Panicum virgatum*), Centeno (*Lolium*), Trigo (*Triticum*) y Maíz (*Zea mays*)

Tenga en cuenta que cuando el suelo está desnudo (o alterado) las bacterias siempre están presentes. Están en el aire y en todas las superficies. La primera especie en llegar puede sobrevivir sin suelo: los líquenes, los musgos y las criptógamas. Luego, los primeros colonizadores se mudan, tienen sistemas de raíces poco profundos y patrones de crecimiento revueltos, para conseguir rápidamente un punto de apoyo. Las especies de raíces más profundas abren grietas y liberan nutrientes ligados. A medida que se acumula más polvo, escombros y materia orgánica, el escenario está preparado para las especies de *Brassica* y los pastos primitivos. A medida que la perturbación disminuye, los pastos avanzados se mueven y los procesos de construcción del suelo se aceleran. A medida que los suelos se vuelven menos alterados, tienden a tener más biomasa fúngica, y entran las malezas leñosas, la mora, las rosas y la artemisa. Incluso con menos perturbación, estos suelos se vuelven "somnolientos", proporcionando la señal de germinación para los arbustos. Con el tiempo, los árboles comienzan a dominar. Los paisajes pueden verse afectados por alteraciones como la disponibilidad de minerales del suelo, el clima y la altitud. Un bosque, por ejemplo, nunca crecerá en la cima del monte Everest. Las alteraciones del suelo siempre cambian los suelos hacia un estado más bacteriano, mientras que la falta de alteración lleva a los suelos a un modo más fúngico o "somnoliento".

Las especies de plantas colonizadoras tempranas prefieren y apoyan ambientes dominados por bacterias. A menudo, estas especies anuales producen grandes volúmenes de semillas, perpetuando su dominio y frenando la evolución. Pueden tener valores más bajos de alimento para animales o ser más gruesos que los pastos "avanzados" más apetitosos. Las pruebas microbianas de estos pastos, como la Digitaria[15], muestran un alto dominio de arqueas y bacterias [94]. Muchas especies invasoras exitosas, como la Cabeza de medusa y la Espiguilla, reducen las comunidades microbianas y el ciclo N, lo que hace que el área sea inhóspita para otras especies.

Una estrategia que usan las plantas para reducir la competencia es la liberación de sustancias químicas, conocido como alelopatía. Especies como el nogal negro y el centeno son bien conocidas por producir estos químicos. Los productores pueden aprovechar estas estrategias químicas de las plantas para reducir el uso de herbicidas mediante la aplicación de extractos

---

[15] Digitaria (*Digitaria*), Cabeza de medusa (*Taeniatherum caput-medusae*) Centeno (*Secale Cereale*) y Rábano (*Raphanus sativus*).

que imitan los producidos naturalmente. Algunos productores aprovechan las propiedades alelopáticas cultivando cultivos como el rábano para el control de malezas en el siguiente cultivo.[95]

Cuando se altera el suelo mediante prácticas como la labranza, ciertas malezas germinarán con solo un poco de luz. Sin embargo, los estudios de labranza nocturna aún encontraron la misma cantidad de germinación. Creo que esta es una señal biológica, ya que el cultivo provoca un aumento en las bacterias simples. El *pugging* (impacto de pezuña de animal) también causará perturbaciones localizadas, creando zonas anaeróbicas dominadas por bacterias. Estos canales de retroalimentación van en ambos sentidos; las plantas envían señales a los microbios y la biología prepara el escenario para las plantas. ¿Pueden las plantas crecer en comunidades microbianas nada ideales? Sí pueden. Sin embargo, realizarán la fotosíntesis a tasas más bajas (Brix más bajos) y serán más propensos al estrés, las plagas y las enfermedades.

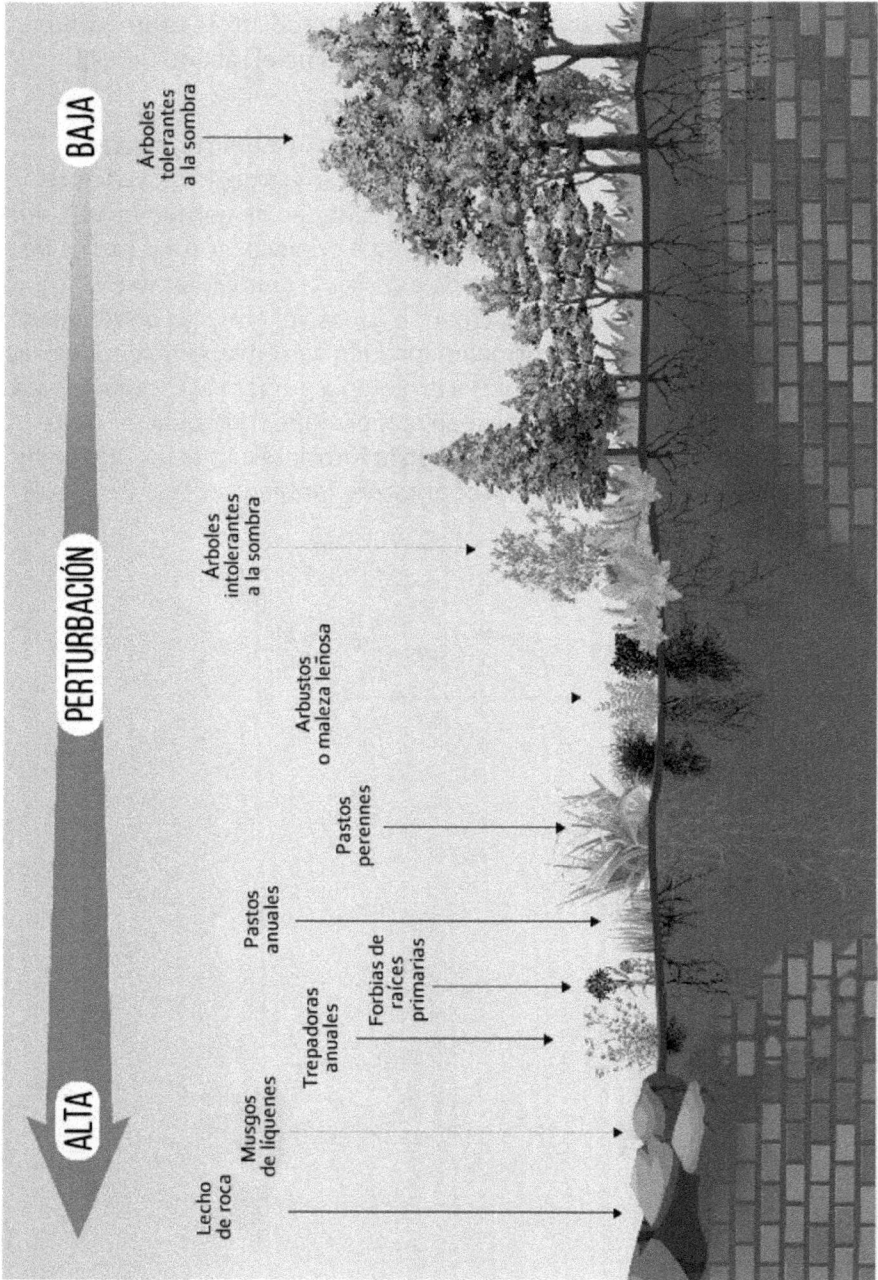

Al norte del Parque Yellowstone, los ranchos en la cuenca de Tom Miner albergan la mayor población de depredadores en los 48 estados más bajos. Allí, los osos bajan a los campos más bajos en busca de alcaravea,[16] que proporciona una rica fuente de fósforo, boro y energía, que los osos usan en su engorde durante el invierno. La alcaravea es una planta bienal de la familia de las zanahorias Apiaceae, originaria de Asia occidental, Europa y África del Norte. Actualmente no se encuentra ningún control natural para la alcaravea en América del Norte. Los osos han aprendido rápidamente a desenterrar raíces de alcaravea, convirtiéndose en jardineros accidentales en el proceso.

Cuando los osos excavan el suelo, crean más condiciones bacterianas y suelo desnudo, perfecto para la germinación de más semillas de alcaravea. Algunos campos tienen más del 30% de cobertura de alcaravea. Los ganaderos no la quieren. En primer lugar, porque atrae a los osos a las zonas, lo que aumenta la posibilidad de peligros. Y en segundo lugar, al ganado no le gusta tanto. Nuestras pruebas mostraron que la alcaravea es un acumulador dinámico de fósforo, boro y potasio (K). Medimos 6% de K en el tejido vegetal. Cuando el potasio está por encima del 4% en el forraje y hay un desequilibrio de los otros cationes, existe una mayor posibilidad de hinchazón y problemas metabólicos en el ganado. El ganado lo sabe y solo comerá un poco para equilibrar su dieta. La comparación de los sitios donde la alcaravea no se ha afianzado en la cuenca muestra que estas áreas están dominadas por hongos con una relación F: B de 4:1. La alcaravea es una planta amante de las bacterias. Estos suelos menos alterados simplemente no dan la señal para germinar.

Las zarzas siempre parecen enredar las mentes de las personas en torno a esta idea de alteración. La mayoría de los ganaderos creen que las malas hierbas leñosas son plantas de sucesión temprana. Analice dónde suele ver estas plantas … es donde el tamaño de los pastos es grande o la densidad de ganado es baja, o debajo de las cercas, después de la silvicultura o donde la tierra está abandonada.

Hay una dinámica que sucede cuando el ganado pasta en grandes campos. Prefieren ciertos lugares y evitan los menos atractivos. Esto da como resultado un pastoreo excesivo en algunas áreas y un pastoreo insuficiente en otras. El Dr. Richard Teague, Texas A&M, es el autor de un excelente estudio que muestra que cuando el tamaño de los pastizales es demasiado

---

[16] Alcaravea (*Carum carvi*)

grande, solo el 39% de la tierra estaba cubierta por animales, dejando un 61% intacto.[96] Las áreas vírgenes comienzan a "quedarse dormidas". A su vez, esta falta de actividad biológica desencadena la germinación y el crecimiento de estas especies leñosas. Muchas de estas malezas son perennes, por lo que el cambio de estas dinámicas al césped lleva más tiempo. Para acelerar el cambio, se requiere una acción como fuego, herbicida, invención mecánica y/o impacto animal. Algunos productores aceleran la alteración y el pisoteo en un área alimentando fardos de heno o colocando sal o minerales en medio de malezas leñosas. El fuego o la siega pueden cambiar la comunidad microbiana. Sin embargo, esta es solo una medida temporal, tendrá que tomar más medidas para interrumpir la señal de germinación. Con el ganado, poner más cercas y agua y aumentar la densidad del ganado es clave, de lo contrario, estas áreas volverán de nuevo.

Cuando se altera la silvicultura o áreas boscosas dominadas por hongos, la cantidad de hongos se reduce, sin embargo, el suelo a menudo será más fúngico que el ideal para pastos o cultivos en hileras. Tomemos el ejemplo del establecimiento de nuevos pastos después de la silvicultura. Esto puede involucrar labranza, fertilizantes solubles, herbicidas y fuego, sin embargo, las malas hierbas como la mora, el escaramujo, los arbustos o el roble venenoso todavía quieren colarse. Considere las especies que ve prosperando en un entorno boscoso: algunos pastos suaves y cortos, fresas silvestres y plantas con flores como Malva real[17], Dedaleras, Ajenjo o Verbasco. Cuando vea estas especies de bosques surgiendo en sus campos, es un buen indicador de que los suelos se están volviendo más fúngicos o "somnolientos". Estas condiciones a menudo ocurren en áreas secas, ya que los hongos se mantienen mejor en condiciones secas que las bacterias.

En Nueva Zelanda, el invasor de la región montañosa, Hieracium, una invasora de bajo crecimiento, amenaza la producción al superar a los pastos comestibles. Estas plantas se propagan con un manejo deficiente del pastoreo. Pensando que las ovejas eran el problema, los agricultores eliminaron el pastoreo... creando más problemas de malezas. Eliminando cualquier pasto, crearon suelos somnolientos, perfectos para Hieracium, una maleza dominada por hongos.

Hay malezas que hospedan micorrizas (MF) y otras que no. Identificar este punto puede brindarle información valiosa sobre la gestión. Más del 90% de

---

[17] Dedaleras (*Digitalis*), Malva real (*Alcea rosea*), Ajenjo (*Artemisia absinthium*) y Verbasco (*Verbascum*).

las familias de plantas tienen relaciones MF, con diversos grados de dependencia. Familias de plantas enteras han evolucionado para no ser micorrizas. Siempre hay excepciones, por supuesto. Algunas de estas familias tienen una o dos especies rebeldes que formarán relaciones micorrizas.

Es curioso descubrir que en las áreas más limitadas en fosfato (P), como los accidentes geográficos antiguos en Australia Occidental y Sudáfrica, vemos una diversidad increíble de especies no micorrízicas, como las ornamentales *Banksia*, *Leucadendrons* y *Protea*. Es algo que está en la "lista de deseos", conducir hacia el norte a lo largo de las costas occidentales de Australia, para ver estas especies en flor. Estas plantas desarrollan estructuras de raíces de racimo o usan otras estrategias para hacer que P esté más disponible. Estas estrategias pueden implicar exudar grandes cantidades de azúcares o ácidos poderosos de sus raíces. La difusión de fosfato en suelos secos es escasa, por lo que estas estructuras radiculares pueden tener una ventaja. Los exudados de las raíces de estas especies no MF incluyen fosfatasa, fenoles y mucílagos. También aumentan los subproductos de carbono, como los carboxilatos, que incluyen metales pesados complejos, aluminio y hierro, y en el proceso liberan P unido. Así es como especies como las Brasicáceas[18] pueden adquirir P y por qué el trigo sarraceno y los altramuces o lupinos proporcionan una excelente opción de cultivo intercalado para otras especies. Hay algunas especies que no tienen estructuras radiculares especializadas o adaptaciones químicas, como el Amaranthus y las ortigas, pero estas especies tienden a crecer en hábitats con baja presión competitiva y zonas ricas en nutrientes. A menudo verá un gran número de estas malezas en campos cultivados, fertilizados o abonados y comúnmente alrededor de dormideros de ganado o patios donde hay una gran carga de N, P, K. Muchas de estas especies no micorrízicas tienen la capacidad de atacar químicamente especies de micorrizas y compiten con muchos de nuestros cultivos comerciales.

Por lo general, si ve muchas de estas malezas no micorrízicas, algo ha afectado a la población de micorrizas. Como el ejemplo que vimos en Cottonwood Ranch en Nevada, dominado por juncáceas[19] (una especie no micorrízica que estaba invadiendo debido a las condiciones repelentes de agua y compactadas). Labranza, pastoreo excesivo, anegamiento, algunos pesticidas / herbicidas y fertilizantes de fosfato soluble, también la reducción

---

[18] Brasicáceas (*Brassicacae*), Trigo sarraceno (*Fagopyrum esculentum*), Lupinos (*Lupinus*), Amaranthus (*Amaranthus*), Urticaceae (*Urticaceae*).
[19] Juncáceas (*Juncus tenuis*)

de MF. Cuando dominan las especies de plantas que no son MF, te están diciendo que tienen la mano ganadora sobre las plantas MF. Las opciones de remediación pueden enfocarse en inocular o alimentar poblaciones de hongos en el suelo. Si se inoculan, las poblaciones de micorrizas adaptadas localmente serán más beneficiosas que el número limitado de especies producidas comercialmente.

Acciones para malezas con desequilibrio microbiano

¡Detén las prácticas que matan a tu micro-ganado!

Pregúntate: ¿para quién estoy cultivando un huerto/ganadería?

Haga una prueba de suelo microbiana.

Mida el nivel Brix y vea qué plantas son las más felices.

Optimice el manejo del pastoreo. Evite el uso de fumigación bajo árboles y enredaderas, ya que está creando una zona bacteriana debajo de las plantas amantes de los hongos. En su lugar, siegue debajo de la hilera o use mantillo espeso o compost de hongos.

Utilice bioestimulantes, extractos de compost, lechadas de compost, aportes de carbono o cambios de gestión para impulsar la sucesión hacia atrás o hacia adelante para adaptarse mejor a sus cultivos.

Puede hacer un extracto líquido o inocular su compost para obtener tierra de los pastizales saludables circundantes o áreas boscosas para reintroducir económicamente las esporas.

6: Válvula de seguridad para toxinas.

Hay varias plantas que actúan como una válvula de escape o seguridad para eliminar los altos niveles de toxinas y nitratos del suelo. También pueden remineralizar el suelo, alimentar a los microbios y crear una cubierta vegetal, cumpliendo así las seis funciones a la vez. Estas plantas crecen rápidamente y, a menudo, son blandas. Son las "plantas reparadoras" de la naturaleza que trabajan para desintoxicar el suelo.

Como todo en la vida, la moderación es clave. En todo el mundo, existe una creciente preocupación por los nitratos en las aguas subterráneas con vínculos causales con los cánceres[97] y el "síndrome del bebé azul". Cuando los bebés beben leche elaborada con agua potable rica en nitratos, los nitratos oxidan la hemoglobina. Esto restringe el oxígeno en la sangre, lo que provoca coma y, en última instancia, la muerte. En el ganado, los nitratos reducen la fertilidad de las vacas, provocan abortos y también pueden provocar la muerte. Una prueba visual para la intoxicación por nitratos consiste en observar su sangre. La sangre con poco oxígeno tendrá un color marrón chocolate. La intoxicación por nitratos puede ocurrir por ser alimentados con alimentos de mala calidad o por nitratos en el agua potable, después de heladas o una acumulación de nitratos en los pastos después de días nublados.

En las plantas, un alto nitrato conduce a un aumento de plagas y enfermedades. Estos nitratos se pueden acumular por los productores que aplican formas ricas en nitrógeno, como fertilizantes, arena o camas para pollos, composts pobres o por tener suelos biológicamente desequilibrados, bajos en protozoos y nematodos.

Una nota sobre los nitratos: la mayoría de los organismos, incluidas las plantas y los animales, tienen dificultades para procesar los nitratos y los nitritos. Sin embargo, hay un puñado de malezas adaptadas para limpiar el exceso de nitratos del suelo. Una señal de exceso de nitratos es la presencia de malezas que acumulan nitratos. Extraen nitratos del suelo y los introducen en las estructuras de sus plantas. Cuando mueren, el nitrato regresa al suelo en formas de nitrógeno más complejas, como aminoácidos y proteínas. Los acumuladores de nitrato incluyen ortiga, cenizo, Hordeum jubatum[20], Albahaca larga, solanácea, *Arctotheca calendula* y Cardo mariano. Hordeum jubatum tiene una relación beneficiosa con una micorriza única, que le permite colonizar suelos con alto contenido de sodio y/o nitrato.

Puede confirmar si la presencia de estas malas hierbas indica altos niveles de nitratos usando su refractómetro. Esto proporciona una herramienta instantánea y poderosa. Los excesos de nitrato dan una lectura de 3 o menos y la línea es muy clara. Esta lectura indica que las proteínas no son complejas (aminoácidos libres y nitratos) y que el azúcar no se envía a los microbios del suelo. Como resultado, la calidad de los pastos será mala y los animales

---

[20] Hordeum jubatum (*Hordeum jubatum*), Albahaca larga (*Kochia scoparia*) y Cardo mariano (*Silybum marianum*)

enfermarán (estiércol suelto). No pastoree estos pastos, estás perdiendo producción y, en el peor de los casos, ¡también perderás animales! En la producción de hortalizas, estas plantas no se almacenarán bien y el sabor será pobre o incluso amargo. Los cultivos con alto contenido en nitrato son más susceptibles a plagas y enfermedades.

Comience a medir el nivel Brix de sus malezas y compare los resultados con las especies de plantas deseadas. Queremos niveles Brix más altos en los cultivos que en las malezas. Si este no es el caso, entonces, potencialmente, las condiciones actuales del suelo se adaptan mejor a las malas hierbas que al cultivo que está cultivando. Esto puede ser una verdadera revelación: mucha gente se dedica a la agricultura y ganadería ¡y consigue malezas!

Hace unos años, mientras dirigía un curso en un criadero de ovejas en Nueva Zelanda, el anfitrión del evento comentó que estaban teniendo dificultades para cultivar achicoria (*Cichorium intybus*) para engordar corderos. Descubrió que los corderos luchaban por ganar peso, enfermaban y algunos incluso morían. En el campo, los niveles de Achicoria, el crecimiento y la recuperación fue pobre. Cuando medimos la achicoria, tenía un Brix nivel 3, con una línea muy marcada, un indicador de nitratos. Los campos contenían cardos de aspecto muy saludable y hierba mora negra, una maleza tóxica. Como nadie estaba interesado en medir el Brix de los cardos, probamos con la solanácea. Tenía un Brix nivel 18 y las solanáceas brillaban, sanas y felices. La gestión era ideal para el crecimiento de malezas.

El agricultor tenía algo de leche ordeñada disponible, por lo que probamos 3 tasas diferentes de leche, a 10, 20 y 40 litros / Ha (1, 2, 4 galones / acre). ¿Por qué la leche? Bueno, contiene azúcares, Ca, P, vitaminas, minerales, proteínas y lípidos, y en el momento en que expones la leche al aire, ¡el lactobacilo beneficioso comienza a multiplicarse! Cuarenta minutos después de la aplicación, volvimos a medir las plantas. El nivel de Brix en la achicoria había aumentado a 8 y la línea ahora era borrosa: la planta ahora realizaba la fotosíntesis a casi 3 veces la velocidad y se alimentaba de los microbios del suelo que necesita. También significaba que el granjero podía traer sus corderos sin riesgo. Cuando medimos la solanácea ... ¡su nivel Brix había bajado a 6! Con solo 40 litros de leche modificamos inmediatamente las señales entre la planta y el suelo. ¿Cuánto tiempo durará este efecto? Esto depende de tus minerales básicos. Esta explotación tuvo un calcio de saturación de bases (BS) muy bajo, por lo que la respuesta solo duró 3 semanas. En ambientes de baja precipitación con alto contenido de calcio BS, este efecto puede durar más de un año.

En suelos con toxicidad por metales pesados, o incluso radiación, hay plantas y árboles que pueden fitorremediarse: sacar los metales del suelo para unirlos en sus raíces, tallos u hojas. Estos remediadores de plantas incluyen sauces, abedul, lino, cáñamo y algodón[21]. Estas plantas pueden devolver los metales al medio ambiente en una forma menos tóxica o ser recolectados para confección, madera o biocombustibles. Los sitios mineros han estado investigando el uso de plantas que pueden extraer metales del suelo para luego cosechar y extraer los metales del tejido.

Esta capacidad de acumular metales debe tenerse en cuenta cuando se pastan animales en áreas con toxicidad, ya que el *Amaranthus* y muchas especies de brassica pueden absorber plomo, cobre y cadmio. El girasol que "vale para todo" incluso se ha utilizado para eliminar el cesio y el estroncio de los estanques después de Chernobyl. También son poderosos para extraer el exceso de cobre, manganeso, zinc, arsénico y cromo.

Encontré con otra dinámica notable de la hierba conocida como cardo mariano. La primera vez que lo encontré, estaba creciendo densamente en un solo barranco en la granja de un nuevo cliente en Nueva Zelanda. Cuando le pregunté al agricultor qué había sucedido allí, respondió que "solía ser un vertedero antiguo donde tirábamos las baterías de automóvil". Desde entonces he notado que crece en campos de "sacrificio", donde se retiene el ganado después de desparasitados, o detrás de graneros donde se han derramado productos químicos. Después de los terremotos de 2010 en Christchurch, el cardo mariano comenzó a aparecer en las granjas de la zona. En una conversación casual con un físico, aprendí que cuando la corteza terrestre se muele, libera gases radiactivos atrapados, específicamente radón. No pude encontrar mucho en la literatura de Nueva Zelanda, pero luego me encontré con el mismo fenómeno en California a lo largo de la línea de falla de San Andrés: cardo mariano denso de 1,8 m (6 pies) de altura. Esta área es un punto caliente para el radón. ¿Para qué utilizamos el cardo mariano en la salud humana? Para desintoxir el hígado. Tus malezas están tratando de comunicarse, y con la observación y las pruebas, podemos aprender a dejarlas sin trabajo.

---

[21] Sauce blanco (*Salix alba L.*), Abedul (*Betula pendula*), Lino (*Linum usitatissimum*), Cáñamo (*Cannabis sativa*) y Algodón (*Gossypium*).

Acciones: Use un refractómetro para saber quién está más feliz: ¿su cultivo o la maleza? No pastar en los campos ni cosechar cultivos con un nivel Brix crítico por debajo de 3.

Los nitratos se pueden eliminar con humatos, leche, hidrolizados de pescado y vermicast.

Realice una prueba de suelo y plantas antes de comprar un terreno para asegurarse de no tener sorpresas desagradables más adelante.

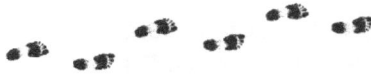

La Revolución Verde llegó prometiendo mayores rendimientos y la eliminación de malezas, plagas y enfermedades. Durante algunas décadas estas promesas se hicieron realidad. Hoy en día, los agricultores modernos están en guerra, una carrera armamentista que no muestra signos de disminuir a medida que se introducen más intervenciones químicas. Así como el uso de antibióticos ha creado una epidemia de microbios resistentes a los antibióticos, vemos tendencias similares con otros químicos. Perseguir monocultivos puros es la receta perfecta para una marcha implacable de malezas resistentes a los herbicidas en todo el planeta.

Los regeneradores Di e Ian Haggerty en Australia Occidental (WA) han observado un fenómeno interesante con las malezas. Un terreno comprado recientemente fue durante años seriamente degradado: fertilizantes solubles y fuertes aplicaciones de herbicidas. A pesar de que se aplicaban todos los productos químicos del mercado, el rábano, el melón[22] y el centeno, ya resistentes a los herbicidas estaban ganando la guerra. Cuando Di e Ian comenzaron a administrar la tierra, trajeron ovejas para pastar. Los cultivos se sembraron con extracto de lombriz y se utilizaron cantidades más elevadas de extractos de compost (100 litros / Ha, 10 gal / ac). Luego dieron un paso atrás para dejar que la naturaleza hiciera el resto del trabajo.

En su segundo año de transición, los pastos de baja sucesión volvieron a crecer en su período de barbecho de verano (en WA, los cultivos crecen en invierno). Estos pastos incluían *Gymnoschoenus spaerocephalus*, Pasto de

---

[22] Melón *(Cucumis melo var.* cantalupensis).

keroseno y Chloris[23], generalmente considerados como malas hierbas de bajo sabor en el oeste de Australia. Para los Haggertys, sin embargo, estos pastos significaban una valiosa cobertura vegetal y una bomba de carbono para los microbios durante los secos y calurosos meses de verano. En el tercer año sucedió algo realmente extraordinario: gramíneas nativas C4 de mayor sucesión germinaron en miles de acres. Esta tierra había sido terriblemente abusada durante más de 60 años, sin embargo, el banco de semillas nativas estaba esperando las señales correctas para germinar.

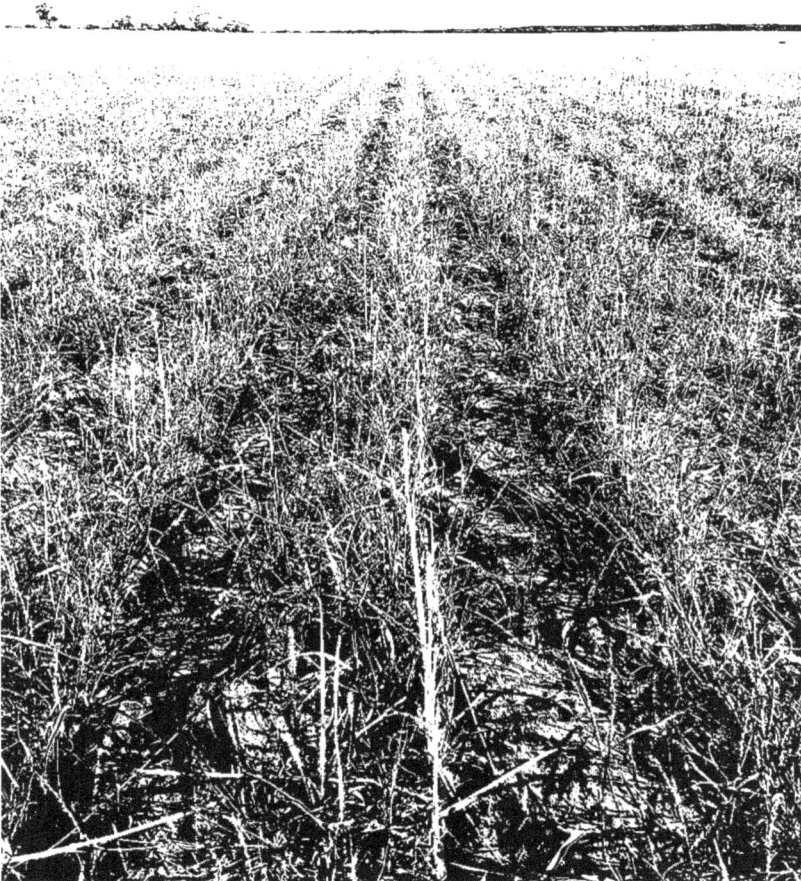

Imagen: Prospect Farms durante el verano de 2018, pasto nativo C4 Setaria que crece en los surcos donde se aplicó vermilíquido en la siembra con un cultivo comercial.

---

[23] "Button grass" (*Gymnoschoenus spaerocephalus*), Pasto de keroseno (*Aristida contorta*), Chloris (*Chloris*).

Las hierbas de la imagen anterior parecen sembradas en los surcos. Las plantas que ahora crecen son pastos nativos de C4 *Setaria*, no vistos en esta área durante más de 60 años, que germinan justo donde se había aplicado el extracto de vermicast / compost. Esta es la detección de quórum en funcionamiento. En áreas con poca lluvia, existe un alto riesgo de que no llegue la humedad de la germinación. Con eso en mente, los Haggertys optan por no arriesgarse a gastar dinero en cultivos de cobertura. Ver los resultados de alterar activamente la señal de germinación ha abierto una puerta a la posibilidad. Simplemente pueden estimular el banco de semillas que se encuentra naturalmente en su suelo. ¿Qué semillas permanecen inactivas en la mayoría de los suelos y que no reciben nunca una señal de germinación?

Ian todavía usa algún herbicida de manera selectiva en su tierra, y lo poco que usa se hace más efectivo añadiendo extractos de gusanos. Al cambiar la señal biológica, las malezas resistentes a los herbicidas ahora se están volviendo más susceptibles. Los extractos de lombrices contienen materiales que, en mi opinión, pueden descomponer los alcaloides y otros metabolitos secundarios que protegen el recubrimiento de las semillas de malezas, reduciendo la resistencia a los herbicidas. Esta observación visual fue respaldada por el envío de muestras de suelo con semillas para realizar pruebas de herbicidas.

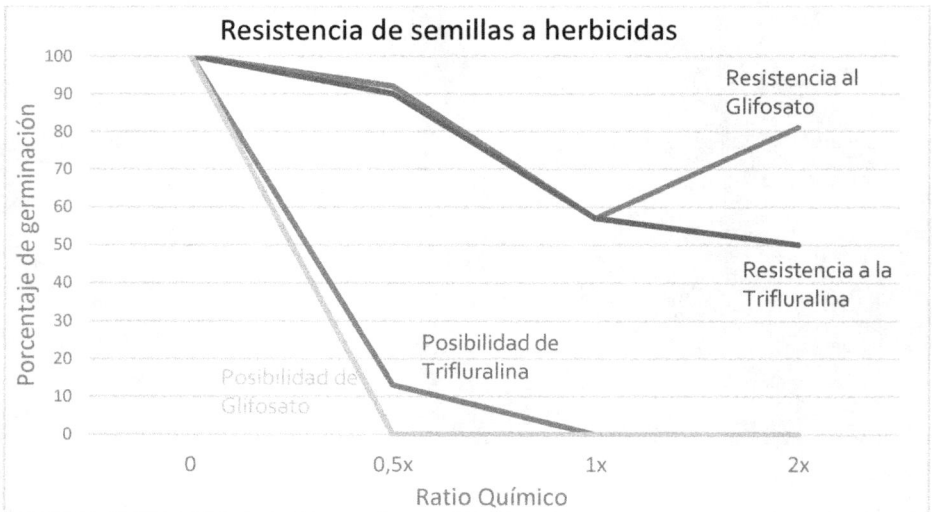

Resistencia de semillas a herbicidas

Gráfico que muestra la diferencia en la resistencia a herbicidas al glifosato y trifluralina después de 3 años. Se usa la semilla de suelos tratados biológicamente frente a la semilla que nunca había sido tratada con este programa.

Como muestra el gráfico, en solo 3 años, estas malas hierbas persistentes y problemáticas ahora están siendo eliminadas aplicando la mitad de herbicidas. Lo que está consiguiendo esta dinámica aún no se ha investigado. Lo que sí está claro, sin embargo, es que la naturaleza sabe qué hacer, ¡solo tenemos que quitarnos de en medio!

Los herbicidas químicos son eficaces a corto plazo para controlar las malas hierbas. Sin embargo, con el tiempo, estos crean condiciones bacterianas en el suelo que favorecen el crecimiento de más malezas y retienen elementos traza, como el manganeso y el níquel, que las plantas necesitan para su defensa. Existe una variedad de técnicas de gestión mecánica y cultural contra las malezas.

Para aquellos que no pueden imaginarse alguna vez alejarse de la fumigación, puede amortiguar los efectos secundarios de muchos herbicidas con la adición de ácido fúlvico. Hace un excelente trabajo al estimular el crecimiento de microbios beneficiosos mientras aumenta la permeabilidad de la pared celular. Esto significa que los productos químicos (o aerosoles foliares) pueden ingresar a la planta de manera más eficiente, lo que le permite ahorrar dinero y potenciar sus objetivos de salud del suelo.

A medida que se abordan los factores clave para la germinación de malezas y aumentan los niveles Brix, comenzará a notar que las enfermedades y los insectos comienzan a atacar las malezas. Tengo la completa garantía de que recibiré alguna que otra llamada telefónica, de algún productor agradecido lleno de alegría que ve cómo los insectos se mueven libremente por su cultivo y, sorprendentemente, se comen una mala hierba problemática.

Acción para reducir herbicidas: reduzca los herbicidas **no selectivos** y **no residuales** en un 30% y agregue 1 parte de ácido fúlvico (o extracto de vermicast) a 4 partes de herbicida (hable con el proveedor fúlvico para obtener tasas absolutas).
Nota: no todos los herbicidas se mezclan con fúlvicos, así que primero haga una prueba en frasco y pruebe las dosis en un área pequeña

Observar el panorama completo es vital: cavar agujeros, registrar cambios, realizar pruebas de tejidos, tomar nota de la gestión previa o las condiciones climáticas y realizar algunas pruebas. Todo esto ayuda a construir su propio banco de conocimientos. Comprender y tomar medidas en torno a las condiciones que sus cultivos necesitan para tener más salud nos puede ahorrar el control de malezas, la pérdida de cultivos... ¡y también el estrés!

La forma en que crecen las malas hierbas, por encima y por debajo del suelo, ofrece pistas valiosas sobre su función reparadora del suelo. Los sistemas de raíces de las malezas pueden decirle mucho sobre la estructura y el manejo o gestión del suelo. Tenga en cuenta las malezas junto con todas las demás medidas de salud del suelo; gestión, microbios, minerales, MO y mentalidad. La mentalidad es el factor más importante para tener éxito con las malas hierbas o malezas. Si desea deshacerse de las malas hierbas de la noche a la mañana, es fácil ... ¡simplemente deje de llamarlas malas hierbas! Ahora que conoces más herramientas sobre cómo leer tus malas hierbas, es hora de dejar de mirarlas y ¡centrarte en lo que realmente quieres cultivar!

Formas culturales de control de malezas

- Pastoreo cruzado con otras especies de ganado.
- Entrene al ganado para que se alimente de malas hierbas. Hay excelentes recursos desarrollados por el Dr. Fred Provenza en el sitio web de la Universidad Estatal de Utah: www.behave.net.
- Inocular semillas con extractos de compost / vermicast o productos biológicos envasados para potenciar la salud de los cultivos.
- Agentes de control biológico: hongos, bacterias e insectos que se enfocarán en las malezas.
- Siegue bajo los árboles o enredaderas. Añada más especies compañeras de bajo crecimiento.
- Aborde los factores clave para la germinación de malezas y mejore la salud del suelo. Prepare el terreno para lo que realmente desea cultivar.

12
¿Bicho Bueno, Bicho Malo?

"La tierra, por tanto, no es simplemente suelo. Es una fuente de energía que fluye a través de un circuito de suelos, plantas y animales." - Aldo Leopold, Un Año en Sand County, publicado en 1949.

Dando un paseo por las 840 acres del Central Park de Nueva York, los habitantes urbanos y los turistas obtienen un relajante respiro de la agitación de la ciudad. Las vistas del paseo principal están decoradas con olmos estadounidenses que recuerdan vívidamente escenas de películas como *Cuando Harry conoció a Sally* y otros éxitos de taquilla. El parque contiene más de 20.000 árboles, 280 especies de aves y el zumbido de un sinnúmero de insectos. En 2003, incluía los sonidos mordaces de dos extraterrestres invasores: el escarabajo asiático de cuernos largos y el barrenador esmeralda del fresno. Estas dos plagas han tenido un impacto catastrófico, responsable de la muerte de millones de árboles en América del Norte, desde su llegada en las décadas de 1930 y 2002, respectivamente. Con su descubrimiento en el parque, la ciudad de Nueva York y 135 millas cuadradas que rodean el área, fueron puestas en cuarentena inmediatamente. Los árboles infestados originales, incluidos los materiales de sus raíces, fueron retirados y quemados. Este fue visto como el único control efectivo después de la plaga. Con la imagen del icónico parque en riesgo, se tomó la decisión de defender agresivamente los árboles utilizando un neonicotinoide, el imidacloprid. Si se sentó bajo de un árbol en Central Park entre 2005 y 2007, se le garantizó un encuentro personal cercano con este neonicotinoide (neónico), con más de 14.000 aplicaciones empleadas durante ese período de 2 años.[98] Los neónicos, con su alta solubilidad, se aplicaron empapando el suelo o se inyectaron directamente en los árboles. Se dirigen a receptores de insectos específicos y, por lo tanto, se consideraban más seguros que otros insecticidas en el mercado en ese momento.

A principios de la década de 1980, se utilizaban tres insecticidas principales de amplio espectro: organofosforados, carbamatos y piretroides. Con una gran dependencia de estos insecticidas, estos controles químicos se estaban volviendo cada vez más ineficaces a medida que las plagas desarrollaban resistencia.[99] La resistencia a los pesticidas se ha explicado por la adaptación en un proceso llamado hormoligosis. Tras la exposición a la dosis casi letal, los insectos se adaptan y evolucionan para resistir la sustancia química. Muchos científicos creen que esta dinámica explicaba el aumento de la plaga observado *después* de la fumigación. Sin embargo, la historia es mucho más profunda y compleja que esto. En ecosistemas vibrantes y vivos, existen controles y equilibrios que mitigan las pérdidas de vegetación a gran escala. En ecosistemas funcionales saludables, muchos de estos organismos denominados plagas de insectos y enfermedades proporcionan servicios beneficiosos. Así como las malas hierbas están aquí para decirte algo, también lo están las plagas y enfermedades.

Durante la crisis de la década de 1980, en la que los cultivadores estaban desprotegidos contra las acumulaciones de insectos resistentes y con una mayor conciencia sobre los riesgos ambientales y para la salud humana, nuevos químicos sistémicos aparecieron. A medida que estos pesticidas se mueven dentro de la planta, los fabricantes argumentaban que solo atacarían a los insectos peligrosos. Al emplear sustancias que se comercializan como mucho menos peligrosas, los productores respiraban aliviados. Estos pesticidas podrían aplicarse de manera profiláctica durante la temporada de crecimiento, en lugar de exponer a las personas y las abejas a la fumigación. Estos pesticidas se usan actualmente de manera indiscriminada en todo el mundo en tratamientos de semillas, se mezclan con agua de riego, se inyectan directamente en los árboles o se aplican foliarmente (con suerte, después de que las abejas se hayan ido a dormir).

Los pesticidas sistémicos incluyen grupos de sustancias químicas como neonicotinoides y fenilpirazol (fipronil). El fipronil se usa comúnmente en los hogares para controlar pulgas, termitas y cucarachas con nombres comerciales como Frontline, Goliath y Termidor. Los neonics fueron desarrollados en los años 80 por el "super equipo" de la empresa farmacéutica multinacional alemana Bayer y Shell. Químicamente similares a la nicotina, alteran el sistema nervioso de los insectos, provocando la "enfermedad de las abejas locas" y la muerte. A medida que los neónicos viajan por la planta, exponen a los inocentes transeúntes, conocidos como "insectos no objetivo", a través del polen, el rocío y el néctar. Un análisis global de 198 muestras de miel, encontró que el 75% de ellas contenían al menos 1 neónico.[100]

Los pesticidas son los más ineficientes de todos los agroquímicos. Se estima que, en el mejor de los casos, el 1% de estos productos químicos llega a sus objetivos, ya que casi todo se pierde por escorrentía, deriva de la pulverización o degradación con la luz solar.[101] En el caso de los neónicos, solo una décima parte del tratamiento de semillas es absorbido por la planta, con el 90% restante impactando especies no objetivo en el suelo, el polvo y las vías fluviales. Estudios recientes han demostrado que las aves migratorias que ingieren, incluso dosis bajas de neónicos, se vuelven "anoréxicas", pierden entre el 6 y el 25% de su peso corporal y sufren graves retrasos en sus patrones migratorios.[102] [103] Un estudio publicado recientemente sobre la salud de las vías fluviales en Nueva Zelanda debería hacer sonar las alarmas. Encontraron entre 2 y 6 pesticidas diferentes en el 78% de los arroyos muestreados.[104] Se encontró organofosforado clorpirifós en la mayoría de estas muestras, prohibido por una orden judicial en los EE. UU. Y está prohibido para uso doméstico en Nueva Zelanda y en muchos países de la UE, incluida Alemania. Irónicamente, este insecticida está prohibido en su país de origen. Bayer continúa ofreciendo garantías científicas y muestra consternación ante las opiniones de que los neónicos dañan a las aves o las abejas, ya que "Bayer se preocupa por las abejas."

El auge en el uso de neónicos a mediados de la década de 2000, vino de la mano de la repentina disminución de las poblaciones de abejas, mariposas y aves. La fumigación de Central Park se celebró como un éxito hasta que, de repente, los árboles tratados empezaron a amarillear y perder sus hojas. Análisis más detallados descubrieron una pequeña araña, *Tetranychus schoenei*. De la noche a la mañana, este ácaro, en su momento considerado un herbívoro inofensivo, se había convertido en una bestia furiosa, causando daños masivos a los valiosos árboles. Las suposiciones iniciales eran que el neónico acabó con los depredadores del ácaro, las crisopas, las mariquitas y las avispas parásitas, liberando a un monstruo.

Este fenómeno no se limita a los olmos. Otros investigadores descubrieron que después de las aplicaciones neónicas, las poblaciones de ácaros aumentaron entre un 100% y un 200%[105] en cultivos tan diversos como el maíz, el algodón y el tomate. Los ácaros no se ven afectados por los pesticidas sistémicos, ya que carecen de los receptores a los que se dirigen los neónicos. La medición de las poblaciones de depredadores y otras causas no explican por qué los ácaros comenzaban a tener casi el doble de crías. Los investigadores empezaron a sentir curiosidad. Si no es la falta de depredación lo que influye en el crecimiento de la población, se preguntaban, ¿cuál era la causa? En un estudio revolucionario, descubrieron una cascada de cambios en los genes dentro de los propios árboles. La actividad de más de 600 genes se alteró con la aplicación de un solo neonicotinoide.[106] ¡600 genes! Muchos de ellos son responsables de la estructura de la pared celular, la desintoxicación y la activación de las enzimas y fitohormonas involucradas en la defensa. Los neónicos también aumentaban la digestibilidad de los nutrientes, elevando la nutrición disponible para los ácaros, lo que resultaba en un aumento en el número de crías. El insecticida creó las condiciones óptimas para debilitar la planta e invitar a otras plagas a la mesa. [107].

Muchos de los controles químicos a granel han preparado los sistemas agrícolas para la proliferación de plagas y enfermedades. En una carrera de armas químicas, son las plagas de insectos las que están ganando la guerra. Por cada 1 especie de plaga, puede haber hasta 1.700 insectos que no son plagas[108] que se han convertido en víctimas involuntarias de esta guerra. Los insectos proporcionan una multitud de beneficios para el ecosistema a partir de la polinización, el ciclo de nutrientes, la descomposición y la alimentación de la red alimentaria. Los impactos de un inminente "insectagedón", el colapso de todas las especies de insectos, es de gran alcance y potencialmente catastrófico. Las especies no objetivo, como las poblaciones de abejas y mariposas, están desapareciendo, mientras que las especies de plagas de cultivos siguen prosperando. En la actualidad, hay más de 550 especies de insectos resistentes a los pesticidas, incluidos los insectos que han evolucionado para consumir la toxina *Bacillus thuringiensis* (BT) contenida en el maíz, el algodón, la soja y las patatas.[109] A pesar de la creciente complejidad de los controles químicos, las plagas siguen consumiendo entre el 18% y el 20% de la cosecha mundial y son cada vez más resistentes a los controles.[110]

Con la tecnología BT y los productos químicos sistémicos específicos, se podría perdonar a uno por creer en las promesas vacías de una reducción de los pesticidas. A pesar de los beneficios promovidos por los productores de semillas, el uso de insecticidas ha aumentado, no disminuido, desde que se lanzó la tecnología BT.

En 2014, un memorando público de la EPA declaró que "los datos publicados indican que la mayor parte del uso de tratamientos de semillas con neonicotinoides no protege el rendimiento de la soja mejor que no controlar las plagas."[111] A pesar de esta información, se sigue presionando a los productores de todo el mundo a que usen pesticidas, como si fuera la norma para la protección de cultivos. Hoy en día, la mitad de la soja y el 79-100% de los cultivos de maíz en los EE. UU. se siembra usando un pesticida neonicotinoide.[112] Una revisión de 2016, que contabilizó y analizó el uso de pesticidas, encontró que el ratio de beneficio cae por debajo de 1. Lo que significa que por cada beneficio que ofrecen los pesticidas, hay 99 costos. Estos cálculos incluyen los costos ambientales y de salud humana. Solo en los EE. UU. se estima que los costos directos e indirectos de los pesticidas le cuestan a la economía de los EE. UU. más de 37 mil millones de dólares cada año.[113] Necesitamos urgentemente replantear el uso de pesticidas.

Un estudio en 2018 en el cinturón de maíz de EE. UU. comparó las granjas regenerativas con las granjas convencionales que usan insecticidas. Encontró diez veces más plagas de insectos en los cultivos convencionales.[114] Sí, leíste bien, allí donde los agricultores aplicaban todo su arsenal de insecticidas, tratamientos genéticamente modificados, plantas y semillas, había 10 veces más plagas de insectos.

Que existe una relación entre los productos químicos y la presión de las plagas no es una ciencia nueva. Hace sesenta años, el agrónomo Francis Chaboussou, del Instituto Nacional Francés de Investigación Agrícola (INRA), descubrió que los pesticidas y fungicidas eran responsables de los brotes de insectos. Su trabajo fue ignorado en gran medida. Él planteó la hipótesis de que un insecto se moriría de hambre en una planta sana, un fenómeno que denominó "trofobiosis". Su libro se publicó en 1985 y finalmente se tradujo al inglés 20 años después con el título, *Healthy Crops: A new agricultural revolution*" (no disponible en castellano). La teoría de Chaboussou era que los insectos no atacan a todas las plantas. Son las plantas debilitadas con altos aminoácidos y azúcares incompletos las que atraen a las plagas como la miel a las moscas.

En Hawke's Bay, Nueva Zelanda, el horticultor Nick Pattison puede dar fe de que después de eliminar el pesticida Tokuthion de su programa, el número de chinches harinosas se redujo en el primer año y al año siguiente... desaparecieron por completo. El pesticida estaba creando las condiciones para las plagas. En respuesta a las preocupaciones ambientales y de salud humana en torno al uso de productos químicos a fines de la década de 1990, el sector hortícola de Nueva Zelanda introdujo estrategias de Gestión Integrada de Plagas (GIP), que incluía disruptores hormonales, tiras polinizadoras, mejor gestión del agua y monitoreo preciso. Una de las estrategias más efectivas: ¡dejar de usar pesticidas químicos! Los productores se volvieron cada vez más conscientes de que las plagas de insectos se sentían atraídas por los trastornos en los árboles. Por qué esta información, respaldada por pruebas y experiencia, no llega a otros sectores de producción es desconcertante.

Para abordar las preocupaciones de los productores en relación al aumento de la resistencia a las plagas, muchos de estos productos químicos ahora se usan juntos para intentar aumentar su eficacia, lo que también aumenta el daño a los insectos no objetivo debido a los efectos sinérgicos en el medio ambiente. Las investigaciones realizadas en la última década han revelado el efecto perjudicial de concentraciones incluso bajas de pesticidas y fungicidas en el medio ambiente, la vida silvestre, las abejas, las mariposas y las personas.[115] [116]

¿Cómo es que los plaguicidas solubles, persistentes y de amplio espectro pasaron los filtros para ser lanzados con tanto entusiasmo al medio ambiente mundial? Se podría argumentar que estos plaguicidas no siguieron un riguroso proceso de evaluación de riesgos antes de ser liberados. "Su evaluación de riesgos es tan sólida como la pregunta que hace", dice Jonathan Lundgren, el agroecólogo y entomólogo que dirigió el estudio de agricultura regenerativa de 2018. Comenzó su análisis de los impactos ecológicos negativos de los pesticidas a finales de los 90. Su investigación doctoral se volvió más compleja y comenzó a darse cuenta de que su investigación sobre los procesos sólidos de evaluación de riesgos le abría una puerta que no podía cerrar de nuevo. "No creo que podamos evaluar el riesgo, la pregunta es demasiado complicada. Los efectos son demasiado amplios. No sabemos qué organismos se ven afectados y de qué manera. ¿Cómo se hace ciencia con 20.000 formulaciones? Tan pronto como añadimos un adyuvante, el perfil de riesgo cambia ". El proceso de evaluación de riesgos tiene muy poca relación con lo que sucede fuera del laboratorio. En el proceso de evaluación de los cultivos BT, nadie hizo la pregunta "¿qué pasaría si todos los agricultores cambiaran para cultivar solo uno o dos cultivos?" El colapso de la biodiversidad a gran escala es la respuesta; por encima y por debajo del suelo.

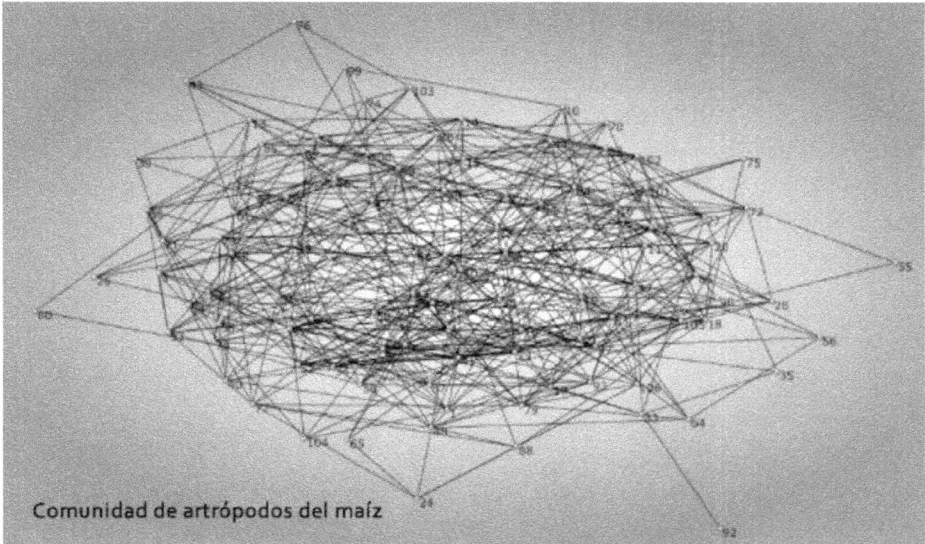

Imagen: Redes comunitarias de artrópodos del maíz. Jonathan Lundgren, 2011

Esta imagen, que a primera vista parece ser el garabato de un niño pequeño en la pared de una sala de estar, representa una red de conexiones comunitarias para insectos en cultivos de maíz en Dakota del Sur. ¡La recopilación de datos sobre todas estas interacciones potenciales sería una tarea ambiciosa!

Nuestro cuestionamiento científico no tiene actualmente el alcance para imaginarse todo lo que es posible con tales conexiones. La investigación científica busca simplificar las preguntas y las formas de cuantificar los datos y, por su propia naturaleza, debe ignorar la complejidad, las sinergias y las consecuencias no intencionadas que son demasiado vastas para capturar y probar.

Pasar tiempo con el Dr. Lundgren en el campo es como dejar suelto a un niño en una tienda de dulces. Su entusiasmo es contagioso. Incluso el adulto más reacio a los insectos se encuentra a cuatro patas, rascando la hojarasca para descubrir amigos de 6 patas. Lundgren es un científico de renombre mundial con más de 260 artículos publicados. En 2012, recibió el premio del USDA como "Científico de investigación sobresaliente" y dirige su propio laboratorio. Mientras trabajaba para el USDA, fue uno de los investigadores que, desde el principio, identificó la relación entre los neónicos y la disminución de la población de mariposas y abejas.

El foco de Lundgren en contra de los pesticidas es lo que él cree que llevó a acciones disciplinarias destinadas a reprimir su trabajo y evitar que compartiera sus hallazgos con el público. En 2015, formó parte de una demanda presentada contra el USDA, por ordenar a los científicos que retiraran estudios y diluyeran sus hallazgos. ¡Se necesita una persona valiente y comprometida para estar dispuesta a demandar a un gobierno! También los regeneradores y aquellos que están dispuestos a rechazar al poderoso lobby químico necesitan coraje. Mientras tanto, ellos tienen el sartén por el mango: la financiación y la influencia para seguir impulsando un sistema fallido.

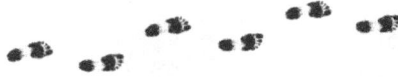

Los productores observadores y los exploradores de cultivos le dirán que existe una relación clara entre el estrés y las enfermedades y las presiones de los insectos. Estas tensiones pueden ser impulsadas por factores climáticos y del suelo, como bajo nivel de carbono en el suelo, inundaciones o temperaturas extremas, desequilibrios minerales del suelo o aplicaciones de fertilizantes altamente solubles.[117] Plantar un cultivo en un ecotipo inadecuado es estresante. Esperar que los cultivos de verano se desarrollen bien en invierno o viceversa, es buscar problemas. Los pesticidas también reducen los niveles Brix de las plantas, cambian la dinámica del nitrógeno y aumentan los aminoácidos libres. Existe una gran cantidad de literatura científica que reconoce que existe una compensación entre los brotes de insectos plaga y las aplicaciones de nitrógeno. Por ejemplo, está "ampliamente demostrado que la nutrición mineral-vegetal es un determinante importante del desarrollo de los herbívoros."[118] Es curioso que estos investigadores usen habitualmente términos en torno a sus hallazgos sobre las plagas de insectos y el nitrógeno, como "reconocido" y "ampliamente demostrado" cuando esta no es la historia que se les cuenta a los productores.

Hay una teoría girando entre los defensores de la Regeneración, que los insectos, sin un páncreas o un método para digerir proteínas completas, mueren después de consumir alimentos ricos en nutrientes. La investigación realizada por el profesor de Utah Larry Phelan y otros ha demostrado que esto no es del todo exacto.[119] Su trabajo demuestra que los insectos prefieren consumir aminoácidos más simples, que son más fáciles de procesar que los azúcares estructurales o las proteínas. Cuando las plantas tienen desequilibrios minerales, la cantidad de aminoácidos libres puede multiplicarse por diez. El trabajo del Dr. Phelan reveló que las plantas con desequilibrio mineral producen menos inhibidores de proteinasa, una enzima que las plantas usan para defenderse de las plagas de insectos. Su investigación también mostró que cuando los insectos plaga son alimentados con plantas nutricionalmente balanceadas, esas plagas se atrofian, ponen menos huevos y sus larvas tienen menos probabilidades de sobrevivir. También se redujo la cantidad de material vegetal del cultivo que consumían los insectos. También descubrieron que mantener una proporción de 2:2:1 entre B:Fe:Zn, atrofia el crecimiento de los insectos y reduce los aminoácidos libres en condiciones hidropónicas. Chaboussou tenía razón: los insectos no se sienten atraídos por las plantas sanas.

Los insecticidas, fungicidas y herbicidas como Captan, Maneb, clorpirifós y paraquat impactan directa o indirectamente en la fotosíntesis y en los exudados radiculares necesarios para la señalización del quórum. Las enzimas y señales involucradas en la fijación de nitrógeno y la transformación de aminoácidos libres en proteínas completas se ven comprometidas por estas sustancias químicas.[120] De nuevo, un argumento de venta perfecto para alguien que no sea agricultor.

La fotosíntesis de las plantas lo mueve todo. A medida que aumentan la salud de las plantas y los niveles Brix, la presión de las plagas disminuye. Un estudio realizado por un estudiante francés, que analizó datos tomados en más de 22 propiedades regenerativas en Nueva Zelanda, mostró que un nivel Brix de 12 o más en pastos y 14 en leguminosas, durante la temporada de crecimiento, era efectivo para reducir la presión de las plagas. Como resultado directo de sus programas de salud del suelo y los pastos, estos agricultores vieron un aumento en los niveles Brix, mientras que la presión de las plagas de insectos disminuyó. Los insectos no buscan cada brizna de hierba o cada manzana. ¡Buscan limpiar la basura!

Establecer y mantener una comunidad microbiana diversa y construir materia orgánica en el suelo es esencial para reducir los factores de estrés ambiental, como la sequía y las fluctuaciones de temperatura. Los microbios pueden reducir el estrés nutricional al garantizar que las plantas reciban los minerales en la velocidad, el tiempo y la forma que necesitan. Los microbios del suelo y las hojas brindan una variedad de servicios beneficiosos para mejorar la salud de las plantas. Muchos de estos efectos pueden ser indirectos. Tomemos, por ejemplo, los hongos micorrízicos. Pueden aumentar la capacidad de las plantas para emitir los compuestos orgánicos volátiles (COV) que atraen a los insectos. Estos COV atraen insectos parásitos y depredadores beneficiosos para atacar a las plagas. En presencia de micorrizas, las plantas emiten COV que aumentan las poblaciones de ácaros depredadores al estimular la puesta de huevos y acortar el tiempo de madurez de los huevos.[121]

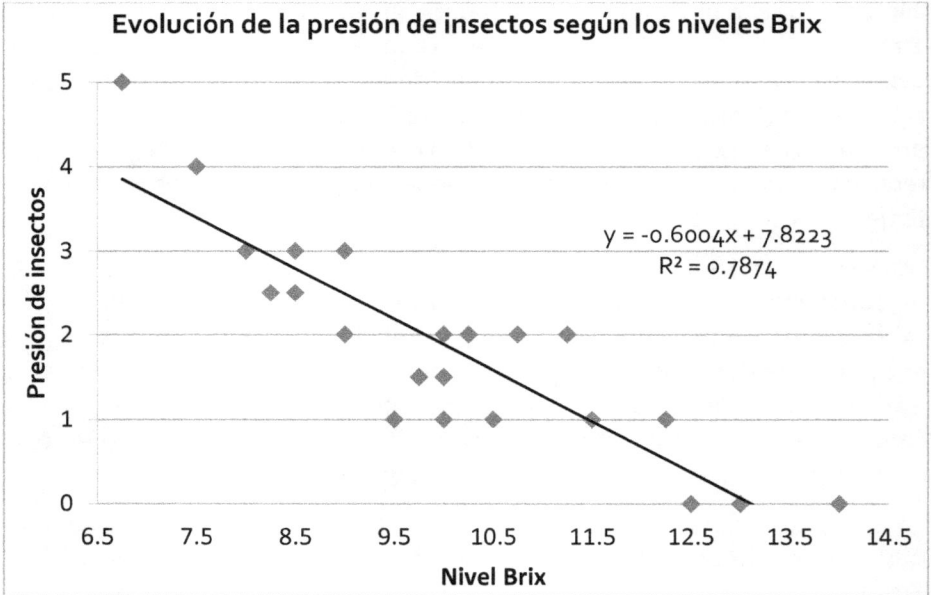

Evolución de la presión de insectos según los niveles Brix

$$y = -0.6004x + 7.8223$$
$$R^2 = 0.7874$$

Eje Y: Presión de insectos
Eje X: Nivel Brix

Correlación entre Brix y presiones de insectos en 22 propiedades en las regiones de Hawke's Bay y Manuwatu (Nueva Zelanda). Florent, 2010[122]

Quizás se esté dando cuenta que existe una diferencia entre la salud del suelo que está comprometido a tener y su estado actual. ¿Qué hacer a continuación? Pasar de una rama de gestión a la siguiente puede ser complicado si no quiere correr el riesgo de pérdidas de rendimiento debido a las altas presiones de enfermedades o plagas. En la granja de purasangre de Lindsay, había factores importantes que obstaculizaban el progreso. Con minerales y biología comprometidos, las plantas estaban bajo estrés, ¡y las plagas de insectos estaban teniendo un día de campo literal! Entre los grillos, las cochinillas, los gusanos de la hierba, los gorgojos del trébol y las pulgas de la alfalfa, la biomasa de las plagas de insectos superaba con creces el número de caballos sobre el suelo. Era necesario hacer algo para que su suelo pudiese dar un salto adelante.

Como los insectos prefieren alimentarse de plantas bajas en Brix, con alto contenido de aminoácidos (N) con un desequilibrio en los minerales, las condiciones del suelo bajo en carbono, compactado y poco profundo, la granja de Lindsay estaba colocando una alfombra roja. Los suelos compactados ofrecen condiciones ideales para muchas plagas de insectos, con escasa movilidad de nutrientes y ciclos de auge y caída de bacterias que agravaban el problema. Los suelos compactados ofrecen un santuario para las plagas de insectos, ya que sus controles naturales de enfermedades de los insectos, los organismos entomopatógenos (EP), se ven afectados por la falta de oxígeno. Como parte de un programa de transición, los hongos, bacterias, protozoos o nematodos EP son excelentes herramientas provisionales, si las plagas de insectos están ejerciendo presión sobre una producción valiosa. Estos microbios existen de forma natural en suelos sanos y equilibrados y en el interior de plantas de todo el mundo. Para prosperar y reproducirse, necesitan que los cuerpos de los insectos estén disponibles. Estos organismos pueden tener un impacto dramático y significativo en las poblaciones de plagas. Un estudio de Cornell que utilizó nematodos EP en el peligroso gorgojo de la ciruela, redujo las plagas en un 70-90%.[123] Los EP tienen otros beneficios para la salud de las plantas: proporcionar nutrientes directamente a las plantas, defender las raíces y aumentar la inmunidad de las plantas a las enfermedades, lo que se conoce como resistencia sistémica inducida (ISR).[124]

Con la alta presión de plagas de insectos en Lindsay Farm, aplicamos una mezcla patentada de 4 hongos EP diferentes y bacterias con un hidrolizado de pescado y vimos una caída dramática en la presencia de pulgas del trébol, gorgojos y cochinillas. La cubierta de hierba y la profundidad de las raíces aumentaron, se detuvo la debilidad de la hierba y aumentó la proporción de tréboles. Esta aplicación permitió que los procesos de construcción del suelo se iniciaran realmente, ya que se eliminaron los insectos que se comían los sistemas de raíces. También aplicamos cepas de *Metarhyzium* y *Beauvaria* para las garrapatas, rociándolas en el suelo y aplicándolas tras los caballos con un poco de aceite como transportador. Como resultado, hubo una reducción masiva en la población de garrapatas. Los investigadores han descubierto que estos organismos pueden controlar las garrapatas en un 80-100% en el campo.[125]

Puede aplicar productos de biocontrol envasados. Sin embargo, ahora que hemos estado involucrados en múltiples proyectos y hemos sido testigos una y otra vez de que a medida que mejora la salud del suelo, sabemos que estos biocontroles aparecen y prosperan naturalmente.

¿Cómo podemos saberlo? Empiece cavando y buscando insectos momificados. Por ejemplo, la presencia de tres hongos EP comunes puede identificarse mediante pelusas de diferentes colores de insectos momificados: verde, blanco o amarillo. La pelusa blanca puede ser *Beauveria bassiana* (enfermedad de la muscadina blanca), el verde puede ser *Metarhizium anisopliae* (muscadina verde) y la pelusa amarilla puede ser *Isaria fumosoroseus* (acertadamente llamada muscadina amarilla). La enfermedad de la muscadina amarilla es un patógeno para más de 25 familias de insectos diferentes, incluida la palomilla dorso de diamante, el pulgón ruso *Diuraphis noxia* y la mosca blanca *Bemisia tabaci*. *Metarhyzium anisopliae* infecta a más de 200 especies de plagas de insectos, incluidas termitas, tisanópteros y, junto con la *Beauvaria bassiana*, se está investigando como agente de control biológico contra los mosquitos que transmiten la malaria. La *Heterorhabditis bacteriophora* es un nematodo EP, ahora disponible comercialmente, que carga a sus huéspedes con bacterias y huevos. Este biocontrol está dando excelentes resultados en el control de pulgas, hormigas, tipulas y gorgojos. A medida que sus crías eclosionan, los nematodos bebés se comen a sus huéspedes insectos desde dentro hacia afuera. En mi analogía del suelo como una película de terror, ¡son como los extraterrestres que salen de tu pecho!

Investigadores de todo el mundo han luchado por obtener resultados consistentes con las cepas EP y, en mi opinión, muchos buenos proyectos se han archivado demasiado pronto. En el campo, hemos utilizado sistemáticamente hidrolizado de pescado y un ácido húmico para llevar los organismos EP a la planta. El uso de estos insumos es clave para la supervivencia de los inoculantes y garantizar la entrega a la planta. Muchos insectos patógenos también son endófitos, que significa que viven en armonía con el tejido vegetal sin dañar a su valioso huésped.[126] Muchas especies de plantas albergan naturalmente estos pequeños bombarderos furtivos, que incluyen, entre otros: alcachofas, plátanos, cacao, frijoles, algodón, maíz, colza, café, palmas datileras, amapolas reales, pinos, calabazas, sorgo, tomates y trigo.[127]

Ahora existe una creciente evidencia que respalda esto, pero a través de observaciones de campo con agricultores que usan estos productos, vimos lo rápido que funcionaban los hongos. En cuestión de días, después de una sola aplicación foliar, los hongos viajaron a través del xilema hasta las raíces. Aquí, podrían apuntar directamente a cualquier insecto que mastica raíces profundas en el suelo. Tanto las especies *Beauvaria* como *Metarhyzium* son hongos EP endofíticos. Como las micorrizas, viven dentro y sobre las raíces de las plantas. Hasta hace poco, los científicos no creían que estos hongos proporcionaran ningún otro servicio a la planta. Ahora los investigadores están descubriendo que no solo son máquinas eficaces para matar insectos, sino que también aumentan la absorción de hierro y devuelven el valioso nitrógeno de los cuerpos de los insectos a la planta huésped. En los ecosistemas forestales, el 70% del N que regresa al suelo, proviene de insectos muertos o sus heces. Son un contribuyente significativo al ciclo global del N (y se ignoran en todas las enseñanzas del ciclo N). En una hectárea de suelo, puede haber hasta 172 millones de insectos (72 mil / ac) que pesen alrededor de 450 kg. Como los insectos son los ladrones de nitrógeno en cualquier ecosistema, en suelos vivos, pueden estar aportando 45 kg N / ha (40 lb / ac) adicionales gracias a sus cadáveres fríos.

Como muchos de estos hongos pueden ser inespecíficos, se requiere una consideración cuidadosa antes de la aplicación. El jurado aún está deliberando sobre el impacto potencial de *Beauvaria bassiana* en las poblaciones de escarabajos estercoleros en el campo. Investigadores de Nueva Zelanda han visto que esta enfermedad infecta a los escarabajos estercoleros viejos y heridos. El *Metaryzium* en sí mismo es seguro para las abejas y está siendo difundido por el apasionado Dr. Paul Stamets como un enfoque micelial para el control del colapso repentino de colonias y el ácaro varroa destructor.[128] Vea la charla TED de Paul Stamets "6 maneras en que los hongos pueden salvar al mundo". De hecho, te recomiendo ver todos sus videos. Contenido fascinante de un tipo fascinante. Nuestras observaciones anecdóticas en el campo han visto aumentos en la incidencia de insectos beneficiosos, incluidos los escarabajos estercoleros después de las aplicaciones de *Beauvaria bassiana*.

Los efectos sobre diferentes propiedades, en ocasiones han sido extraordinarios y, en otras ocasiones, desastres totales. Los fracasos, aunque dolorosos, son buenas herramientas de aprendizaje. Nuestras fracasos han construido nuestro banco de conocimientos, por lo que tenemos más claro que el momento oportuno es muy importante para llegar a insectos específicos.

Los biopesticidas deben aplicarse en las etapas de vida adecuadas, cuando las plagas de insectos se alimentan activamente de las plantas y sus raíces. Debe usar los hongos / bacterias correctos en una mezcla. Muchos EP son sensibles a los rayos UV y es preferible fumigar después de que las abejas se hayan retirado o al menos usar cepas que no lastimen a las abejas. En realidad, hay muchos otros polinizadores vitales además de las abejas, así que solo rocíe por la noche. Una vez. No se preocupe por lo que piensen sus vecinos, en definitiva, ¡ya creen que estás loco! Seguimos pecando de cautelosos al mantener el equilibrio del ecosistema y solo usamos estos controles biológicos en las primeras etapas de transición.

Hace unos años, conocí a un lechero en North Canterbury, Nueva Zelanda, que había tenido problemas con la recuperación lenta de los pastos y la extracción de pasto. Literalmente, toda la hierba se arrancaba al pastas. Al usar la pala, se descubrió un ejército de manchas blancas y esponjosas en todo el suelo, que estaba provocando la pudrición de las raíces. Hay algunos consultores que han estado identificando erróneamente esta plaga como hongos beneficiosos. Lamentablemente, es una plaga de pastos llamada "cochinilla harinosa" y, en mi experiencia, está aumentando en muchas regiones agrícolas. Se encuentran en ambientes más templados, cálidos y húmedos, causando problemas en los céspedes y cultivos de alta producción en Florida, Texas, Sudeste de Asia, Este de Australia, Nueva Zelanda y Sudáfrica. Se le atribuye a la enfermedad llamada "extinción del pasto", que está diezmando los pastizales australianos. Cave un agujero; es posible que se sorprenda al descubrir que tiene más ganado herbívoro debajo del césped que sobre él.

Si se mira a través de una lupa de 20 aumentos, las cochinillas harinosas adultas aparecen sin cabeza y sin patas: insectos rosados de forma ovalada de hasta 2 mm de largo. Se parecen a las cochinillas que encontrarás en las plantas de las casas enfermas. A menudo se encuentran en la corona de la planta, con las hembras rodeadas de mechones de secreciones cerosas blancas. Parece que les gusta el trébol y chupan la savia de las raíces. Una infestación intensa puede matar las plantas, y los efectos suelen ser más evidentes en otoño. Mientras succionan, también producen exudados cerosos hidrófobos. Esto crea otro círculo vicioso del suelo, lo que contribuye a suelos repelentes al agua.

Esta granja lechera tuvo una infestación masiva. A la larga, necesitaba abordar la mala salud y compactación del suelo. A corto plazo, le recomendé que pidiera algunas bolsas de *Beauvaria*. Aplicó el producto y el pastoreo se detuvo a las pocas semanas. Cavamos hoyos a lo largo de la granja y no vimos ni un solo insecto harinoso, hasta que llegamos al último potrero, que estaba lleno de pelusa blanca. "Ahhhh", dijo. "¡Así que es *por eso* que queda una bolsa en el cobertizo!" Accidentalmente había realizado una muy buena prueba, lo que le ayudó a ver que los resultados no eran solo una coincidencia o se debían a cambios estacionales.

Como recordatorio, estos bioplaguicidas naturales se encuentran en suelos y plantas saludables. ¡Construya la salud del suelo y vendrán! Aplicar un biopesticida no es una transformación del pensamiento: es una sustitución. Aplicar cualquiera de estos controles biológicos es como mantener una aeronave acelerando a lo largo de una pista. Aportan una herramienta para avanzar rápidamente en nuestro viaje. Sin embargo, ¡en algún momento necesitamos que el avión despegue!

La diversidad es clave para reducir la presión de las plagas de insectos, lo que les dificulta encontrar comida y proporciona un hábitat para los depredadores. En infestaciones intensas de organismos que se alimentan de raíces, la rotación de cultivos es esencial para romper los ciclos de vida de los insectos. Me parece fascinante cómo las plagas en el cinturón del maíz han evolucionado para tener un ciclo de 2 años, perder la rotación intermedia de la soja y coincidir con la eclosión con sus alimentos favoritos. Mezclar especies y plantar cultivos como policultivos o multiespecíficos, reduce la acumulación de plagas. Esta diversidad proporciona una amplia gama de señales de quórum, compuestos disuasorios de plagas y huéspedes para EP. Jonathan Lundgren es claro: La causa fundamental de la explosión demográfica de plagas es el fomento y la expansión de los monocultivos. La gestión es lo principal y la diversidad la clave para cualquier estrategia exitosa en la gestión de plagas. ¿Alguna vez eliminaremos las plagas del planeta? No, y no creo que sea útil en un sistema holístico, donde todo tiene su lugar.

Una receta para la mala salud del suelo también contiene los ingredientes para las plagas: compactación, anegamiento, nitrógeno soluble, bajo contenido de carbono y monocultivos son algunos. Muchos de los factores que provocan la aparición de malezas y plagas son los mismos que provocan enfermedades. Hay formas prácticas de reducir las enfermedades de forma proactiva: incluyendo técnicas de pastoreo, técnicas y recetas de limpieza higiénica, cobertura / cultivos intercalados, evitar la labranza, etc.

Si las enfermedades ya están presentes, causando pérdidas críticas de producción (particularmente en cultivos de alto valor), entonces adoptemos un enfoque de 4 vías. Esto incluye acciones que tienen como objetivo controlar la enfermedad utilizando productos biológicos y nutrición, reducir la propagación del vector, aumentar la resistencia y la salud de las plantas y, en última instancia, abordar las estructuras subyacentes que crearon las condiciones para la enfermedad inicialmente.

Las acciones para reducir la infección dependen del tipo de cultivo, las especies de enfermedades presentes y las opciones de gestión. ¿Se propaga un organismo a través del agua, el viento, la maquinaria o el ganado? ¿Pasa el invierno sobre los escombros? ¿Y qué condiciones climáticas necesita para propagarse? Hacer estas preguntas le ayudará a actuar para reducir una mayor propagación. Por lo general, en los negocios de cultivo, jardinería y horticultura, se deben tomar medidas para descomponer los materiales orgánicos y reducir la acumulación de enfermedades entre las temporadas de cultivo. Hay productos de digestión comerciales disponibles, o puede hacer los suyos propios, utilizando melaza, pescado y productos de calcio.

Los organismos patógenos están presentes en todos los entornos del suelo. La infección es una señal de que algo más está mal. La mayoría de las enfermedades son "efectos secundarios", como la pudrición de la raíz, la *Phytophthora*, que ataca a los materiales muertos. Otro factor ha creado el entorno propicio para que se produzcan pudriciones. Estudios recientes concluyen que se trata de una deficiencia de socios microbianos defensivos, lo que invita a la aparición de enfermedades.[129] Se necesita urgentemente más investigación sobre cuáles son los factores determinantes detrás de las enfermedades. ¿Es una falta de defensas microbianas, minerales o gestión?

Simon Osborne, cultivador regenerativo de Canterbury, Nueva Zelanda, ha estado probando y midiendo cambios en sus cultivos durante décadas. Es un gran ejemplo de cómo poner en práctica el principio de "medición para informar a la gestión". Durante muchos años, utilizando prácticas de Agricultura de Conservación (AC), sus sistemas han evolucionado de manera constante a medida que aumenta el carbono del suelo. Sin embargo, el sistema seguía dependiendo en gran medida de herbicidas, fungicidas y tratamientos químicos para semillas.

Para 2016, Simon sentía que la granja se había estancado y, bajo este modelo agrícola, "no se estaban logrando más avances en la salud del suelo y la ecología agrícola en general, aunque el desempeño financiero era excelente". Sintiéndose desmoralizado con lo que él llama "cultivo de quimioterapia prescriptiva", la familia consideró seriamente vender y hacer otra cosa, hasta que descubrió por casualidad el libro "Cultivar con

Microbios" de Jeff Lowenfels. El libro abrió una puerta a "la belleza de la ecología del suelo y los principios básicos de un bioma sinérgico". Simon tiene una mente activa, entre leer literatura técnica y asistir a talleres de educadores regenerativos, obtuvo la confianza para comenzar su transición a un sistema ecológico de bajos insumos.

Simon descubrió que reducir el uso de fertilizantes químicos era sencillo, "se había dado cuenta que menos es más". De hecho, descubrió que "nada es más en muchos casos", ya que comprendió que el uso de fertilizantes estaba aumentando tanto los costos como la presión de los insectos y las enfermedades. El mayor desafío fue la eliminación o reducción de "icidas" químicos, perjudiciales para la fisiología de las plantas y el bioma del suelo. Los cultivos de semillas de alto valor, como el rábano híbrido, se gestionan de forma intensiva con cultivo y un régimen químico riguroso basado en el calendario. Se pueden aplicar hasta 50 dosis de fungicidas e insecticidas durante una sola temporada de cultivo. Esta es una cinta de correr de la que hay que bajarse rapidamente.

Simon siempre está realizando múltiples pruebas, particularmente cuando busca eliminar los fungicidas de sus valiosos cultivos de semillas. Con los insumos químicos, que cuestan a los productores de semillas más de 4.000 dólares neozelandeses por ha (2.700 dólares EE.UU.), las posibles pérdidas de cultivos ponen a los productores en una posición de riesgo. La eliminación rentable de fungicidas y pesticidas ha sido un enfoque y un objetivo para Simon. Se hizo cada vez más consciente de que, a menos que eliminara estos insumos químicos, su programa de salud del suelo no podría progresar. Sus observaciones y pruebas en múltiples cultivos mostraron que todos los químicos sistémicos eran "terminales" para la microbiología. (La única excepción que ha encontrado Simon son las bajas tasas de triazol que se utilizan para controlar la oxidación en los pastos. Desafortunadamente, este es un fungicida conocido por dañar a las abejas). Usando su medidor Brix en una prueba completa, registró caídas repentinas de los niveles Brix después de aplicar fungicidas. Los cultivos sin tratamientos con fungicidas parecían mucho más saludables, con un color verde intenso y una producción de semillas de tamaño más uniforme. Después de aplicar aplicaciones selectivas de herbicidas, Simon también midió una disminución de calcio y fósforo en su cultivo. Inicialmente se mostró cauteloso a la hora de compartir sus experimentos con otros. Un día, cuando su comprador de semillas estaba viendo la cosecha, el comprador comentó que se veía tan bien que no necesitarían más tratamientos fungicidas, lo que llevó a Simon a revelar finalmente que la cosecha había estado libre de fumigación todo el tiempo.

La investigación ha demostrado que los fungicidas tienen un impacto variable en las plantas y el microbioma. Muchos interrumpen una amplia gama de funciones fisiológicas en las plantas, desde una disminución en la fotosíntesis hasta reducciones en la masa de raíces.[130] Muchos fungicidas tienen amplios efectos no objetivo sobre la microbiología del suelo, las hifas micorrízicas y los insectos beneficiosos.[131] Los fungicidas son perjudiciales para los objetivos de regeneración de la salud del suelo. Eliminar los insumos de forma preventiva no es un paso sensato sin usar herramientas de transición, a menos que pueda permitirse las posibles caídas de rendimiento.

Como dice Gary Zimmer, agrónomo biológico, "necesitas ganarte el derecho" para usar estos accesorios químicos. Esto se puede hacer a corto plazo, sustituyéndolo por soportes nutricionales y biológicos. En aquellas operaciones que pueden correr el riesgo de no usar controles químicos, deben estar dispuestas a pasar por una posible "etapa de cabello feo" (¡ustedes, chicas, saben a qué me refiero!). Puede haber daños cosméticos, que pueden ser difíciles de observar cuando provienen de un sistema químico de alto insumo, pero este daño visible a menudo resulta en poca o ninguna pérdida en la producción y ciertamente le ahorrará algo de dinero.

Una vez, mientras estábamos en un viaje con Di e Ian Haggerty en Australia Occidental, vimos un cultivo en su primer año en transición a su programa biológico de bajo insumo. Los dueños anteriores habían tirado todo un montón de insumos, con múltiples aplicaciones de herbicidas y fungicidas. El cultivo estaba en mal estado con manchas y un amarilleo evidente. Los agrónomos convencionales parecían incómodos y fruncían el ceño ante lo que veían como un desastre total. Comentaban que el cultivo necesitaba desesperadamente fungicidas y nitrógeno. En cambio, el cultivo recibió jugo de lombriz y extractos de compost.

Ojalá estos agrónomos se hubieran quedado para la cosecha. Esta pequeña y fea cosecha rindió lo mismo que sus vecinos, a un costo mucho menor. La siguiente temporada, el área se vio afectada por heladas catastróficas, y algunos productores perdieron hasta el 80% de su cosecha. El terreno "patito feo" perdió solo un 5%. El costo de tener una cosecha de mal aspecto rápidamente rindió grandes dividendos y aceleró su programa de salud del suelo. Es clave dejar de destruir el puente microbiano.

En suelos sanos, hay una dinámica compleja en juego que mejora la capacidad de una planta para protegerse contra patógenos y parásitos, la resistencia sistémica inducida (ISR). Cuando las plantas son atacadas, ponen en marcha una compleja red de comunicación, lo que indica la sinergia de microbios beneficiosos específicos con una variedad de bioquímicos. Los organismos, como el *trichoderma* o el *bacilo*, responden para activar las vías de defensa de las plantas. Esto se hace con la condición de que las plantas estén sanas, tengan un Brix óptimo para alimentar a los microbios y la diversidad microbiana esté presente para responder.

RESISTENCIA INDUCIDA POR TRICODERMA

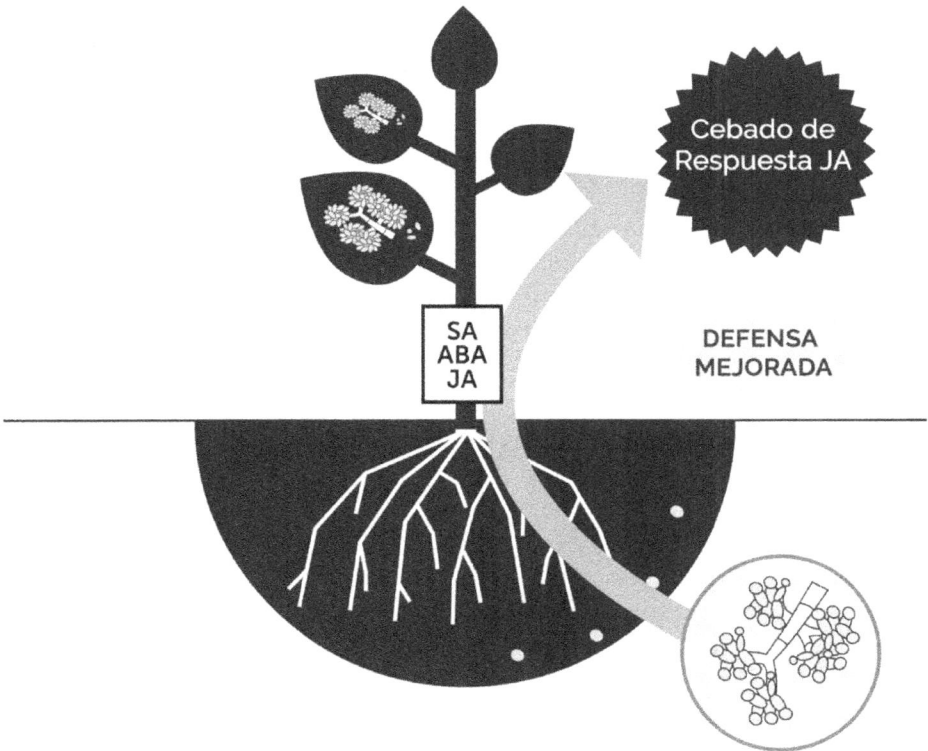

Imagen: *La planta envía una señal a los hongos trichoderma (a la derecha) para que proporcionen el desencadenante. Los hongos liberan un estallido oxidativo que lleva a una cascada de redes de defensa: ácidos jasmónico (JA), abscísico (ABA) y salicílico (SA). Sin estas relaciones microbianas, la red de defensa se desactiva y las enfermedades, como la botrytis, se extienden sin freno (hojas en el lado izquierdo de la imagen). Imagen adaptada de Martínez-Medina y otros (2013).*[132]

Existe un interés creciente en el uso de estos inductores de defensa de las plantas. Algunos de estos inductores pueden "preparar" la planta de manera rentable, al igual que un equipo de fuerzas especiales SWAT, aportando una mayor resistencia y listo para proporcionar una respuesta rápida al ataque. La investigación ha demostrado una reducción significativa de plagas (ácaros, orugas y pulgones), así como enfermedades (como botrytis y blanquilla), tras las aplicaciones de ácidos jasmónico (JA) y salicílico (SA). Los efectos de los tratamientos de semillas con estos inductores pueden durar mucho más que los profilácticos químicos. Las plantas tratadas con inductores también están mejor equipadas para activar sus propios genes de defensa cuando se encuentran atacadas, en comparación con el uso de pesticidas químicos, que suprimen sus defensas naturales.[133]

En el programa de salud del suelo de Simon, los agentes de control biológico se aplican como tratamientos de semillas y aplicaciones foliares, para garantizar que las plantas valiosas estén protegidas en la transición. Estos biocontroles incluyen *Trichoderma viride*, *Bacillus subtilus* y *Streptomyces lydicus* para la prevención de enfermedades. Trichoderma es un hongo que se alimenta de hongos y vive simbióticamente en las raíces de las plantas. Se utiliza comercialmente para controlar enfermedades fúngicas en una amplia gama de cultivos. Simon también ha aplicado tratamiento de semillas que contienen EP fúngico para el control de plagas de insectos, así como diversos inoculantes micorrízicos.

El futuro de los fungicidas y pesticidas está en el biomimetismo. Las plantas dependen de un complejo sistema de señales bioquímicas y eléctricas que proporcionan un sistema múltiple de vigilancia, defensa y desintoxicación. Producen una variedad de inductores, proteínas (péptidos), enzimas y fitohormonas, para defenderse de patógenos y otros invasores.

Cuando se desencadena por daños, patógenos o ataque de insectos, se activan los elicitores. Estos activan el sistema de defensa química de la planta. Las proteínas incluyen proteínas inactivadoras de ribosomas, inhibidores de proteasa, lectinas y péptidos antifúngicos, que representan la primera línea de defensa tanto en plantas como en animales.

Los elicitores incluyen ácido benzoico, salicilato de metilo, quitosano y hormonas vegetales tales como auxinas, giberelinas, estrigolactona, citoquininas, ácido abscísico, etileno y ácidos jasmónico, salicílico y b-aminobutrírico. Al funcionar de manera muy similar a nuestros propios sistemas hormonales, generan una cascada de interacciones. Juntos, estos bioquímicos orquestan un complejo sistema de defensa:

Las fitohormonas (auxinas, giberelinas y citoquininas) han sido reconocidas desde hace mucho tiempo por su papel en el crecimiento y desarrollo de las plantas. También tienen un papel en el complejo diálogo cruzado con otras hormonas vegetales, cuando las plantas están bajo estrés. Recientemente, las estrigolactonas (SL) han recibido un mayor escrutinio científico.

Las fitohormonas exudan las raíces, lo que promueve las interacciones simbióticas entre las plantas y los microbios del suelo, incluida la iniciación de la simbiosis de rizobios y micorrizas, el crecimiento y la germinación de esporas. Participan en la preparación de las defensas de las plantas.

- *Los ácidos jasmónicos (JA) se producen cuando una planta es atacada. Cuando se activa, JA controla la síntesis de defensas que aumentan la resistencia de las plantas a plagas y patógenos. Si un insecto pasa el sistema de defensa de una planta, JA degrada los aminoácidos esenciales que los insectos necesitan para la digestión. Cuando se inicia JA, la planta envía señales y carbono a la rizosfera para estimular las bacterias supresoras de enfermedades.*

- *El ácido salicílico (SA) juega un papel en el crecimiento y desarrollo de las plantas. SA es esencial para la señalización inmune de las plantas y un regulador para muchas defensas y respuestas al estrés de las plantas.*

- *El ácido abscísico (ABA) trabaja junto con SA, para desempeñar un papel fundamental en la reducción del estrés y el aumento de la defensa de las plantas contra plagas y enfermedades.*

- *El etileno (ET) regula los genes implicados en la defensa de las plantas, activándolos durante los momentos de ataque. El etileno trabaja junto con las otras fitohormonas.*

- *La quitinasa es una enzima que rompe el enlace de quitina presente en hongos e insectos.*

- *El ácido B-aminobutrírico (BABA) es una hormona importante que prepara a la planta para responder rápida y eficazmente al estrés y al ataque. Estos efectos pueden ser duraderos y pueden transmitirse como un tipo de memoria, informando a las generaciones futuras sobre posibles factores estresantes y enfermedades.*

- *El glutamato es un aminoácido neurotransmisor que desencadena una señal rápida a larga distancia utilizando calcio.*

Se ha informado de protección contra la resistencia sistémica inducida (ISR) contra una amplia gama de patógenos, incluidos virus sistémicos como el virus del mosaico del pepino, los nematodos inductores de agallas, los hongos que manchan las hojas y los patógenos bacterianos, la esclerotinia, la pudrición de la corona y el tizón del tallo, enfermedades del tizón tardío,... En la mayoría de los casos, los microbios que estimulan la ISR también promueven el crecimiento de las plantas.

Los organismos conocidos por potenciar ISR incluyen las especies Pseudomonas, Trichoderma, Mycorrhizae, Levaduras, Rhizobacteria, Bacillus y otras bacterias gramnegativas.

El quelpo y las algas verdes también estimulan el sistema de defensa de la planta.

Los elicitores bioquímicos ofrecen una poderosa herramienta provisional. No conllevan el mismo riesgo de resistencia que los controles químicos debido a sus diversos modos de acción.

Los minerales también juegan un papel esencial y vital en la defensa de las plantas. Estos incluyen calcio, sílice, zinc, cobre, manganeso y otros oligoelementos. Simon Osborne prueba los tejidos de las plantas durante la temporada y aplica minerales foliares a base de carbono según ve necesario en la temporada de crecimiento, para reducir la susceptibilidad de las plantas a plagas y enfermedades.

El calcio mejora el entorno de los microorganismos beneficiosos del suelo. Es esencial para todos los puntos de crecimiento de las plantas y un componente clave de las paredes celulares. Cualquier deficiencia de calcio, por lo tanto, crea vulnerabilidad a la infección. El calcio tiene un papel importante en la defensa de las plantas y se ha demostrado que inhibe la germinación de las esporas de hongos. Para los cultivos de árboles, es fundamental movilizar el calcio después de la cosecha, para preparar los árboles para que broten los brotes la temporada siguiente. La disponibilidad de calcio para la planta está limitada por los bajos niveles de boro, la escasa actividad biológica y los déficits de humedad del suelo. Como los hongos juegan un papel esencial en hacer que el calcio esté disponible para las plantas, la escasa actividad de los hongos en el suelo lleva a un aumento de las enfermedades.

La leche, idealmente cruda o incluso en polvo, puede ser una excelente aplicación foliar. Tiene numerosas propiedades beneficiosas para el suelo y el crecimiento de las plantas, incluidos los microbios beneficiosos y el calcio biodisponible. Contiene proteínas y otros compuestos que se ha observado suprimen las enfermedades de las plantas y mejoran la tolerancia de las plantas al estrés por calor y la capacidad de absorción de nutrientes. Además, se sabe que muchas de las bacterias omnipresentes en la leche cruda son microbios del suelo beneficiosos que promueven el crecimiento de las plantas. La ferroglobulina, una proteína del suero, produce un radical de oxígeno cuando se expone a la luz ultravioleta, que puede ser tóxico para las esporas de hongos.[134]

Como segundo elemento más abundante en la corteza terrestre y el suelo, los agrónomos han ignorado en gran medida el sílice (Si). No se considera un elemento esencial para el crecimiento de las plantas. El sílice es vital, sin embargo, ya que proporciona defensa a las plantas contra plagas y enfermedades fúngicas / bacterianas y reduce el estrés de las plantas. Es un fortalecedor celular y un activador de muchas funciones vegetales. También eleva la baja conductividad eléctrica (CE) del suelo. Estudios han demostrado que tiene un papel esencial en la reducción del asentamiento, la sequía, la salinidad, el exceso de nitrógeno y fósforo y los metales pesados. Hay muchos factores que reducen la absorción de Si a la planta: compactación, falta de aire y agua y poca materia orgánica. Para abordar estos problemas en los arrozales, se aplica de forma rutinaria Si. El sílice reduce los efectos de las plagas y enfermedades al fortalecer las paredes celulares, ayudando a la defensa química de las plantas y al ISR. La adición de silicato de potasio, por ejemplo, aumenta sustancialmente la eficacia de *Beauvaria bassiana* en el control de plagas.[135]

El cobre se ha usado como fungicida desde finales del siglo XIX en viñedos franceses en la conocida zona de Burdeos. El cobre es esencial para la salud, el crecimiento, el desarrollo y la formación de proteínas de las plantas. Inhibe directamente el desarrollo de esporas de hongos y tiene un papel en la regulación de las respuestas de defensa ISR en las plantas. Como todos los elementos traza, el cobre puede ser un biocida, por lo que solo se necesitan pequeñas cantidades. El cobre se usa para satisfacer las necesidades nutricionales de las plantas, no para matar cosas.

Eliminar los fungicidas y pesticidas es el paso más arriesgado para muchos productores, pero es a menudo la primera etapa que toman muchos productores exitosos como Di e Ian Haggerty o la explotación Twin Rivers, en su camino hacia el logro de la salud del suelo. El agricultor australiano Grant Sims abandonó el uso de pesticidas en 2008 y los reemplazó con insumos nutricionales y biológicos en 3.500 Ha (8.650 acres). A pesar de las condiciones secas en las que se encontraba, vio resultados inmediatos con un rápido aumento de su fuerza laboral subterránea, incluidos hongos y lombrices de tierra. En la superficie, se puso en marcha la descomposición de los residuos de los cultivos y la salud vegetal respondió a los ciclos mejorados de nutrientes.

Un viaje a la granja de los Sims en el norte de Victoria es una experiencia asombrosa que demuestra el potencial de los sistemas de cultivo en todo el mundo. En este duro clima seco, medimos usando un penetrómetro. Entra en el suelo como un cuchillo caliente en la mantequilla. En cambio, al otro lado de la cerca, el penetrómetro se detuvo a una pulgada. Durante los últimos 5 años, la granja ha recibido la mitad de su precipitación promedio, con solo 220 mm (8,6 ") recibidos por su suelo y, sí, cuando le preguntas a Grant cuánta lluvia recibe, la respuesta es: "toda."

Grant es un individuo innovador y creativo que ha desarrollado su propio equipo, extractores de abono y sistemas de mezcla de líquidos. Mediante el apoyo nutricional de las plantas y el abordaje de la compactación con calcio, el tráfico controlado y la labranza cero, ha eliminado el uso de pesticidas, fungicidas y tratamientos químicos de semillas. Al mezclar nitrógeno con una fuente de carbono, utiliza solo el 25% del nitrógeno total recomendado normalmente. Con todas las reducciones en insumos y costos, no ha habido ningún efecto negativo en la producción. Como resultado, la granja se ha vuelto mucho más rentable. Según Grant, "la clave es equilibrar la química del suelo y acumular residuos para proporcionar alimento y un buen hogar para que la biología crezca. Hágalo bien y todo lo demás (las ganancias, la cosecha, los rendimientos, los márgenes brutos) lo seguirá."

Gestiona obteniendo el máximo de residuos de plantas, utilizando un cabezal decapante para dejar una base profunda de rastrojo y basura para construir materia orgánica. Se utiliza un enfoque de "tráfico controlado" para mantener la maquinaria confinada en pistas estrechas, lo que reduce la compactación del campo. El enfoque en la salud del suelo y la reducción de insumos químicos ha creado más oportunidades empresariales para la familia. Viendo el valor de volver a usar ganado en sus cultivos, también está buscando expandir un negocio de carne de vacuno "de la granja al plato".

Grant y su esposa Naomi también están creando un negocio de semillas de cultivos de cobertura. Los cultivos de cobertura son una herramienta clave para la alimentación de microbios, la construcción de materia orgánica y cobertura del suelo, sumado a los beneficiosos procesos de señalización. Estos cultivos colocan una armadura para proteger el suelo y proporcionar un hábitat para los insectos beneficiosos. También se ha hecho hincapié en proporcionar un hábitat para la vida silvestre, reconectar los pasillos de árboles y arbustos nativos y fomentar la vegetación natural alrededor de los bordes de los cultivos. El entomólogo Jonathan Lundgren visitó la granja en 2016. Según todos los informes, estaba incluso más emocionado de lo habitual, después de descubrir una gran diversidad de insectos que no se encuentran típicamente en las tierras de cultivo.

Los regeneradores exitosos aceleran la transición de los biocidas liberándose de cómo la gente cree que debería verse un cultivo. Es importante concentrarse en el largo plazo y evitar preocuparse por detalles triviales. Como me dijo Glenn Stahl, de Twin Rivers, "prefiero tener una granja desordenada que una arruinada". Ciertamente se necesita algo para permitir que un cultivo se vea distinta a la versión normal, "limpia" y artificial, que se ha convertido en la norma. Tolerar algunas malas hierbas, algo de óxido cosmético e insectos que mastican un par de hojas mientras se trabaja en la construcción del puente microbiano puede llevar uno o dos años. Utilice herramientas de transición para asegurarse de que todavía está cosechando un cultivo rentable y respire a través de esta etapa.

Los controles químicos están diseñados para mantener los cultivos "con un aspecto perfecto". Es este enfoque cosmético, a corto plazo, el que mantiene a los productores bajo el control de la agroindustria, genera efectos no deseados. En cambio, a través del enfoque de estimular las defensas de las plantas, aumentando niveles Brix y la señalización microbiana, los beneficios continúan acumulándose para los regeneradores a largo plazo. Como ha descubierto Grant, emprender en nuevos territorios no siempre es fácil, pero a menudo produce los mayores beneficios.

Cuando Jonathan Lundgren dejó el USDA, estableció Blue Dasher Farm y Ecdysis Foundation en Dakota del Sur, un ejemplo de granja de la agricultura regenerativa. Ahora puede marcar una diferencia mayor con los productores sobre el terreno y proporcionar investigación, sin el riesgo de que le pongan un bozal. Lundgren es claro: "Estamos usando todos estos pesticidas porque hemos creado un problema de plagas". La diversificación de los sistemas agrícolas encima y debajo del suelo es clave para regenerar la salud ecológica y revivir las comunidades rurales. "La agricultura regenerativa es el futuro. Resuelve muchos problemas, a todos los niveles."

Por todo lo que ha pasado, debe haber algo de consuelo al escuchar que en 2019, la EPA canceló el registro de 12 de los 59 neónicos en el mercado estadounidense.[136] Este es un gran paso en la dirección correcta. Ahora trabajemos para crear ecosistemas sanos y resilientes, que no requieran insumos químicos. La agricultura regenerativa ofrece un replanteamiento total sobre cómo se cultivan cultivos saludables, uno que respalda una salud óptima y sinergias biológicas. Es la única forma en la que finalmente podemos poner fin a esta "guerra contra la naturaleza" y, además, encontrar soluciones pacíficas y reales que funcionen con el medio ambiente.

Estrategias para reducir las plagas de insectos

* ¡Diversidad, diversidad, diversidad!

* Cultivos de cobertura, cultivos intercalados, márgenes de campos silvestres, rotaciones de cultivos, cultivo en hileras, mosaico de cultivos diversos. Alimenta una diversidad de microbios del suelo e insectos beneficiosos.

* Aumentar los grados Brix.

* Reducir el uso de nitrógeno soluble.

* Reducir las perturbaciones.

* Reducir los aminoácidos libres y el estrés de las plantas.

* Analizar si este es el cultivo adecuado para el entorno.

* Aumenta su capacidad de observación en torno a la dinámica natural de los insectos.

* Elegir tratamientos biológicos de semillas para aumentar las respuestas de los elicitores.

Biocontroles en transición

Si usa bioplaguicidas durante la transición, utilícelo con las siguientes consideraciones de aplicación:

* Las aplicaciones nocturnas son preferibles, ya que muchos polinizadores estarán en reposo y las esporas son inactivadas por la luz solar.

* Mezclar y aplicar con hidrolizado de pescado.

* Debe aplicarse durante la etapa larvaria del ciclo de vida de la plaga.

Nota: Los inóculos biológicos no se deben mezclar con fungicidas o elementos traza como cobre o zinc. Para optimizar la reducción de plagas, manténgase enfocado en los principios de salud del suelo.

POR AMOR A LA TIERRA

13
El Futuro es Ahora

"No esperes algo que existe. Siempre oriéntate al futuro, lo que significa que la esperanza no tolera el presente. El presente nunca es lo suficientemente bueno. Nuestra era necesita que tengamos libertad de esperanza. Olvídate de la falsa elección entre esperanzado y desesperado ... es el mismo engaño de siempre."
- Stephen Jenkinson

Cada momento que paso con el Dr. Patterson Stark, estoy segura, me devuelve diez veces más vida en este planeta. El Dr. Stark es un practicante de Medicina del Estilo de Vida (también conocida como Medicina Funcional) y un potencia los beneficios de caminar en tu vida: un ejemplo vivo de cómo la respiración, el ciclismo de montaña, el surf y la meditación es beneficiosa para una persona de más de 60 años. Equilibra su exigente horario de trabajo, asegurándose de que se toma el tiempo para hacer las cosas que ama, lo que, como descubrí en una ocasión, incluye saltar de las montañas en su parapente.

El viaje del Dr. Stark comenzó en 1986, cuando le diagnosticaron un cáncer terminal. Cuando le dijeron "tienes dos semanas de vida", siguió las recomendaciones convencionales y logró engañar al espíritu de la guadaña. Para asegurarse de que el cáncer nunca volviera a asomar su fea cabeza, profundizó en la investigación. Con sus hallazgos, modificó su dieta y estilo de vida, antes de mudarse de Colorado, EE. UU., a Christchurch, Nueva Zelanda. El enfoque del Dr. Stark refleja cómo trabajo con suelos y paisajes. Se cuestiona sobre la historia, la dieta, el ejercicio, el estrés y el "equilibrio entre el trabajo y la vida". Descubrió un efecto en cascada entre los alimentos, la desintoxicación y los desequilibrios hormonales que me habían estado atormentando desde mi problema con el paraquat.

Su investigación y sus más de 30 años de experiencia exitosa, revelan una simple realidad: la elección del estilo de vida es clave para prevenir y revertir el aluvión de problemas de salud que enfrenta el mundo desarrollado. Hasta el 97% de las afecciones, como la obesidad, la diabetes, la disfunción sexual, las enfermedades cardíacas metabólicas y los cánceres, se pueden abordar mediante la dieta, el ejercicio y el estilo de vida. "Solo la dieta", explica, "puede reducir el riesgo de enfermedades degenerativas en un 80%". Ésta no es información nueva para la humanidad: los egipcios ya lo sabían, según está escrito en una pirámide hace 3.800 AC: "Los seres humanos viven de una cuarta parte de lo que comen. En las otras tres cuartas partes vive su médico".[137] Los profesionales de la Medicina del Estilo de Vida analizan de manera integral los factores subyacentes a la salud, que incluyen: "inactividad física, nutrición, tabaquismo, consumo excesivo de alcohol, estrés crónico, privación del sueño, aislamiento social, pérdida de cultura e identidad, exposición a toxinas y otras influencias de la sociedad y el medio ambiente."

Actualmente, la mayoría de los médicos, como los agrónomos, no están formados en nutrición. Sólo se enfocan en tratar los síntomas. El éxito del trabajo del Dr. Stark y otros ha llevado al desarrollo de un plan de estudios para capacitar a médicos de primera línea en medicina preventiva. La formación se encuentra disponible en 108 facultades de medicina en los estados unidos. Treinta y siete hospitales, incluidos hospitales estatales, están implementando programas que incluyen el cambio a una dieta basada en plantas, sin aceites, más meditación y más actividad física. No temáis, mis amigos carnívoros, ¡a base de plantas no tiene por qué significar cero carne!

Personalmente, encuentro que, tratar de obtener alimentos saludables y nutritivos mientras vivo en la carretera, no es nada fácil, particularmente en los EE. UU. Como refuerzo de mi propia salud, he estado tomando suplementos de calidad. Estos suplementos solo proporcionan una pobre falsificación de los potencialmente 1,200 diferentes fitoquímicos, vitaminas y enzimas que puede proporcionar una dieta rica en nutrientes a base de plantas. El Dr. Stark aclara que cuando las personas toman un suplemento como la vitamina E, hay uno o dos tipos de vitamina en una pastilla, mientras que potencialmente hay 10 o más en una planta. Cinco nueces, por ejemplo, aportan toda la vitamina E que necesitas para estar protegido y se ha demostrado que tomar esta cantidad "detiene la atrofia cerebral". O si toma bioflavonoides de vitamina C. "¿De qué tipo?", nos pregunta el Dr. Stark. La mayoría de las personas están tomando una versión procesada y esterilizada, que seguramente se hizo a partir de maíz transgénico. ¿Cuántos bioflavonoides hay? "Potencialmente más de 1.400."

No necesitamos un título en ciencia espacial para unir los puntos de la salud humana. Necesitamos nutrientes y vitaminas, diversos y completos, bajos en metales pesados y toxinas, provenientes de los alimentos. La calidad de estos alimentos depende intrínsecamente de la materia orgánica, la biología y la función mineral sobre la que se cultivaron los alimentos. De esta manera, nuestra salud y bienestar están todos directa o indirectamente relacionados con la actividad microbiana de los suelos y la extracción de plantas medicinales. La comida basura (o chatarra) que introducimos en nuestro cuerpo, es comida basura que sale. He asistido a tres reuniones científicas con reputados científicos agrícolas. Han argumentado, en ocasiones con cierta vehemencia, que no existe un vínculo entre la forma en que se cultivan los alimentos y la salud humana. No existe relación, ya que "vivimos más."

Las poblaciones humanas de los países subdesarrollados no experimentan las mismas condiciones de salud que el mundo desarrollado. En nuestro mundo moderno, la salud se enmarca como la ausencia de enfermedad. Una visión que también se refleja crudamente en la salud del suelo. Para ser verdaderamente saludables, los sistemas deben ser vibrantes y funcionales, no apoyados por soportes artificiales. En los países desarrollados, más de la mitad de la población toma más de 2 medicamentos a la edad de 65 años. La triste situación del mundo moderno es que no vivimos más, nos morimos más. El Dr. Stark es inflexible: "Si seguimos en esta línea, quebraremos. No podemos seguir haciendo 500.000 baipás coronarios al año. Algo no está funcionando bien". Solo modificando el estilo de vida, el Dr. Stark calcula que podemos reducir los costos anuales de salud de más de 50 mil millones de dólares a menos de 5 mil millones.

Comer una dieta variada, con al menos la mitad de nuestros platos basados en materiales de origen vegetal, es un buen comienzo. Asumir el simple reto de comer al menos 30 alimentos diferentes a la semana es una experiencia reveladora. El excelente libro de Michael Pollan, El Dilema del Omnívoro, muestra cómo la dieta estadounidense se basa en un solo cultivo: el maíz. De las 15.000 plantas comestibles del planeta, el 95% de la dieta occidental moderna contiene menos de 30 cultivos comerciales. Esto tiene un impacto en el medio ambiente, la biodiversidad, la resiliencia y la salud humana. Los beneficios de "comer el arcoíris" de alimentos no adulterados nos aporta una multitud de efectos sinérgicos, difíciles de anticipar y medir. El Dr. Stark nos muestra el ejemplo de un paciente con cáncer. Estas células se pueden colocar en una placa de Petri junto con licopeno y las células cancerosas se reducen en un 30%. Tome esas mismas células cancerosas y añada una gota de litio y no obtendrá respuesta. "Cuando se juntan ambos, podríamos esperar una reducción del 30% del crecimiento de los cánceres, pero no es así, obtenemos una reducción neta del 70%". Al igual que cuando trabajamos con suelos, las sinergias son extremadamente difíciles de predecir.

He pasado algunos años sintiéndome cansada. Esperaba que el Dr. Stark tuviera un remedio mágico para subir mis niveles de energía. Después de un examen físico, hablar sobre mi estilo de vida y mi dieta, tras analizar mi análisis de sangre, me dio su receta: "descanso, ejercicio y más verduras". Estaba un poco descorazonada. ¿Ninguna píldora mágica? ¡¿Dejar de viajar tanto?! Entonces me di cuenta: ¡No estaba siendo regenerativa sobre mi propia salud! Si casi todos los problemas de salud se relacionan con la dieta, el ejercicio, el estilo de vida y la mentalidad, ¿es una solución fácil? Sin embargo, estos son los hábitos de toda nuestra vida: los que están vinculados a nuestra identidad y lo más difícil de cambiar. Es mucho más fácil para mí tomar una pastilla que reducir los viajes, hacer ejercicio y llenar mi plato con un 50% de verduras. Lo mismo ocurre con las acciones en la tierra. Durante el siglo pasado, los agricultores y ganaderos han sido entrenados para recetas o soluciones tecnológica en vez de acciones de sentido común: "dieta, ejercicio y estilo de vida" para el suelo.

Aunque estaría bien, no existe ninguna pastilla, receta o calendario para regenerar los suelos, aspectos que una vez hicieron que la agricultura convencional fuera tan sencilla de adoptar. Digo "una vez" porque estas simples píldoras se están volviendo cada vez más complicadas y costosas. Lo que era un solo herbicida y 250 kg de producto, se ha convertido en 5 herbicidas, fungicidas y "¡la solución definitiva para ti!" Los asombrosos paralelos entre lo que está sucediendo con la salud del suelo y los insumos químicos y el enfoque farmacéutico de las enfermedades humanas, revelan una disfunción profundamente arraigada. Al igual que los pacientes, se anima a los productores a pensar menos y hacer menos preguntas. La agricultura regenerativa es el polo opuesto a este paradigma. Requiere observaciones e investigaciones más profundas. Comienza con una mentalidad curiosa, que a su vez nos lleva a hacer las preguntas que se deben hacer y a tomar las acciones que se deben tomar. Para las personas estresadas y ocupadas, este puede ser el cambio más abrumador y desafiante de todos.

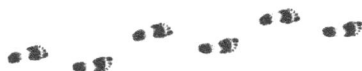

El santo grial para las organizaciones del cuidado de la salud, la conservación y cuidado de la tierra o la mitigación del cambio climático es la respuesta a la pregunta: "¿Qué se necesita para cambiar el comportamiento humano?" Muchas de las personas entrevistadas para este libro sienten que el futuro de la agricultura parece sombrío en este momento, a menos que las personas estén dispuestas a pensar y tomar las medidas necesarias para transformar su tierra. La mayoría cree que cambiar el comportamiento rural requerirá una crisis. Kate, la hija de 19 años de Roger y Betsy Indreland, cree que se necesitarán más "niños enfermos y médicos sin solución" o eventos climáticos extremos como la sequía, para que su comunidad se dé cuenta de la necesidad de adaptarse.

Muchos regeneradores comentaron que se necesita una crisis o más sufrimiento para cambiar los comportamientos. Esta idea está parcialmente apoyada por el rápido crecimiento del interés en muchas comunidades australianas donde la variabilidad climática y la baja materia orgánica están haciendo que un negocio agrícola arriesgado sea aún más arriesgado. A pesar del sufrimiento que está ocurriendo en las regiones que experimentan lluvias por debajo de lo normal y una deuda debilitante, muchos continúan cultivando como de costumbre, agregando insumos y criando ganado en suelo desnudo. En algunos casos, la presión se vuelve inmanejable. En el peor de los casos, finalmente quiebran y se quitan la vida.

Conduciendo a través de áreas devastadas por la sequía en el este de Australia en el verano de 2019, me sorprendió que los agricultores estén dispuestos a sufrir y culpar a las fuerzas externas, en lugar de preguntarle a un vecino regenerativo: "¿Cómo sigues cultivando pasto y engordando vacas?" En todos los lugares a los que viajaba llovía. El agua se desprendía de la tierra y en la radio los locutores celebraban que las presas finalmente se estaban llenando. Los regeneradores que visité tenían presas vacías, ya que el agua empapó de nuevo su suelo reseco. El agua volvió a donde pertenece.

La actitud y la mentalidad ofrece una de las mayores oportunidades y mayores limitaciones: nuestras creencias, pensamientos y acciones. "Si crees que puedes o crees que no puedes, ¡tienes razón!" Uno de los oradores más poderosos que he escuchado sobre este tema es Doug Avery, autor de The Resilient Farmer. Con su marcado acento neozelandés, Doug habla de manera directa y divertida. Él cree que la parte más importante de la granja en la que invertir es el "potrero superior", el que está entre tus orejas. Doug aprendió por las malas, sobre la necesidad de cuidar la salud de su potrero superior. Pensando que podría "resistir" una depresión mayor, su granja pasó por 8 años de sequía y luchas financieras. Para 1998, tanto la granja como Doug estaban de rodillas. En 2013, su punto de ruptura se produjo mientras despejaba árboles que habían sido arrojados por vientos huracanados a principios de ese mes. Mientras estaba sentado en su excavadora, el sitio se convirtió en la zona cero de un terremoto de magnitud 6,6. Cuando ocurrió el terremoto, creía que estaba sufriendo un derrame cerebral, ya que los controles de su maquinaria temblaban violentamente. Mirando a través de sus campos, vio ovejas siendo sacudidas de un lado a otro y sintió un alivio al ver que no era solo él temblando. Volvió a casa y encontró la gota que colmó el vaso: la mitad de su casa se había convertido en un montón de escombros.

Doug, con algunos consejos de su esposa, se dio cuenta de que ya no podía seguir reprimiendo las cosas. Necesitaba hablar con alguien y compartir lo que había estado pasando. Ese momento cambió su vida para mejor y no ha mirado atrás desde entonces. Con su libro y sus entretenidas conferencias, Doug está consiguiendo un gran impacto al cambiar la conversación en torno a la resiliencia y la depresión. "¿Cuál es tu historia actual? ¿Cuál es tu vieja historia? " pregunta a la audiencia. "La única historia real que importa es: ¿Cuál es tu próxima historia?" Estas son las cosas sobre las que tenemos control y una clave para ser regenerativo es el enfoque de no estar anclado a viejas historias y antiguas expectativas. Un amigo le dijo a Doug que podría recuperarse del terremoto, a lo que respondió: "¡Voy a volver más fuerte y mejor!" Al saltar hacia adelante, cree que "o ganarás o aprenderás". Él cree que todos debemos tomarnos un tiempo cada día para reflexionar o simplemente sentarnos en silencio, lejos del ajetreo que nos distrae de lo realmente importante.

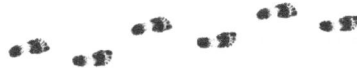

Las comunidades rurales están en peligro. La edad media de los agricultores en los países desarrollados se sitúa entre los 55 y los 58 años. La agricultura moderna no se está renovando. Animar y orientar a la próxima generación para que no se vaya a la ciudad es esencial en la regeneración de granjas y ranchos. En todo el planeta, estamos viendo un aumento en la conciencia global sobre la producción de alimentos, el tratamiento de los animales y las preocupaciones ambientales. Si bien existe una reacción violenta contra el modelo industrial de alimentos, la agricultura regenerativa proporciona una fuente de inspiración y una profunda realización. La próxima generación que llega, a menudo se siente decepcionada por sus mayores y es la generación con más personas desconectadas de la tierra y la comida en toda la historia de la humanidad.

Conocer a jóvenes, como el chico de Montana de 12 años, Maloi Lannan, que están inyectando a otros con el bicho del suelo, hace que mi corazón salte de alegría. Maloi ha escrito un libro para colorear para niños titulado "¡No lo llames basura!" Motivado por una experiencia con un veterinario anciano, que estaba juzgando su proyecto escolar sobre suelos y salud animal. Él le dijo: "La salud del suelo no tiene nada que ver con la salud animal", y le puso un suspenso. Esta es una chica con la que no quieres meterte. Es decidida y segura. Inmediatamente se puso en contacto con Gabe Brown, Joel Salatin y, muy amablemente, me incluyó a mí en su búsqueda de más información y ciencia. Su libro para colorear es una delicia y lo lleva a las escuelas para "enseñar a los niños pequeños sobre suelos y agricultura regenerativa". Ella juega un papel activo en el manejo de animales en su granja familiar, Barney Creek, y publica regularmente actualizaciones de lo que aprende en redes sociales. Las ventas de su libro le permitieron comenzar su propio rebaño de 10 ovejas. Ella inspira a una amplia comunidad.

A los 19 años, Kate Indreland fue mi compañera de viaje durante una gira de 4 meses visitando productores regenerativos en América del Norte, Australia y Nueva Zelanda. Al igual que su ganado, los Indrelands criaron niños sensatos que cualquiera estaría orgulloso de tener. Y al igual que su programa de cría de ganado, su hija Kate también es pequeña y fuerte. Actualmente estudia psicología en la Universidad Estatal de Montana en el marco del programa ROTC (Cuerpo de Entrenamiento de Oficiales de Reserva). Hoy llamó desde el campus, había estado despierta desde el entrenamiento de las 5 am. Entrenamiento que implicó cargar una mochila de 50 libras durante 2 millas, antes de remar en una balsa río arriba. Su grupo, formado por los más pequeños, había "derrotado" a los otros equipos compuestos por monstruosos y corpulentos hombres de 6 pies. Como recompensa por su victoria, se castigó a los otros equipos con flexiones y sentadillas, en las casi heladas aguas de Montana. En su estilo, que siempre vigila a los competidores, el equipo de Kate también participó en el castigo.

Me imaginaba a mí misma en este escenario, ¡cuando recibí la llamada que me despertó a las 5 a.m.!

Viajar juntas por los Estados Unidos en mi remolque de caballos me sirvió de material para historias futuras. Quedándonos en espeluznantes recintos feriales, pasamos noches inquietas, despertados por el chirrido de los neumáticos y la sirena de la policía, cruzando los dedos para que los caballos todavía estuvieran en su lugar por la mañana. Viajando a ver a amigos en una reserva de Nez Perce, mi camión se recalentó subiendo White Bird Hill en Idaho. Ahora, en mi defensa, la carretera White Bird Summit sube 825 m (2700 pies) durante más de 11 km (7 millas), y NO hay señales de advertencia, ya que pasamos del largo y pacífico valle del río a una carretera con una pendiente del 7%. Sin ninguna señal e absoluto.

Nos acercábamos a la casa de mis amigos y clientes, descargábamos los caballos con alegría, mientras los ganaderos nos envolvían con su espíritu abierto. Las experiencias de estar con productores, como los Haggertys y los Osbornes en Nueva Zelanda, no tienen precio. El mensaje que nos trajimos a casa tras nuestras aventuras, no fue solo una comprensión más profunda de los procesos del suelo. Para ella, fue "ver cómo las familias que se enfrentan a crisis aún pueden ser felices. "La mejor parte", dice, "fue hablar de creación y posibilidades, no quejarse del clima o de los vecinos. En cambio, hablamos sobre lo que podríamos hacer en el futuro". A Kate le parecía que estas personas eran "totalmente desinteresadas". Regresó con la conciencia de que, "aquí está la oportunidad de mi generación, ser los nuevos pioneros del oeste."

En 2018, fue finalista del programa académico "Feeding Better Futures" de General Mills, consiguiendo un premio de 10.000 USD.[138] Ella tiene tanto talento y pasión por tantas cosas, que adivinar su próximo paso siempre es un reto. ¿Botas camperas, las fuerzas militares? Un agrónomo o un ganadero. ¡Ésa es la única desventaja de una mente apasionada! El año pasado tenía previsto viajar a Florida para entrenarse como piloto, cargada con estimulantes biológicos y devolver la vida a los pastizales. Lo que la inspira a volver a la agricultura es "ver a las familias felices, ver que sus hijos quieren regresar" con una nueva conciencia de que "la rentabilidad es posible, con mucho menos estrés en las familias y volver a lo que realmente le importa a la gente." Un estudio australiano de vanguardia realizado por Vanguard Business Services Group sobre el bienestar general de los productores regenerativos, indicó que eran más rentables y "experimentaban una ventaja de bienestar significativa" en comparación con ganaderos similares.[139] Sea lo que sea que Kate decida hacer en su vida, promete ser algo impactante. Ella es parte de una energía renovada y vibrante con la que la agricultura regenerativa está regresando a la tierra.

Matthew, el hijo de 16 años de Di e Ian Haggerty ha crecido rodeado de agricultura regenerativa y se ve a sí mismo regresando a la granja cuando termine de estudiar. El comportamiento de sus padres es desconcertante: "Se emocionan con las cosas más extrañas. ¡El otro día mamá vino corriendo a la cocina emocionada para enseñarme algunos hongos que crecen en el estiércol!" Él piensa que a medida que más personas se den cuenta de lo que contienen sus alimentos, esta tendencia social impulsará las prácticas agrícolas para producir alimentos más saludables, más limpios y ricos en nutrientes.

Roger cree que el éxito que ha tenido al interactuar con los jóvenes y su comunidad se debe al hecho de que su comunidad local tiene una mentalidad cada vez más abierta y "no tenemos el objetivo de justificar que tenemos razón". La pareja no tiene ningún ego adjunto a los resultados, comparte su punto de vista a los demás y "en última instancia, la gente lo aprecia". Realizan jornadas de puertas abiertas con regularidad y albergan diferentes organizaciones para eventos, lo que atrae a un grupo diverso de personas y empresas. Su política de puertas abiertas significa que cada pausa para el almuerzo ofrece una conversación diferente. Hoy, podría estar sentada junto a una jillaroo de 17 años[24], un cazador de la ciudad, el veterinario local, un joven agricultor o un vaquero curtido por el sol con un extravagante bigote. El espíritu amable y generoso de Indreland significa que todos son bienvenidos a discutir cualquier tema sin reservas ni prejuicios.

Los Indrelands tienen una junta directiva, que incluye a su asombrosa (y humilde) agroecóloga de suelos, un coach de negocios de ranchos, un reconocido experto en ganado y un veterinario. La junta se reúne dos veces al año y tiene permiso para preguntar cualquier cosa y sacar de la zona de confort a los Indrelands. Como resultado, la rentabilidad, el disfrute, la calidad de los pastos y el rendimiento de los animales están aumentando, factores sobre los que la comunidad local está interesada en aprender más.

Los regeneradores que he presenciado que tienen un impacto significativo en el cambio de "normas sociales" son aquellos que no tienen prejuicios y son capaces de ver otros puntos de vista. Jono Frew, cultivador apasionado

---

[24] Jillaroo: una joven vaquera en una granja ganadera.

con sede en Canterbury, Nueva Zelanda, cree que un cambio a las prácticas regenerativas es la única opción para una región que ha estado sufriendo sequías devastadoras, restricciones de agua y legislación sobre nutrientes. Siendo sinceros, no cree que una crisis sea suficiente para influir en el cambio. "Ya ha habido muchas crisis. ¡¿Cómo de grande ha de ser la crisis que necesitamos?!" Para él, los impulsores de cambio en la gestión ha sido la propia comunidad y está sucediendo rápidamente. Con una larga historia familiar en la región y vistiendo sus "*stubbies*" de rugby (pantalones cortos que son el uniforme básico de los agricultores de Nueva Zelanda), muestra gran confianza mientras conversa sobre los efectos del uso de productos químicos. No se avergüenza de tener conversaciones y de interesarse en lo que están tratando otros agricultores. Su naturaleza abierta ha despertado el interés de quienes lo rodean y ahora descubre que los granjeros se acercan a él en el bar para hacerle preguntas. También es capaz de ignorar cualquier preocupación de los críticos, ha visto los resultados por sí mismo y está comprometido a ayudar a otros a lograr sus objetivos. Jono es una personalidad exuberante y autoexpresiva cuya curiosidad y alegría por la agricultura regenerativa pueden ser bastante contagiosas.

Sin embargo, no siempre estuvo tan entusiasmado con la agricultura. Nacido en la tercera generación en una empresa familiar de aplicación de productos químicos, cuenta que la agricultura era cada vez más "gris y aburrida". Una serie de momentos "ajá" cambiaron su mundo. La primera epifanía se produjo en el amor por su río local en el que había nadado y pescado de niño. Durante un período de cinco años, el flujo se redujo, la calidad del agua disminuyó, las algas florecieron y los peces desaparecieron. Hoy este río se ha secado. En ese momento, Jono era el administrador de una granja lechera que usaba agua del río. Cada vez que encendía la bomba, decía: "Comenzaba a sentir que parte de mi alma también se secaba."

Mientras trabajaba para su padre, Jono aplicaba muchos productos químicos diferentes, incluido el organofosforado lorsban (clorpirifós). Al abrir la unidad de pulverización, Jono comenzaba a sentir náuseas. Nunca usó guantes, aunque su papá le dio un equipo de trabajo para que tuviera un aspecto profesional. Cuando Jono preguntaba acerca de la protección química, su padre le decía: "Hijo, no necesitamos guantes, esa cosa solo mata insectos."

Muchas ideas agrícolas continúan creyendo que eres débil o menos hombre, si no resuelves las cosas. El clorpirifós se usó por primera vez como gas nervioso en la Segunda Guerra Mundial. Se le relaciona con enfermedades autoinmunes y pulmonares en adultos. Los niños que viven en áreas rurales o expuestos a clorpirifós, pueden verse afectados por una variedad de problemas neurológicos que conducen a una función motora deficiente, TDAH y un coeficiente intelectual más bajo. El uso de clorpirifós doméstico fue prohibido en los EE. UU. en 2001, 2008 en Europa, 2010 en Sudáfrica y está totalmente prohibido en Suecia. En Nueva Zelanda, sin embargo, sigue bajo revisión del gobierno, como sustancia química prioritaria incluida en la lista. A nivel mundial en la agricultura, el clorpirifós sigue siendo uno de los insecticidas organofosforados más utilizados."[140]

Jono comenzó a cuestionar más las prácticas químicas cuando su abuelo falleció inesperadamente y su padre, que nunca había fumado, comenzó a padecer una tos persistente. Siempre ha sentido una sensación de incomodidad por los insumos que impulsa la industria. Al asistir a su primer taller de suelos regenerativos, la experiencia le pareció "un reto increíble", ya que las piezas del rompecabezas empezaban a encajar. También era el primero en admitir que siempre ha sido orgulloso y obstinado, y necesitó una reflexión valiente para darse cuenta de que él había sido parte del problema de su comunidad.

El impacto que Jono y su círculo cercano de regeneradores están teniendo en su comunidad es realmente inspirador. Está viendo un cambio en la dinámica familiar, ya que "los niños quieren pasar más tiempo con nosotros". Ahora está trabajando con el productor de semillas Simon Osborne y "¡algunos días sentimos como si fuéramos niños de tres años corriendo llenos de emoción!" Parte de esta emoción también es ver que su comunidad se está volviendo más receptiva para aprender más, a pesar de que un vendedor de productos químicos le advirtió que se "calmara".

En lugar de estar limitado por la mentalidad de la comunidad, Jono ha sido parte de una red agrícola regenerativa llamada "Quorum Sense". Un grupo que ha tenido un gran éxito en cambiar las normas sociales y alentar a la comunidad local a participar en conversaciones y acciones más profundas. Los logros de este grupo, entre otros, es en parte la razón por la que no creo en la sombría perspectiva de que se necesita una crisis. Muchas de las historias que les he compartido son de personas que no estaban motivadas por la crisis, estaban motivados por una epifanía o por ver una oportunidad. Tienen la sensación de que se acerca un tsunami, y son los que están dispuestos a adaptarse e innovar quienes se subirán a la ola.

Si queremos cambiar el rumbo, debemos volver a las reglas básicas de la naturaleza: diversidad, cobertura del suelo y captura de la luz solar. Y debemos dejar de matar el ganado más esencial, el de nuestro suelo, y sus microbios intestinales, para restaurar la integridad de un sistema defectuoso. La reconstrucción del puente microbiano del suelo es vital para producir alimentos con el espectro completo de vitaminas, minerales y enzimas. La calidad y la diversidad de lo que comemos puede cambiar la tendencia negativa actual de la salud humana. Es posible que la población en general no esté interesada o no sea consciente de la disminución en la calidad de los alimentos. Sin embargo, los problemas del agua, el cambio climático y los incendios forestales ahora están afectando la vida de muchas personas. Con una generación más joven que se siente cada vez más desilusionada y sin poder, elegir alimentos y fibra regenerativos puede inclinar la balanza hacia un cambio transformador. Es el consumidor quien puede ayudar a impulsar los cambios. Consumidores como tu.

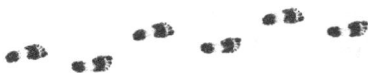

Los humanos somos un grupo complejo. Tengo el privilegio de pasar la mayor parte de mi tiempo alojándome con familias de agricultores y ganaderos. Alojarme en los hogares de personas de diversos sectores y ámbitos es un privilegio y un recordatorio de que siempre debo dejar mis prejuicios en la puerta. Me ha ayudado a reconocer lo que es importante para las personas. ¿Qué es lo que le importa lo suficiente para que merezca la pena invertir su valioso tiempo, energía y dinero en la salud del suelo?

Descubrí que si las personas no están conectadas emocionalmente con el resultado, no cambiarán sus hábitos de vida. A menudo no es el hacer, sino comenzar lo que da más miedo. Puedo mostrar a las personas gráficos y datos financieros sobre el efecto de cambiar cierta práctica, pero tiene poco impacto, hasta que encuentran su propia palanca de cambio. Y el dinero no suele ser el motivo. La gente suele buscar el dinero como un fin a otros medios: tomar buenas decisiones para su familia, dejar un legado con su tierra, tomar vacaciones, impresionar a los vecinos, sentirse exitoso o sentirse feliz. (Noticia de última hora: el dinero no te hace feliz, a menos que estés por debajo del umbral de la pobreza.)

Una vez conocí a un cultivador que me dijo que su motivación para cambiar era convertirse en el "Gabe Brown" del Sur. Entendí que se refería a plantar cultivos de cobertura, diversidad y la construcción de suelo, pero no ... ¡lo que quería era ser famoso! Tener metas como esta puede ser un verdadero factor de motivación, aunque estoy bastante segura de que la mayoría de los defensores del suelo en todo el mundo, no llegaron allí para ser famosos. Pero, ¡¿quién soy yo para juzgarlo?!

Lo que proporciona motivaciones individuales y catalizadores para el cambio es tan variado como los paisajes que habitamos. Los productores de este libro han experimentado diferentes situaciones y han sentido el miedo que los llevó a sus momentos "ajá". Para el horticultor Nick Pattison, su motivación llegó al ver que los insecticidas organofosforados rodeaban a su madre moribunda. En Cottonwood Ranch, fue ver la ejecución hipotecaria del rancho. Y para el entomólogo Jonathan Lundgren, fue ver que las agencias estaban intentando silenciar su trabajo sobre los neonicotinoides. Para muchos, cavar un hoyo y ver suelos compactados o repelentes al agua les proporciona la chispa necesaria para transformar la forma en que interactúan con los paisajes. Todos tenemos diferentes factores de motivación. La mía es conectarme profundamente con la tierra y la gente y sentir que mi vida tiene un propósito. Los Indrelands se sienten impulsados por la producción de animales óptimos, hacer un buen trabajo para sus compradores y disfrutar de su estilo de vida. A los Stahl les motiva dejar la tierra en mejor forma y ser los mejores en lo que hacen (¡y para "salir de Gabe, Gabe!"). ¿Cual es tu motivación? Todo vuelve al suelo. ¿Qué haría que la salud del suelo fuera una inversión valiosa de su tiempo y energía?

Tratar de cambiar es difícil, especialmente esos hábitos profundamente arraigados. Incluso cuando las personas conocen los costos de seguir con un comportamiento e incluso cuando realmente se preocupan por el resultado, vencer la inercia es un reto difícil. Piense en los amigos que quieren dejar de fumar, perder algunos kilos, comer más sano o pasar más tiempo con los niños. Hay muchos estudios que muestran que la energía necesaria para cambiar un hábito puede sentirse inicialmente mayor que el beneficio.

Alcanzar nuevos objetivos requiere una palanca, un catalizador, o "energía de activación", en un proceso similar al de las reacciones químicas. Al inicio, se necesita más energía para tomar nuevas acciones, luego el sistema se reinicia con una energía de mantenimiento más baja. Para muchos, puede parecer que no merece la pena dedicar la energía a cambiar los hábitos actuales. Tenemos un cliente al que le duele la cabeza cada vez que discutimos nuevas acciones potenciales. Se dice a sí mismo que es demasiado viejo y que no es lo suficientemente inteligente como para hacer cambios (¡tiene 48 años y dirige una operación agrícola masiva y diversa!).

Esta energía de activación trabaja en su contra, todos los cambios parecen demasiado abrumadores.

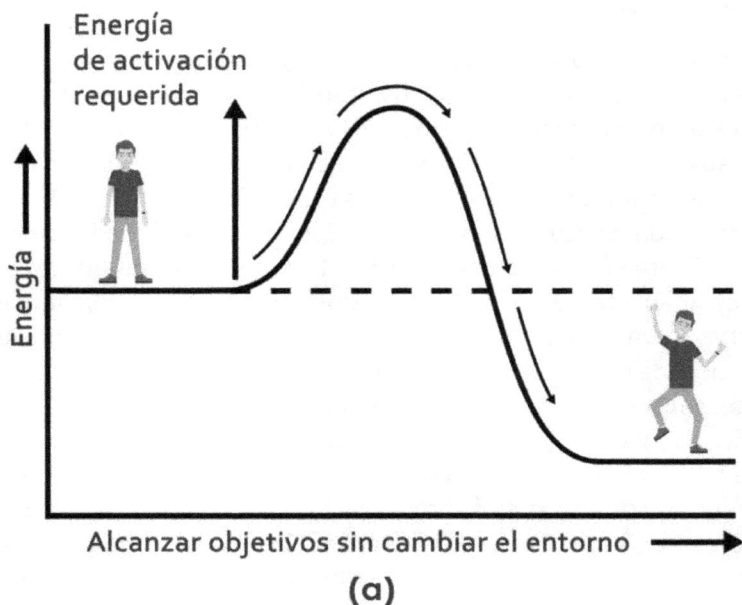

(a)

Una forma de reducir la inercia y transformar nuestra mentalidad y acciones es cambiando el entorno que nos rodea. Al hacer esto, las nuevas acciones requieren menos motivación y fuerza de voluntad (energía de activación). Si desea perder peso o desarrollar músculos, no pase tanto tiempo con amigos que comen pizza y ven televisión. Si quieres reducir tus insumos químicos, despide a tu agrónomo químico, sí, el que te regala un sombrero cada año y recibe una comisión por tus ventas. Para muchos que están en proceso de cambio a prácticas regenerativas, este es un primer paso, desafiante pero necesario. Si tus asesores no tienen la mente abierta, están comprometidos con el aprendizaje y la exploración de nuevas posibilidades, aumentarán la energía de activación necesaria para hacer cambios, lo que resultará en más dolores de cabeza.

Al dar los primeros pasos, busque un coach o mentor, alguien en su comunidad con quien pueda compartir el cambio y pasar el trago. El refrán "al caminar por un campo minado, sigue los pasos de los que van delante" también es cierto al tomar medidas que pueden parecer arriesgadas.

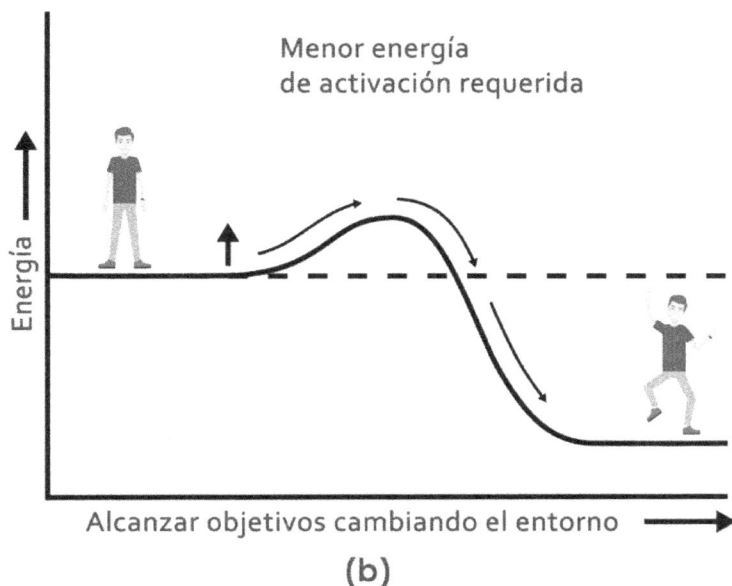

(b)

Con la tecnología haciendo que el mundo sea tan pequeño como lo vemos ahora, no hay ninguna razón por la que no pueda ponerse en contacto con productores de otros países. Muchos productores son fáciles de encontrar en Internet y a la mayoría de ellos les encanta hablar sobre su tema favorito. En mi empresa, Integrity Soils, nuestra declaración de misión empresarial es crear clientes que ya no nos necesiten. Es un modelo de negocio terrible, sin embargo, es algo que define a la agricultura regenerativa: reducir la necesidad de apoyos e insumos externos. Nuestros servicios se alejan de las recomendaciones y se centran en perfeccionar los sistemas y proporcionar una caja de resonancia para nuevas ideas. A menudo, el paso más importante que se necesita es la energía de activación para comenzar.

El motor que da vida a las prácticas regenerativas exitosas es el aprendizaje y la educación continuos. Lamentablemente, hoy día, hay muy pocos lugares en el mundo donde estudiar sobre agricultura regenerativa. Los jóvenes deseosos de aprender más sobre estas prácticas, acuden en masa a explotaciones regenerativas de alto perfil para realizar prácticas o voluntariado. Estas empresas agrícolas están recibiendo cientos de solicitudes de jóvenes que compiten por un número limitado de plazas.

En mi caso, mis mayores experiencias de aprendizaje surgieron en lo que llamamos 'barbacoas biológicas'. En 2004, un grupo de agricultores y productores se reunía cada seis semanas en una granja diferente, cavando hoyos y discutiendo para analizar qué estaba pasando y para trabajar en soluciones. De broma lo llamábamos: "revolviendo el cajón de la ropa interior", ¡ya que no había nada escondido! El aprendizaje de un grupo de personas dispuestas a ser transparentes, vulnerables, honestas y comprometidas, fueron los mejores días de aprendizaje de toda mi vida. Aprendí más con ellos que en todos mis años de educación seglar.

La organización Victoria No-Till (labranza cero) en Australia, ha reconocido desde hace mucho tiempo el valor de la salud del suelo, comprometida con la educación y el desarrollo de la resiliencia agrícola. Cada 4 meses, editan una revista maravillosa, que describe los estudios de casos del mundo real de los agricultores de la zona. Históricamente, el grupo se centró en soluciones tecnológicas y en el uso de circulación controlada para construir suelo. En mi opinión, la tecnología ofrece cambios y beneficios reales, pero solo incrementales. La combinación de equipos modernos con principios de salud del suelo ofrece una transformación total del potencial del suelo, los paisajes, los alimentos y las comunidades. Para muchos, la agricultura regenerativa es un "cambio en las reglas del juego". El presidente Grant Sims, está experimentando "un verdadero revuelo en Victoria. Se percibe mucha positividad, lo cual es genial". Como colectivo, estos agricultores están probando diferentes prácticas, incluidos cultivos de cobertura, insumos y manejo del ganado. Estas historias de éxito y fracaso se comparten en su revista y en su conferencia anual. Al leer sus historias, se puede ver su "maestría", "autonomía" y "propósito".

Nuestro papel como regeneradores es salir de nuestra zona de confort, de nuestros miedos por el fracaso o del "¿quién soy yo para hacer esto o aquello?" o "qué pensarán los demás". En la mayoría de los casos, los demás tienen las mismas preocupaciones y temores que usted. Ahora es el momento de compartir y celebrar lo que ha estado sucediendo bajo tierra.

Cambiar nuestras historias en torno al "fracaso" puede aportar información nueva y poderosa para la acción y el aprendizaje. No es raro escuchar a los regeneradores hablar sobre el fracaso como una de las mejores experiencias de aprendizaje. Nos hemos vuelto tan temerosos que el riesgo imaginario de probar algo nuevo y diferente puede literalmente paralizarnos. El miedo es la forma que tiene el cuerpo de mantenernos física y mentalmente seguros. Sin embargo, en la agricultura, tiene el efecto contrario, disminuyendo la resiliencia de las empresas. Esta puede ser la razón por la que tantos regeneradores progresistas están llegando a la agricultura como una segunda carrera, no limitados por el pasado, temores o, "así es como siempre lo hemos hecho."

Pensando en mi juventud, no tenía miedo y a menudo me ponía en situaciones vulnerables e inseguras, que terminaban mal. Aunque doloroso, este aprendizaje fue increíblemente poderoso y me puso en nuevos caminos en la vida. Caminos que me aportaron regalos inesperados. Desde entonces he aprendido a evitar situaciones peligrosas y he llegado a entender el fracaso de otra forma. Hoy, incluso me emociono con los problemas. Ahora, eso no quiere decir que los disfrute, pero he llegado a apreciar que en el otro lado de cada fallo, o problema, viene el avance o el progreso. Después del tsunami que azotó Tailandia, un pescador Moken dijo que el suceso "fue una oportunidad, nos ha hecho fuertes, más fuertes."

Para mí, esta es la definición de Agricultura Regenerativa. ¿Cómo nos enfrentamos a un desafío o cómo vemos los problemas? ¿Vemos indicadores en el entorno y oportunidades para abordar las causas fundamentales, o simplemente estamos reaccionando?

Los desafíos que enfrenta el planeta, no solo requieren que los productores de alimentos hagan cosas diferentes o nuevas. Estas son palabras de cambio y el cambio necesita actitud. La agricultura regenerativa implica una transformación en la forma en que vemos e interactuamos con la tierra, las plantas, los animales y las personas. Lo que estamos presenciando con los regeneradores es como la mariposa que emerge, con un enfoque en restaurar la integridad, los ciclos del agua y el carbono para producir alimentos nutritivos y ricos en nutrientes. Estas personas también están devolviendo una vida vibrante a sus comunidades. No hay necesidad de ser reactivo o de luchar contra las soluciones de ingeniería tecnológica, con su exceso de "consecuencias no intencionadas". El pensamiento limitado a corto plazo, simplemente no encaja en un futuro sano, resiliente y autónomo.

Imagino la agricultura regenerativa funcionando como una red micelial, transformando la escasez y la mentalidad competitiva y ciega en otra bien distinta, con comunidades conectadas, diversas y colaborativas. Sistemas donde el todo es mayor que la suma de las partes. No existe un gran líder o "gurú" con todas las respuestas. Las respuestas están en el colectivo. Nuestra sabiduría y experiencias abarcan diferentes ecotipos, cultivos, ganado y vida silvestre. Todo en este libro me lo han regalado otros, mi comunidad, clientes, asistentes a talleres y generaciones pasadas que pusieron su aprendizaje sobre el papel. La salud del suelo no es un concepto nuevo, simplemente nos habíamos olvidado de él con tanta tecnología y creyendo falsamente que éramos más inteligentes que la naturaleza.

El verdadero éxito en la custodia de la tierra está en el biomimetismo. ¿Cómo funciona la naturaleza? La observación de patrones, donde las poblaciones de plagas y malezas se están reduciendo, o donde los animales eligen pastar, puede proporcionar un catalizador para nuevas acciones o incluso para detener algunas acciones. Como dijo acertadamente el ganadero Steve Charter: "Necesitamos humillarnos ante la naturaleza. Para comprender profundamente cómo funciona. Es un proceso hermoso y sofisticado. Una vez que cooperamos y trabajamos con la naturaleza, las cosas realmente empiezan a funcionar". El paradigma agrícola "moderno" nos ha animado a dejar de escuchar a nuestra intuición. La mayoría de los productores que conozco ya no pueden soportar la aplicación de productos químicos sobre los alimentos o presenciar el trato inhumano a los animales. El corazón de estas observaciones se basa en cómo nos conectamos entre nosotros y con nuestros paisajes. Tomarse el tiempo para apagar nuestras mentes demasiado analíticas y comenzar a ver el mundo que nos rodea de nuevo. "Ser" en lugar de "Hacer". ¿Con qué frecuencia nos tomamos el tiempo para simplemente sentarnos con nuestra tierra, plantas y animales, sin hacer nada?

El ecoblanqueo, lavado verde o greenwashing de los términos "regenerativo" y "densidad nutricional" es inevitable. Ya ha comenzado. Las empresas corporativas y agroquímicas están aprovechando las oportunidades de marketing y están ofreciendo su versión diluida a las masas. Sin medición, estas frases carecen de veracidad. Hay suficiente venda sobre los ojos de los consumidores, sin hablar de la confusión del etiquetado.

Para aquellos que buscan comercializar alimentos como "regenerativos", mi desafío para ustedes es ármate de valor y comienza a hacer algo. Haga un test sobre su carne, frutas y verduras en busca de residuos múltiples y densidad nutricional. Estamos lejos de llegar a la integridad en nuestro sistema alimentario. Esto evidencia que regenerar nuestro suelo, nuestro ciclo del agua y la cubierta vegetal es esencial. Esto debe transferirse a todos los aspectos de nuestras empresas. Imagínese que tiene un auditor a su lado. ¿Podrías justificarle tus acciones a lo largo de tu jornada laboral? Muchos de los administradores de casos de estudios que he compartido contigo tienen las puertas abiertas y son transparentes sobre lo que están haciendo en su tierra. Están evaluando y monitoreando los cambios a lo largo del tiempo y si comercializan sus productos como nutricionalmente densos, lo miden. Garantizar la integridad se reduce a las personas y a nuestra capacidad para compartir nuestras historias con honestidad.

Al hablar con productores que promocionan sus alimentos como "ricos en nutrientes" en los mercados o foros en internet, me siento un poco como un policía. "¿Ha medido la densidad de nutrientes?", pregunto. "Bueno...", responderán avergonzados, "...se alimenta con pasto, por lo que automáticamente es rico en nutrientes". ¿Por qué no usar "natural" o "de campo libre" o "sin pesticidas, o...?" Sin resultados de mediciones, el uso de estas etiquetas se convierte en una táctica de marketing vacía. Los alimentos orgánicos certificados "superficiales" pueden dejar a los consumidores con un mal sabor de boca y tener menos nutrientes. Esto lamentablemente causa un mal efecto en todo el sector orgánico.

La producción orgánica tiene raíces similares al movimiento regenerativo. Los productores buscaban formas más profundas de trabajar con los paisajes, mejorar el suelo y producir alimentos de calidad. De allí surgieron dos caminos, el camino orgánico real, que se asienta en el espacio regenerativo y el orgánico poco profundo. Orgánico poco profundo, es el "verde claro" que el horticultor Nick Pattison señaló en su viaje. Es un enfoque que sustituye los productos químicos duros por versiones orgánicas más suaves, reemplazando los herbicidas con labranza e ignorando el ganado subterráneo. Este enfoque puede asegurar: "No uso productos químicos sintéticos". Sin embargo, deja a los consumidores sin garantía de salud ambiental o calidad de los alimentos. La forma de distinguir entre ambos es preguntando a los productores sobre su gestión. ¿Están midiendo las mejoras del suelo? Si afirman que sus productos son ricos en nutrientes, pida ver sus pruebas. Indicios adicionales de que lo anunciado puede no tener base es el sabor, el daño por insectos y la duración de frutas y verduras. Si tu comida tiene daños por insectos, ¿es porque esta fruta es orgánica o es porque no es apta para el consumo humano?

Los regeneradores viven y respiran en un mundo de maravilloso lleno de posibilidades, en torno a diferentes aspectos de sus vidas. Se preguntan:

"¿Estoy siendo regenerativo con mis animales, mi negocio, mi tierra, mi familia y conmigo mismo?" No es raro encontrar que las personas son fuertes en un área y más débiles en otra.

Así como no existe un suelo perfecto, tampoco existe un ser humano perfecto. A menudo, las personas filosóficas y que mas hablan son las personas que quizá no sean tan fuertes en el ámbito práctico. Algunos que pueden ser grandes ganaderos, pueden tener dificultades con las relaciones personales. Veo que los productores intercambian sus insumos de productos químicos a biológicos y no aumentan sus ganancias. ¿Es esto regenerativo? Esto no hace que estos diferentes enfoques sean incorrectos. Más bien, proporciona una llamada a la acción para mejorar allí donde no somos tan fuertes o para invitar a otros a apoyar nuestras metas regenerativas. Para atender la llamada de la red micelial, debe reconocer que ningún sistema está aislado, incluido usted.

Tomemos el ejemplo del granjero B. Está cumpliendo al producir un producto rentable, ecológico y rico en nutrientes, a costa de sus relaciones humanas y su propio bienestar. Este es un ejercicio interesante para hacer con usted y su familia.

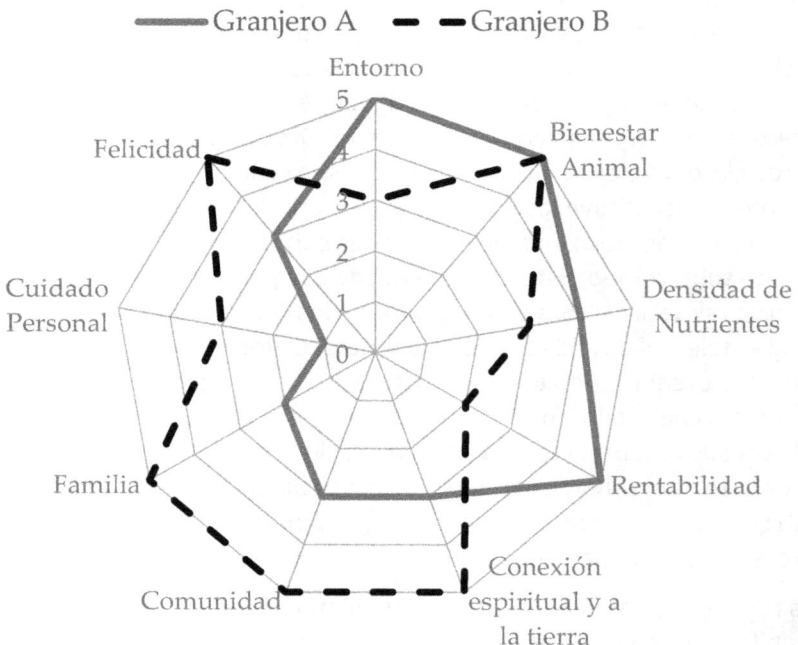

Gráfico: Pilares para la Regeneración de Paisajes

Para la mayoría de nosotros, parece que el cuidado personal pasa a un segundo plano, pero ¿quién administrará tu tierra por ti si tu no estás? Es como pelar las capas de una cebolla para descubrir qué hay detrás. Otra capa más de aprendizaje, crecimiento y expansión de lo que es posible. La agricultura regenerativa es un viaje emocionante, complejo y, a veces, desafiante, sin destino final. ¡Disfrútalo!

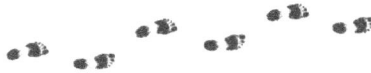

El bienestar de nuestras tierras agrícolas y nuestra propia salud están íntimamente vinculadas. Cada día me queda más claro que nuestro entorno exterior no es más que un reflejo de nuestro mundo interior. No podemos mantener "las cosas como de costumbre" en una carrera armamentista contra la naturaleza y contra nosotros mismos. La custodia regenerativa de la tierra ofrece una estrategia inmediata para volver a conectar con nuestros paisajes internos y externos, para aquellos que tienen la voluntad de escuchar más profundamente.

Al vivir en este momento, siento una sensación palpable de entusiasmo y alegría por las conversaciones que escucho en las comunidades rurales, las que alguna vez parecieron estar tan comprometidas contra el cambio. Existe un colectivo global de profunda experiencia y sabiduría en torno a la regeneración de paisajes. No necesitamos más soluciones tecnológicas o retoques genéticos para abordar los desafíos que enfrentamos, sino que requerimos una evolución en la inteligencia natural, reconectándonos profundamente con la naturaleza. No hay vuelta atrás una vez que se ha contagiado el bicho de salud del suelo y su potencial ilimitado. La invitación de la naturaleza siempre está ahí: sal, inocule y ¡polinice sus comunidades con el bicho del suelo!

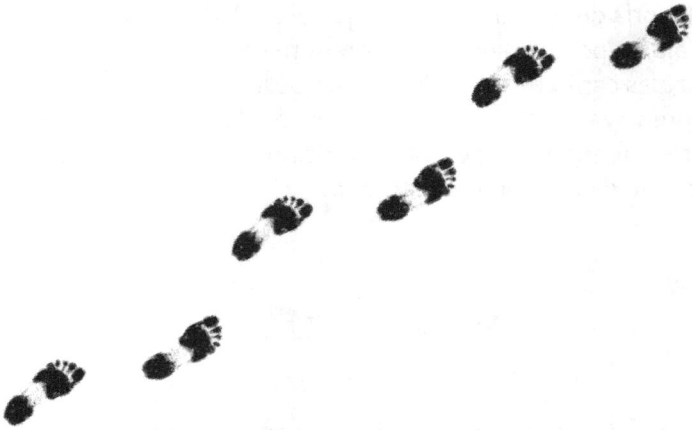

Apéndice

Transiciones

Los impulsores del cambio para muchos productores de este libro se inspiraron en una epifanía. Sin embargo, podrías esperar toda tu vida hasta que encuentres una. Si las acciones de los regeneradores son nuevas o desalentadoras para ti, aquí hay algunos pasos potenciales para generar confianza.

1. Empieza con algo ridículamente pequeño.
Si tus preocupaciones sobre el riesgo te paralizan, prepárate para el éxito. Planta solo algunos árboles. Si planeas rociar para las malezas, compra ácido fúlvico y colóquelo al lado del herbicida. Intente poner semillas a tu ganado mineral. Alterna un fungicida con un spray nutricional. Prueba una pastura con mayor densidad animal y luego omítela en la próxima rotación. Cambia los tratamientos químicos de semillas por un tratamiento biológico de semillas. Agrega húmicos/humatos al nitrógeno y baja un 30% en una zona.

2. Cambia tu entorno.

Cuando se trata de transformar nuestros pensamientos y acciones, nuestro catalizador es el medio ambiente. Podemos cambiar el entorno que nos rodea de tal manera que actuar requiera menos motivación y fuerza de voluntad (energía de activación). Rodéate de productores regenerativos y crea un grupo de discusión, como mi "barbacoa biológica". Lee revistas y libros.

3. Regenera tu actitud y tus procesos de pensamiento.

Son las historias que crees o te cuentas a ti mismo, las que te dan acciones o te impiden aprender. La única forma de cambiar realmente nuestras acciones, comienza con nuestro "ser", o nuestra forma de pensar acerca de quiénes somos. Este "ser" informa nuestros pensamientos, nuestro lenguaje y nuestros hábitos. Es importante centrarse en los pasos correctos en lugar de en el resultado correcto. Completar programas de desarrollo personal y profesional, son pasos críticos para revelar los "puntos ciegos" potenciales para la acción. Soy una gran defensora de las escuelas Ranching o Grazing for Profit en América del Norte y Australia. Y si realmente desea llegar al fondo de la historia de su propia vida, Landmark Worldwide ofrece capacitación en todo el planeta.

4. ¡Sal del camino de la naturaleza!

La clave de la agricultura regenerativa no son las respuestas, sino la calidad de las preguntas que hacemos. Un excelente hábito a desarrollar es hacer la pregunta "por qué" al menos 6 veces, por ejemplo: "¿Por qué planeas preparar los partos en pleno invierno? ¿Por qué siegas forraje? ¿Por qué está usando ese insecticida o cultivando algo en un ambiente desfavorable? " Me sorprende la frecuencia con la que la última respuesta es: "porque siempre lo hemos hecho así". Hacer estas preguntas y luego tomar medidas, puede ser el ejercicio más rentable de tu vida.

Haz la pregunta: "¿Cómo funcionaría esto en la naturaleza?" Por ejemplo, "¿Cuándo paren los animales salvajes? ¿Cómo crece este árbol o vid en estado natural? ¿Cómo podemos alinear nuestras prácticas con las reglas básicas de la naturaleza?". Cuanto más nos alejamos, mayores son los costos. Algunas de las acciones más poderosas para regenerar la tierra son dejar de hacer las cosas que están causando daño o trabajar en contra de la sincronización de la naturaleza.

5. Ten paciencia, querido amigo.

Este puede ser lo más desafiante para quienes están acostumbrados al rápido impacto de los insumos químicos. ¿Cuánto tiempo ha tardado en degradar el recurso de su tierra? Los cambios en el suelo pueden ocurrir mucho antes de que los beneficios sean visibles encima del suelo. Los seres humanos por naturaleza somos impacientes, pero si desenterramos una plántula para ver si ha germinado, destruiremos su progreso. Confíe en que la semilla está creciendo y que llegarán cambios visibles. Monitorear la salud del suelo, la infiltración, las pruebas de tejido vegetal y trabajar junto a un mentor ayuda a minimizar sus preocupaciones. Se necesita un poco de fe y confiar en la transición. Entender las "consecuencias no intencionadas" de las soluciones rápida y el colapso a todos los niveles de nuestro modelo agrícola actual puede ayudar a darnos equilibrio. La ciencia está ahí, los consumidores están esperando y la conciencia política y la voluntad de actuar está naciendo ahora.

Pasos durante la Transición

Evita costosas pérdidas de producción basándote en el conocimiento local: Consulta a un mentor, consultor, agricultor exitoso o únete a un grupo de debate. Haz tus propias mediciones.

Educación: Libros, cursos, talleres, podcasts…

Puntos de referencia: Mide el estado actual: minerales del suelo, biología, carbono, pruebas foliares y haz fotos. **Perfecciona tus observaciones. Date de alta en nuestra aplicación de monitoreo de suelos: www.integritysoils.co.nz/regen-platform/**

Primero, no hagas daño: Reducir y luego eliminar los productos que destruyen el puente microbiano: N y P solubles, herbicidas, fungicidas. Amortigua los productos químicos con alimentos microbianos.

Haz triaje y analiza las principales limitaciones: Captura de luz solar, aire, agua, descomposición y minerales.

Potenciar la biodiversidad por encima y por debajo del suelo: Hierbas, cultivos forrajeros, cultivos de cobertura, cinturones de protección, interplantación. **¡Diversidad, diversidad, diversidad!**

Implementar prácticas: Aumentar la fotosíntesis, las profundidades de enraizamiento y el carbono del suelo. **Evite el suelo desnudo.**

Aplicar productos de amplio espectro: Alimente la biología y aborde las principales deficiencias de nutrientes, es decir, cal, fosfato de roca, guano, algas, pescado, agua de mar, compost, vermicast, azúcar, etc.

Salud: Garantizar que se satisfagan las necesidades de salud animal y de los cultivos. Si no es así, use minerales de libre elección, probióticos, etc. Pruebe la calidad de sus productos.

Monitorear y observar cambios: Brix, CE, pH, fotografías… Ajuste el programa si es necesario.

Planificación estratégica a largo plazo: Vea las opciones de las tierras y el ganado. Centrarse en la resiliencia empresarial.

Cuando consiga sus éxitos, **¡guíe a otros en el camino!**

Estos consejos se idearon a partir de sesiones de intercambio de ideas con más de 300 agricultores regenerativos, productores, investigadores, educadores y otras empresas de servicios durante el Roadshow nacional de la Asociación de Agricultores Biológicos con la Dra. Christine Jones, en junio de 2010.

Usando un Refractómetro

Un refractómetro mide grados, o porcentaje Brix: los sólidos disueltos y los azúcares producidos durante la fotosíntesis.

Toma menos de un minuto obtener una lectura del estado de sus cultivos. La medición de grados Brix de la savia de la planta en varias muestras de un cultivo aporta una idea inmediata de la salud general de ese cultivo. Tome múltiples lecturas de manera consistente, a la misma hora del día, de la misma parte de la planta (luego asegúrese de que todas las lecturas posteriores sigan el patrón). ¡Registre lo que vaya descubriendo y compare las tendencias! Habitúese a realizar registros con la mayor frecuencia posible, mientras se forma una imagen de su tierra.

Los grados Brix cambiarán a lo largo del día, empezando bajo por la mañana, alcanzando su punto máximo tras el mediodía, antes de caer con el sol. Esto es consistente con el ciclo de crecimiento diario de las plantas y la ausencia o presencia de luz solar. Generalmente, una salud y calidad óptimas para las gramíneas se indica con una lectura superior a 12° y para la mayoría de las leguminosas, superior a 14°.

Los grados Brix pueden ayudar a determinar la necesidad de una aspersión foliar.

Metodología:

Mida el Brix en un cultivo, antes de una aplicación foliar por aspersión y en un área de control que no recibirá la aplicación. Vuelva a medir ambas áreas, 1-24 horas después de la aplicación de diferentes aerosoles foliares.

Los niveles de Brix deben ser al menos 2 grados por encima de los niveles de control para que se considere adecuado realizar una aplicación. Si permanece igual o baja, vuelva a probar el nivel Brix en una semana. Si el nivel de Brix sigue siendo bajo después de una semana, es razonable concluir que la aplicación no es efectiva en este momento. Utilice el enfoque 5M para reconsiderar cuáles pueden ser los factores limitantes. Mentalidad, gestion (*management*), microbios, minerales y MO (materia orgánica).

Instrucciones

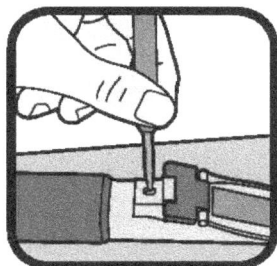

1

Calibre el refractómetro
con agua destilada pura.

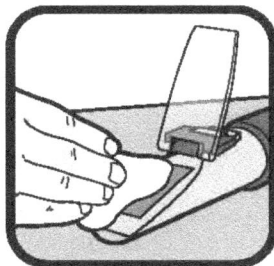

2

Abra la placa de luz natural,
limpie el prisma de refracción con cuidado
con una franela suave. Tenga cuidado
de no rayar la superficie.

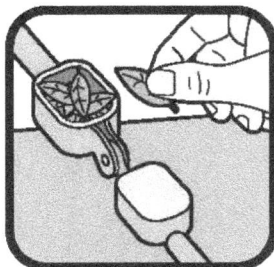

3

Al elegir hojas completamente desarrolladas,
retuérzalas unas cuantas veces y luego
colóquelas en un triturador de ajo de buena
calidad (como el Jumbo Zyliss)
Si tomamos muestras de especies de baja savia
como los aguacajes y las uvas, use mordazas
de savia.

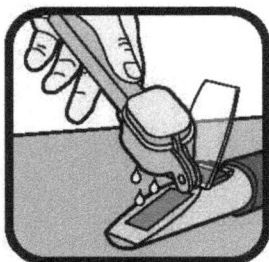

4

Exprime la savia. (Si el material vegetal se sale del triturador, coloque una moneda en el fondo). Coloque 2-3 gotas de savia en la superficie del prisma.

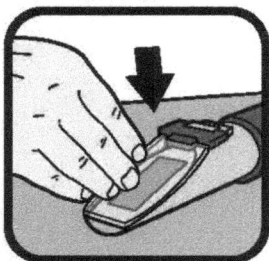

5

Cubra la placa de luz natural lentamente para permitir que la solución cubra toda la superficie del prisma reduciendo las burbujas de aire.

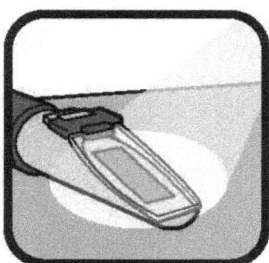

6

Gire el refractómetro hacia una fuente de luz de un lugar brillante.

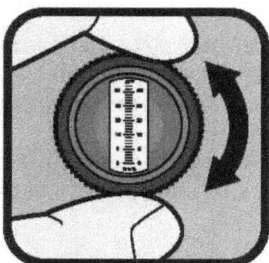

7

Mire a través de la lente. Gire el ajuste hasta que las líneas graduadas puedan verse claramente.

MÁS ACERCA DEL BRIX

Los niveles de Brix varían debido al estrés y/o la deshidratación, así como cuando las plantas echan flores y/o semillas. Por lo tanto, es vital mantener buenos registros y monitorear los cambios en los niveles Brix a lo largo del tiempo y evitar tomar muestras de hojas dañadas por insectos o enfermedades.

El método de extracción de la savia influye mucho en la lectura.

Generalmente, los niveles de Brix caerán con baja presión atmosférica, por ejemplo, antes o al inicio de una tormenta.

¡Analiza tus malas hierbas! La savia de las malas hierbas debe tener un nivel Brix más bajo que el cultivo. Si este no es el caso, debe analizar por qué su explotación actual está favoreciendo la producción de malezas. Si el Brix es más alto en las malezas, quizá deba intervenir para reducir la amenaza de bajo rendimiento. Si el nivel de Brix es menor en las malezas, no es necesario que intervenga, ya que el cultivo los superará con el tiempo.

Cuanto más bajos sean los niveles de humus en el suelo, más rápido caerá el nivel Brix después de períodos prolongados de lluvia o nubes. En estas condiciones, para evitar que el nivel de Brix baje rápidamente, utilice un spray foliar de ácido fúlvico.

Los niveles de Brix deben ser uniformes cuando se muestrean en toda la planta. Si no es así, sospeche un desequilibrio del suelo. El ratio P:K es un indicador clave.

Los niveles de Brix siguen la intensidad del sol, por lo que son más bajos por la mañana que por la tarde. Si el Brix permanece estable durante el día, sospeche de deficiencias de boro. Este vital mineral traza es responsable de transportar los azúcares entre las raíces y las hojas.

Al igual que con todas las pruebas, los niveles de Brix deben ponderarse con otras herramientas y buenas observaciones. No es una herramienta para usar de forma aislada.

Tome buenos registros, tanto diarios como durante toda la temporada, para obtener una imagen real de sus cultivos.

Prueba de Infiltración

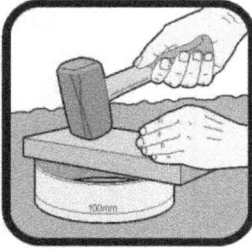

1

Colocar un trozo de madera sobre la parte superior del anillo.
Golpear la tabla con el martillo hasta que el anillo se clave
en el suelo hasta la marca de 100 mm.
Si el suelo está muy seco y compactado o rocoso, use un cuchillo
para hacer un corte en el suelo para el anillo, perturbando
el suelo lo menos posible.

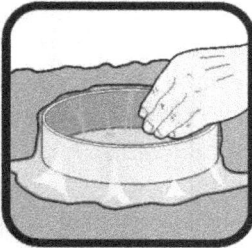

2

Cubrir la superficie del suelo dentro del anillo con un plástico
hasta cubrir completamente el suelo y el anillo.
Este procedimiento evita perturbar la superficie del suelo
cuando añadimos el agua.

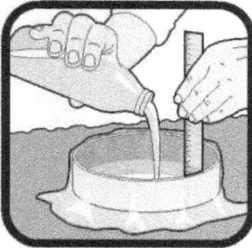

3

Insertar una regla y añadir 25 mm (1 pulgada) de agua.

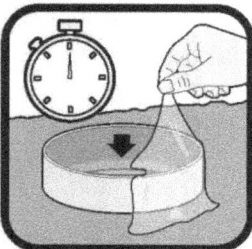

4

Retirar lentamente la hoja de plástico y comience a medir
el tiempo. Cuando desaparezca la última gota de agua,
vuelva a comprobar el reloj y vea cuántos segundos / minutos
tomó 25 mm de agua en filtrarse. Utilizando el mismo anillo,
repita los pasos 2, 3 y 4 un par de veces más. Anote el tiempo
para cada medida de infiltración. Toda la prueba debe realizarse
de forma consecutiva.

Si realiza varias pruebas y obtiene el mismo resultado, lo más probable es que este resultado sea una estimación precisa de la tasa de infiltración saturada.

Consideraciones de infiltración:

Si el suelo está saturado, la prueba de infiltración no servirá, así que espere unos días más para que se seque el suelo.

Si captura una lluvia adicional de 25 mm, puede significar 1/2 tonelada / ha (500 lb / ac) de rendimiento adicional.

Si la superficie del suelo es desigual dentro del anillo, cuente el tiempo hasta que la mitad de la superficie esté expuesta y brille.

La cantidad de humedad del suelo afectará la tasa de infiltración. Por tanto, se suelen realizar dos o tres pruebas de infiltración (si el suelo está seco). La primera pulgada de agua moja el suelo y la segunda pulgada da una mejor estimación de la tasa de infiltración del suelo.

Incluso un suelo de alta calidad, posiblemente tras tormentas continuas se dañará. El objetivo es mejorar la estructura del suelo para maximizar la infiltración y minimizar la escorrentía.

Indicadores de Seguimiento

Indicadores de suelo	Indicadores de plantas
Estructura y porosidad del suelo	Savia Brix / CE / pH
Color y número de moteados	Crecimiento de la planta
Color del suelo / carbono	Diversidad vegetal
Lombrices de tierra / escarabajos estercoleros	Legumbres (nódulos rojos)
¿Olor y sabor del suelo?	Malezas, plagas y enfermedades
Tasas de infiltración	Color de la planta
Capacidad de retención de agua	Terrenos con alta concentración en orina y estiércol
Relieve de superficie	Aprovechamiento / palatabilidad de los pastos
Temperatura	Desarrollo de la tierra alrededor de las raíces
Penetrómetro (compactación)	Longitud de la raíz y densidad de la raíz
PH del suelo, CE (conductividad eléctrica)	Área de suelo desnudo
Ensayos de minerales del suelo	Estrés por sequía
Ensayos biológicos del suelo	Costos de insumos para mantener la producción
Actividad enzimática	Pruebas de tejidos vegetales: minerales, RFV, ADF, proteína cruda …
Respiración	Almacenamiento y digestibilidad
Hongos: ratios bacterianos	Espectroscopia de infrarrojo cercano
Colonización micorrízica	
Diversidad biológica	

Cultivo de Micorrizas

Haga su propio inoculante de micorrizas: combine sustrato con materiales de raíces recolectados de plantas en ecosistemas locales saludables. *Cultive esporas de AMF en este sustrato utilizando hierba C4, como pasto Sudán, Paspalum, maíz, etc.*

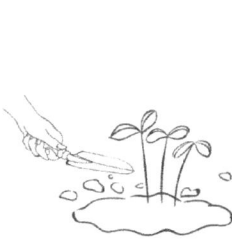

ENCUENTRA UN ANFITRIÓN

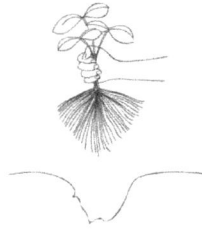

DESENTIÉRRALO

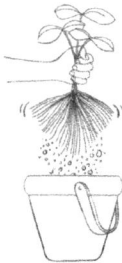

AGÍTALO

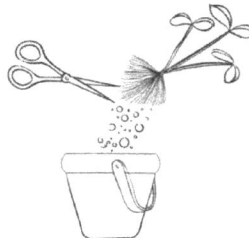

CÓRTALO

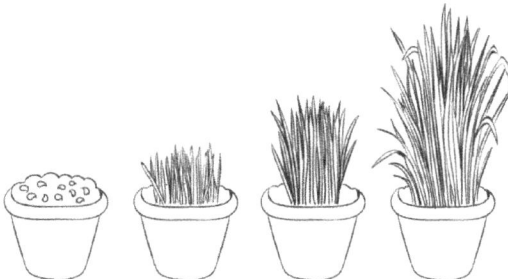

COSECHA EL CULTIVO TRAMPA EN 4 MESES

Estrategia de Transición: Malas Hierbas

Elaboración de te con malas hierbas

Llene un recipiente con su hierba molesta, coloque peso sobre de la hierba y déjela cocerse lentamente en su propio jugo. Si la planta contiene un alto contenido de celulosa o lignina, deberá agregar un poco de agua para ayudar a descomponerla. Ponga un grifo en la parte inferior del recipiente y extraiga el líquido para rociarlo sobre infestaciones graves. A veces se ven resultados extraordinarios y, ¡otras veces nada!

Pruebe diferentes tasas desde unos pocos 100 ml hasta 20 litros / Ha (2 gal / ac). Piensa que estás criando insectos a los que les gusta comer tu hierba y también estás concentrando los elementos traza que esta hierba ha estado acumulando. (Gracias a Steve Erickson por esta receta.)

Elaboración de productos químicos alelopáticos: coseche plantas maduras con sustancias químicas supresoras conocidas, como el rábano, el sorgo, el girasol o la mora. Seque y raspe estas plantas antes de remojarlas en agua sin cloro durante 24 horas. Filtra el líquido y aplica como lo harías con un herbicida. Los resultados han demostrado que este método puede ser más eficaz que los controles químicos. Necesitará muchos materiales vegetales para esto, alrededor de 25 kg / ha (lbs / ac).

Indicadores de Malas Hierbas

Suelo desnudo

Fumaria (*Fumaria muralis*), Verdolaga (*Portulaca oleracea*), Espurge manchado (*Euphorbia maculate*), Abrojo (*Tribulus terrestris*), Erísimo (*Sisymbrium officinale*), Cahiruela (*Convolvulus arvensis*)...

Baja Materia Orgánica

Roseta (*Hypochaeris radicata*), Maleza del Cabo (*Arctotheca calendula*), Hieracium (*Hieracium caespitosum*), Espiguilla (*Bromus tectorum*), Aliaria (*Alyssum alyssoide*), Centaurea (*Centaureahor stoebe*), Euphorbia (*Euphorbia esula*)...

Compactación o corteza superficiales con malezas

Acedera (*Rumex*), Cardo borriquero (*Cirsium arvense*), Bugalla (*Ranunculus repens*), Manzanilla (*Matricaria chamomilla*), Licopodio (*Lycopodium*), Menta Poleo (*Mentha pulegium*), Ciperáceas y Juncáceas.

Nitrato y válvulas de escape de malas hierbas

Maleza del Cabo (*Arctotheca* calendula), Hierba mora (*Solanum nigrum*), Albahaca larga (*Kochia scoparia*), Ortiga verde (*Urtica dioica*), Cenizo (*Chenopodium album*), Hordeum (*Hordeum jubatum*), Cardo Mariano (*Silybum marianum*)...

Alto potasio disponible y bajo fósforo

Malezas de hoja ancha: Diente de león (*Taraxacum*), Llantén (*Plantago major*), Toba (*Onopordum acanthium*), Tanaceto (*Descurainia pinnata*), Rábano silvestre (*Raphanus raphanistrum*), Verdolaga (*Portulaca oleracea*), Solanácea (*Solanaceae*), Hipérico (*Hypericum perforatum*), Verbachina (*Phytolacca octandra*)...

Sucesión temprana de especies de bacterias: Hordeum (*Hordeum jubatum*), Grama (*Elymus repens*), Avena (*Avena fatua*), Espiguilla (*Bromus tectorum*), Echinochloa (*Echinochloa*), Sorgo de Alepo (*Sorghum halepense*), Kikuyo (*Pennisetum clandestinum*), Cabeza de medusa (*Taeniatherum caput-medusae*).

Plantas Alelopáticas: Jacinto de agua (*Eichhornia crassipes*), Ajera (*Alliaria petiolate*), Centaurea (*Centaurea stoebe*), Albahaca larga

---

(*Kochia scoparia*), Nogal negro (*Juglans nigra*), Sorgo (*Sorghum bicolor*), Morera (*Morus*) and Centeno (*Lolium*)...

Suelos fúngicos o "somnolientos"

Zarzamora (*Rubus*), Rosa común (*Rosa*), Roble venenoso (*Toxicodendron diversilobum*), Cicuta (*Conium maculatum*), Dedaleras (*Digitalis*), Malva real (*Alcea rosea*), Hieracium (*Hieracium*), Sanguinaria (*Sanguinaria canadensis*), Ajenjo (*Artemisia absinthium*), Verbasco (*Verbascum*), Hipérico (*Hypericum perforatum*), Cinoglosa (*Cynoglossum officinal*), Matagouri (*Discaria toumatou*), Helecho (*Pteridium*), Tojo (*Ulex*), Escoba rubia (*Cytisus scoparius*), Chrysothamnus (*Chrysothamnus*), Artemisa (*Artemisia*), Sauce (*Salix*), Rosa mosqueta (*Rosa*), Espino africano (*Lycium ferocissimum*) o Algarrobo (*Prosopis*).

No micorriza

Hábitats perturbados, con baja competencia con otras plantas y alto contenido de fósforo en el suelo. Por ejemplo, *Amaranthaceae, Brassicaceae, Caryophyllaceae, Chenopodiaceae, Polygonaceae* y *Urticaceae.*

Cyperaceae, Juncaceae (Juncos), *Brassicaceae* (carraspique, mostaza, kochia, bolsa del pastor), *Amaranthaceae* (siempreviva, remolacha, espinaca, cenizo, quinua. Barrilla o cardo ruso (*Salsola tragus*), *Urticaceae, Lupinus* (Lupinos) and *Proteaceae* (Macadamia, limpiatubos o calistemo).

En entornos con P limitado, las especies han desarrollado raíces mineras de P especializadas sin MF, incluyendo *Cyperaceae, Haemodoraceae, Proteaceae* y *Restionaceae.*

Como regla general, si una planta es carnívora, vive en el agua o es un parásito de un árbol, ha evolucionado sin una relación micorrízica.

Índice

Bibliografía

Introduction
[1] www.scientificamerican.com/article/only-60-years-of-farming-left-if-soil-degradation-continues
[2] Ong, E. K., & Glantz, S. A. (2001). Construyendo "ciencia sólida" y "buena epidemiología": tabaco, abogados y empresas de relaciones públicas. Revista americana de salud pública, 91(11), 1749-1757.
[3] Imagen de Ikigai por @emmyzen (Emmy van Deurzen) fuente: https://t.co/TiRhcMD7HP

Capítulo Uno
[1] "Los gitanos del mar ". 60 minutos, 20 de Marzo, 2005.
[2] Asumir la responsabilidad de la complejidad. www.odi.org/sites/odi.org.uk/files/odi-assets/publications-opinion-files/6811.pdf
[3] www.oecd.org/environment/environmental-pressures-rising-in-new-zealand.htm
[4] www.pmcsa.org.nz/wp-content/uploads/PMCSA-Freshwater-Report.pdf
[5] Amundson, R.; Berhe, A. A.; Hopmans, J. W.; Olson, C.; Sztein, A. E.; Sparks, D. L. (2015). "Soil and human security in the 21st century". Science. 348 (6235): 1261071–1261071
[6] https://www.reuters.com/article/us-eu-morocco/western-sahara-dispute-should-invalidate-eu-morocco-fish-deal-eu-court-adviser-says
[7] "NOAA: Gulf of Mexico 'dead zone' is the largest ever measured". National Oceanic and Atmospheric Administration (NOAA).
[8] www.washingtonpost.com/science/a-major-punch-in-the-gut-midwest-rains-projected-to-create-gulf-dead-zone/2019
[9] http://www.tropentag.de/2005/proceedings/node181.html.
[10] http://www.stuff.co.nz/business/farming/4963565/Search-for-reasons-for-bucolic-beauty

Capítulo Cuatro
[11] Soudzilovskaia, N. A., van Bodegom, P. M., Moreno, C. T., van't Zelfde, M., McCallum, I., Fisher, J. B., & Tedersoo, L. (2018). La disminución de la vegetación ectomicorrízica provocada por el hombre ocasionó la pérdida del carbono del suelo. bioRxiv, 331884.
[12] Scarcella, A. S. D. A., Bizarria Junior, R., Bastos, R. G., & Magri, M. M. R. (2017). Temperature, pH and carbon source affect drastically indole acetic acid production of plant growth promoting yeasts. *Brazilian Journal of Chemical Engineering*, 34(2)
Leake, J., Johnson, D., Donnelly, D., Muckle, G., Boddy, L. and Read, D. (2004) Networks of power and influence: the role of mycorrhizal mycelium in controlling plant communities and agroecosystem functioning. Canadian Journal of Botany, Volume 82, Issue 8, 2004, pages 1016-1045
Catská, V. (2018) Interrelationships between vesicular-arbuscular mycorrhiza and rhizosphere microflora in apple replant disease Biologia Plantarum, Volume 36, Number 1, 99-104.
Rillig, M. C., Ramsey, P. W., Morris, S., & Paul, E. A. (2003). Glomalin, an arbuscular-mycorrhizal fungal soil protein, responds to land-use change. Plant and Soil, 253(2)
Kazda, M., Salzer, J., Schmid, I., & Von Wrangell, P. (2004). Importance of mineral nutrition for photosynthesis and growth of Quercus petraea, Fagus sylvatica and Acer pseudoplatanus planted under Norway spruce canopy. Plant and soil, 264(1-2), 25-34.
Repka, J. (1983). The effects of mineral nutrition on the photosynthetic and respiratory activity of leaves of Winter wheat and maize varieties. In Genetic Aspects of Plant Nutrition (pp. 279-283). Springer, Dordrecht.
https://www.researchnester.com/reports/biofertilisers-market-global-demand-analysis-opportunity-outlook-2024/193
Wang, L. (2001) Fungi slay insects and feed host plants.

American Society of Agronomy (ASA), Crop Science Society of America (CSSA). "Where has all the soil gone? Focusing on soil loss important to researchers." ScienceDaily. ScienceDaily, 18 June 2014.
 Bleam, W. F. (2012) Chapter 6 - Natural Organic Matter and Humic Colloids. Soil and Environmental Chemistry, Pages 209-256.
 Dixon, E. F., & Hall, R. A. (2015). Noisy neighbourhoods: quorum sensing in fungal–polymicrobial infections. Cellular microbiology, 17(10), 1431-1441
 Lefroy, E. 1991. Native grasses in south Western Australia. Proceedings of the Native Grass Workshop
 http://www.sciencemag.org/news/2012/08/amazon-seeds-its-own-rain
 https://www.nature.com/news/2008/080228/full/news.2008.632.html
 Taschetto, A. S., & England, M. H. (2009). An analysis of late twentieth century trends in Australian rainfall. International Journal of Climatology, 29(6), 791-807.
 http://austhrutime.com/west_australian_wheat_belt_salinity.htm
 http://soilquality.org.au/factsheets/soil-acidity
 http://farmdocdaily.illinois.edu/2016/09/international-benchmarks-for-wheat-production.html
 http://www.abc.net.au/7.30/tragedy-underlines-wa-farming-hardships/4651942
 Calculation based on 13,000 ha x 2T = 26,000T C x3.67 = 95,420 T CO_2e. Americans annual CO_2 emissions 18 T pp and non-americans at 4 T pp.
 http://www.anh-usa.org/wp-content/uploads/2016/04/ANHUSA-glyphosate-breakfast-study
[13] Peterson and Luxton, 1982; Lavelle and Spain, 2001
[14] DeAngelis 2016
[15] Wang, P., Wang, Y., & Wu, Q. S. (2016). Effects of soil tillage and planting grass on arbuscular mycorrhizal fungal propagules and soil properties in citrus orchards in southeast China. Soil and Tillage Research, 155, 54-61.
[16] Babikova, Z., Gilbert, L., Bruce, T., Dewhirst, S. Y., Pickett, J. A., & Johnson, D. (2014). Los hongos micorrízicos arbusculares y los pulgones interactúan cambiando la calidad de la planta huésped y la emisión de volátiles. Ecología funcional, 28(2), 375-385.
[17] https://www.researchnester.com/reports/biofertilisers-market-global-demand-analysis-opportunity
[18] Zhu, X. G., Long, S. P., & Ort, D. R. (2008). What is the maximum efficiency with which photosynthesis can convert solar energy into biomass? Current opinion in biotechnology, 19(2)
[19] Morriën, E., Hannula, S. E., Snoek, L. B., Helmsing, N. R., Zweers, H., De Hollander, M. & Duyts, H. (2017). Las redes del suelo se vuelven más conectadas y absorben más carbono a medida que avanza la restauración de la naturaleza. *Nature Comm*, 8, 14349.
[20] Pers Comm con Dr. David Johnson, Profesor adjunto de la Facultad de Agricultura de la Universidad Estatal de Chico.

Capítulo Cinco

[21] New Zealand State of the Environment Report 2010.
[22] www.pesticideinfo.org/Detail_Poisoning.jsp?Rec_Id=PC3583
[23] Grasso, L. L., Martino, D. C., & Alduina, R. (2016). Producción de compuestos antibacterianos a partir de actinomicetos. En *Actinobacteria-Basics and Biotechnological Applications* (p. 177-198). IntechOpen.
[24] Nota personal para Roger: la remolacha es una planta, ¡no una raíz de zanahoria o una raíz de patata!
[25] www.acsh.org/news/2018/07/28/geosmin-why-we-smell-air-after-storm
[26] Hemmings, S. M., Malan-Muller, S., van den Heuvel, L. L., Demmitt, B. A., Stanislawski, M. A., Smith, D. G., ... & Marotz, C. A. (2017). El microbioma en el trastorno de estrés postraumático y los controles expuestos al trauma: investigación. *Medicina psicosomática*, 79(8), 936.
[27] Deurer, M., Grinev, D., Young, I., Clothier, B. E. and Müller, K. (2009), El impacto de la gestión del carbono del suelo en la estructura de los macroporos del suelo: una comparación de dos sistemas de huertos de manzanas en Nueva Zelanda. Revista europea Ciencia del Suelo, 60: 945–955.
[28] http://reefrescueresearch.com.au/news/183-pesticide-dynamics-in-the-gbr
[29] Negri Andrew P. , Flores Florita , Röthig Till , Uthicke Sven , (2011), Herbicides increase the vulnerability of corals to rising sea surface temperature, Limnology and Oceanography, 56,

[30] Chen, Y. & Aviad, T. 1990. Humic substances in soil and crop sciences: selected readings. Proceedings of a symposium cosponsored by the International Humic Substances Society, Chicago, Illinois.
[31] Pozdnyakov, I. P., Sherin, P. S., Salomatova, V. A., Parkhats, M. V., Grivin, V. P., Dzhagarov, B. M., ... & Plyusnin, V. F. (2017). Photooxidation of herbicide amitrole in the presence of fulvic acid. *Environmental Science and Pollution Research*, 1-8
[32] Erisman, Jan Willem; Sutton, Mark A.; Galloway, James; Klimont, Zbigniew; Winiwarter, Wilfried (2008-09-28). "How a century of ammonia synthesis changed the world". *Nature Geoscience*. 1 (10)
[33] http://www.pmcsa.org.nz/wp-content/uploads/PMCSA-Freshwater-Report.pdf
[34] Gourley, C. J., Dougherty, W., Aarons, S., & Kelly, K. Mejorando la eficiencia del uso de Nitrógeno: desde el planeta a la ganadería.
[35] Khan, S. A., Mulvaney, R. L., Ellsworth, T. R., & Boast, C. W. (2007). El mito de la fertilización con nitrógeno para el secuestro de carbono del suelo. *Journal of Environmental Quality*, 36(6), 1821-1832.
[36] Kuzyakov, Y., & Domanski, G. (2000). Entrada de carbono de las plantas al suelo. Análisis. *Revista de Nutrición vegetal y Ciencia del Suelo*, 163(4), 421-431.
[37] Bhardwaj, K. K. R. & Gaur A. C. The effect of humic and fulvic acids on the growth and efficiency of nitrogen fixation of *Azotobacter chroococcum*. Folia Microbiologica Volume 15, Number 5, 364-367.
[38] Poudel, D.D. Horwath, W.R. Mitchell J.P, & Temple, S.R. (2001) Impacts of cropping systems on soil nitrogen storage and loss. Agric. Syst., 68 (2001)
[39] Kramer, A. W., Doane, T. A., Horwath, W. R., & Kessel, C. V. (2002). Combinando fertilizantes e insumos orgánicos para sincronizar el suministro de N en cultivos alternativos en California. *Agricultura, ecosistemas y medio ambiente*, 91(1), 233-243.
[40] Aguilera, E., Lassaletta, L., Sanz-Cobena, A., Garnier, J., & Vallejo, A. (2013). El potencial de los fertilizantes orgánicos y la gestión del agua para reducir las emisiones de N2O en cultivos mediterráneos. Análisis. *Agricultura, ecosistemas y medio ambiente*, 164, 32-52.
<u>41</u> Mouginot y otros (2014) Estequiometría elemental de hongos y bacterias de hojarasca de pastizales. Biología y bioquímica del suelo 76 (2014) 278-285.
[42] Wang, G., Sheng, L., Zhao, D., Sheng, J., Wang, X., & Liao, H. (2016). La distribución de nitrógeno y carbono está regulada por redes de nodulación y micorrizas en el sistema de cultivos intercalados de soja / maíz. *Fronteras en la Ciencia de las Plantas*, 7, 1901.
[43] Afkhami, M. E., & Stinchcombe, J. R. (2016). Múltiples efectos simbióticos sobre el genoma en la asociación tripartita entre Medicago truncatula, bacterias fijadoras de nitrógeno y hongos micorrízicos. *Ecología molecular*, 25(19), 4946-4962.
[44] Griffiths, B. S. (1994). Nematodos y protozoos que se alimentan de microbios en el suelo: sus efectos sobre la actividad microbiana y la mineralización del nitrógeno en los puntos críticos de descomposición y la rizosfera. *Planta y Suelo*
[45] De Vries, F. T., Hoffland, E., van Eekeren, N., Brussaard, L., & Bloem, J. (2006). Fungal/bacterial ratios in grasslands with contrasting nitrogen management. *Soil Biology and Biochemistry*, 38(8), 2092-2103
[46] De Vries, F. T et al (2012). Land use alters the resistance and resilience of soil food webs to drought. *Nature Climate Change*, 2(4), 276-280
[47] Asghari HR, Cavagnaro TR (2012) Arbuscular mycorrhizas reduce nitrogen loss via leaching. *PLoSONE7*
[48] Pimentel, D., Culliney, T. W., Buttler, I. W., Reinemann, D. J., & Beckman, K. B. (1989). Agricultura sostenible de bajos insumos bajo una gestión ecológica. *Agricultura, ecosistemas y medio ambiente*
[49] Chivenge, Pauline, Bernard Vanlauwe y Johan Six. "¿Influye combinación de fuentes de nutrientes orgánicos y minerales en la productividad del maíz? Meta-análisis." *Planta y Suelo* 342.1-2 (2011).

Capítulo Siete

[50] Feynman, J. & Ruzmaikin, A. Climatic Change (2007) 84: 295).
Fu, C., & Dan, L. (2018). The variation of cloud amount and light rainy days under heavy pollution over South China during 1960–2009. *Environmental Science and Pollution Research*, 25(3), 2369-2376.
Chambers, Jeffrey Q. and Paulo Artaxo. "Biosphere–atmosphere interactions: Deforestation size influences rainfall." *Nature Climate Change* 7.3 (2017): 175.

Evaluation on Cottonwood Ranch of Holistic Management. University of Nevada factsheet
https://www.unce.unr.edu/publications/files/nr/2004/FS0467.pdf.
http://rri.ualberta.ca/Portals/115/Documents/Presentations/Teague_UofA_Feb15_2017.pdf?ver=2017-02-
16-104508-157
Sanjari G, Ghadiri H, Ciesiolka CAA, Yu B (2008). "Comparing the effects of continuous and time-
controlled grazing systems on soil characteristics in Southeast Queensland" Soil Research 46, 348–358.
Teague, R., Provenza, F., Kreuter, U., Steffens, T., & Barnes, M. (2013). Multi-paddock grazing on
rangelands: Why the perceptual dichotomy between research results and rancher experience?. Journal of
Environmental Management, 128, 699-717.
Arunkumar, N., Banu, J. G., Gopalakrishnan, N., & Prakash, A. H. (2018). *APPLICATION ASPECTS OF WAX
DEGRADING BACTERIA FOR SUSTAINABLE CROP PRODUCTION.* EVERYMAN'S SCIENCE, 168.

[51] Ramanathan V, Crutzen PJ, Kiehl JT y otros (2001) Aerosoles, clima y ciclo hidrológico. Science
294(5549):2119–2124

[52] Pielke, 2001

[53] Vick, E. S., Stoy, P. C., Tang, A. C., & Gerken, T. (2016). El intercambio superficie-atmósfera de dióxido
de carbono, agua y calor sensible a través de una rotación de trigo-barbecho de tierras secas. *Agricultura,
ecosistemas y medio ambiente, 232,* 129-140.

[54] Taschetto, A. S., & England, M. H. (2009). Un análisis de las tendencias de finales del siglo XX en las
precipitaciones australianas. Revista Internacional de Climatología, 29(6)

[55] Failor, K. C., Schmale Iii, D. G., Vinatzer, B. A., & Monteil, C. L. (2017). Las bacterias activas de
nucleación de hielo en la precipitación son genéticamente diversas y nuclean el hielo mediante el empleo
de diferentes mecanismos. *Revista ISME, 11*(12), 2740.

[56] Sheil, D. (2018). Bosques, agua atmosférica y un futuro incierto: la nueva biología del ciclo global del
agua. *Ecosistemas Forestales, 5*(1), 1-22.

[57] Pokorný, Jan. "Disipación de la energía solar en el paisaje, controlada por la gestión del agua y la
vegetación." *Energía Renovable* 24.3-4 (2001): 641-645.

[58] https://www.westernsustainabilityexchange.org/range-riders

[59] Tuason, M. M. S., & Arocena, J. M. (2009). Biomineralización de oxalato de calcio por Piloderma fallax
en respuesta a varios niveles de calcio y fósforo. *Appl. Environ. Microbiol.*, 75(22), 7079-7085.

[60] https://www.csiro.au/en/Research/AF/Areas/Sustainable-farming/Soil-water-landscape/Water-
repellent-soils.

Capítulo Ocho

[61] Abbot, I. and C. A. Parker. (1981). Interactions between earthworms and their soil environment. Soil
Biology and Biochemistry. 13, 191-197.
Basker, A., A. MacGregor and J. Kirkman. 1993. Exchangeable potassium and other cations in non-
ingested soil and cast of two species of pasture earthworms. Soil Biology and Biochemistry. 25(12): 1673-
1677.
Bohlen, P. and C. A. Edwards. 1995. Earthworm effects on N dynamics and soil respiration in microcosms
receiving organic and inorganic nutrients. Soil Biology and Biochemistry. 27(3): 341-348.
Curry, J. P. and D. Byrne. 1992. The role of earthworms in straw decomposition and nitrogen turnover in
arable land in Ireland. Soil Biology and Biochemistry. 24(12)
Edwards, C. A. 1995. Historical overview of vermicomposting. BioCycle. 36(6): 56-58.
Edwards, C. A. and J. E. Bates. 1992. The use of earthworms in environmental management. Soil Biology
and Biochemistry. 14(12):1683-1689.
Elliot, P. W., D. Knight and J. M. Anderson. 1990. Denitrification in earthworm casts and soil from
pastures under different fertiliser and drainage regimes. Soil Biology and Biochemistry. 22(5): 601-605.
Hopp, H. 1949. The effect of earthworms on the productivity of agricultural soil. Journal of Agricultural
Research. 78(10): 325-339.
Joshi, N. V. and B. Kelkar. 1951. The role of earthworms in soil fertility. The Indian Journal of Agricultural
Science. 22(2): 189-196.

Lee, K. 1985. Earthworms. Their Ecology and Relationships with Soil and Land Use. Academy Press

Nielson, R. 1965. Presence of plant growth substances in earthworms demonstrated by paper chromatography and the Went Pea Test. Nature. 208(5015):1113-1114.

Parkin, T. and E. Berry. 1994. Nitrogen transformations associated with earthworm casts. Soil Biology and Biochemistry. 26(9):1233-1238.

Ruz-Jerez, B., P. Roger and R. Tillman. 1992. Laboratory assessment of nutrient release from a pasture soil receiving grass or clover residues, in the presence or absence of Lumbricus rubellus or Eisenia fetida. Soil Biology and Biochemistry. 24(12)

Spain, A., P. Lavelle and A. Mariotti. 1992. Stimulation of plant growth by tropical earthworms. Soil Biology and Biochemistry. 16(2): 185-189.

Whitaker, T. and G. Davis. 1962. Cucurbits: Botany, Cultivation and Utilization. World Crops Books Interscience Publisher, Inc., New York.

Slade, E. M., Riutta, T., Roslin, T., & Tuomisto, H. L. (2016). The role of dung beetles in reducing greenhouse gas emissions from cattle farming. *Scientific reports, 6*, 18140.

Losey, J. E., & Vaughan, M. (2006). The economic value of ecological services provided by insects. *AIBS Bulletin, 56*(4), 311-323.

Grant, C., Bittman, S., Montreal, M., Plenchette, C., & Morel, C. (2005). Soil and fertiliser phosphorus: Effects on plant P supply and mycorrhizal development. *Canadian Journal of Plant Science, 85*(1), 3-14. Flaten, Sheppard 2001 phosphorus nutrition).

https://www.nasa.gov/nasa-satellite-reveals-how-much-saharan-dust-feeds-amazon-s-plants/

Bird excrement global contribution to nutrients: https://www.nature.com/articles/s41467-017-02446-8

Doty SL, Sher AW, Fleck ND, Khorasani M, Bumgarner RE, Khan Z, et al. (2016) Variable Nitrogen Fixation in Wild *Populus*. PLoS ONE 11(5): e0155979. https://doi.org/10.1371/journal.pone.0155979

Microbes synergistic for P efficiency: Baas, Peter; Bell, Colin; Mancini, Lauren M.; Lee, Melanie N.; Conant, Richard T.; Wallenstein, Matthew D. (2016). "Phosphorus mobilizing consortium Mammoth P™enhances plant growth". PeerJ. 4

Gonzalez, C. Y. C. J., Zheng, Y., & Lovatt, C. J. (2008). Properly timed foliar fertilization can and should result in a yield benefit and net increase in grower income. In VI International Symposium on Mineral Nutrition of Fruit Crops 868 . pp. 273-286

Ali, L.K.M. and Elbordiny M.M. (2009). Response of Wheat Plants to Potassium Humate Application.

Schefe, C. R. Et al. (2008). Organic amendment addition enhances phosphate fertiliser uptake and wheat growth in an acid soil.

Gale, D.L et al. (2011). Opportunity to increase phosphorus efficiency through co-application of organic amendments with mono-ammonium phosphate (MAP).

DORNEANU et al (2011). Efficacy of liquid organomineral fertiliser with humates extracted from lignite on leaf fertilisation of crops in the vegetation period.

Leach, K.A. and Hameleers, A. (2011). The effects of a foliar spray containing phosphorus and zinc on the development, composition and yield of forage maize.

Mosali, J. et al. (2006). Effect of Foliar Application of Phosphorus on Winter Wheat Grain Yield, Phosphorus Uptake and Use Efficiency. Potarzycki, J. and Grzebisz, A. (2009). Effect of zinc foliar application on grain yield of maize and its yielding components. S. H. Chien et al (2011). Agronomic and environmental aspects of phosphate fertilisers varying in source and solubility: an update review.

Hettiarachchi, G.M. et al. (2009). Reactions of Fluid and Granular Copper and Molybdenum-Enriched Compound Fertilisers in Acidic and Alkaline Soils. Schefe, C. R. Et al. (2008). Organic amendment addition enhances phosphate fertiliser uptake and wheat growth in an acid soil. Gale, D.L et al. (2011). Gale, D. L. Opportunity to increase phosphorus efficiency through co-application of organic amendments with mono-ammonium phosphate (MAP). In *5 th World Congress on Conservation Ag*

[62] https://extension.psu.edu/earthworms

[63] Usmani, Z., Kumar, V., & Mritunjay, S. K. (2017). Vermicomposting of coal fly ash using epigeic and epi-endogeic earthworm species: nutrient dynamics and metal remediation. RSC Advances, 7(9),

[ii] Dey, M. D., Das, S., Kumar, R., Doley, R., Bhattacharya, S. S., & Mukhopadhyay, R. (2017). Ecological engineering, 106, 200-208.

[iii] Yadav, S. (2017). Potentiality of earthworms as Nanoscience and Plant–Soil Systems (pp. 259-278). Springer, Cham.

[64] Boots, B, Russell, C.W. y Green, D.S. 2019. Efectos de los microplásticos en los ecosistemas del suelo: por encima y por debajo del suelo. *Ciencia y Tecnología Ambiental*. Septiembre.

[65]Vijayabharathi R., Sathya A., Gopalakrishnan S. (2015) Plant Growth-Promoting Microbes from Herbal Vermicompost. In: Egamberdieva D., Shrivastava S., Varma A. (eds) Plant-Growth-Promoting Rhizobacteria (PGPR) and Medicinal Plants. Soil Biology, vol 42. Springer

[66] Brown, G.G., 1995. ¿Influyen las lombrices a la diversidad de comunidades microflorales? Suelo vegetal

[67] Pringle, R. M., Doak, D. F., Brody, A. K., Jocqué, R., & Palmer, T. M. (2010). El patrón espacial mejora el funcionamiento del ecosistema en una sabana africana. PLoS biology, 8(5),

[68] Evans, T.A. y otros. (2001) Hormigas y termitas aumentan el rendimiento de los cultivos en climas secos. Nat. Commun. 2:262 doi:0.1038/ncomms1257

[69] Kennedy Warne. Lugares: Nueva Zelanda, Revista National Geographic, Octubre 2002.

[70] Bryony Sands y otros. 2018. El uso continuo de parasiticidas en la ganadería afecta las asociaciones funcionales de los escarabajos estercoleros, *Agricultura, ecosistemas y medio ambiente*.

[71] https://cen.acs.org/articles/95/i40/Drug-resistant-roundworms-prompt

[72] Errouissi, F., Alvinerie, M., Galtier, P., Kerboeuf, D., & Lumaret, J. P. (2001). Los efectos negativos de los residuos de ivermectina en el estiércol de ganado utilizando un bolo de liberación sostenida en *Aphodius constans* (Duft.)(Coleoptera: phodiidae). Investigación Veterinaria, 32(5)

[73] Pat Coleby is the author of many books including "Natural Cattle Care" and "Natural farming." Her free choice mineral mix recipe is in these books.

[74] https://oregonstate.edu/instruct/css/330/three/Green.pdf.

[75] https://ageconsearch.umn.edu/bitstream/183026/2/IAAE-CONF-222.pdf.

[76] www.darrinqualmin.com

[77] Sparling, G.P. Shepherd, G.T. & Kettles, H.A. 1992. Cambios en el C orgánico del suelo, el C microbiano y la estabilidad de los agregados bajo el cultivo continuo de maíz y cereales y después de la restauración a los pastos en suelos de la región de Manawatu, Nueva Zelanda. Investigación de suelos y labranza, Volumen 24, Número 3,

[78] Daisog, H., Sbrana, C., Cristani, C., Moonen, A. C., Giovannetti, M., & Bàrberi, P. (2012). Los hongos micorrízicos arbusculares modifican las relaciones entre cultivos y malezas. *Planta y suelo, 353*(1-2)

[79] Grant, C., Bittman, S., Montreal, M., Plenchette, C., & Morel, C. (2005). Fósforo del suelo y fertilizantes: efectos sobre el suministro de P de las plantas y el desarrollo de las micorrizas. *Revista Canadiense de Ciencias Vegetales, 85*(1), 3-14.

[80] Barkley, A. E. y otros (2019) La quema de biomasa africana es una fuente importante de depósito de fósforo en el Amazonas, el Océano Atlántico tropical y el Océano Austral. Procedimientos de la Academia Nacional de Ciencias, Julio 2019

[81]http://www.adfg.alaska.gov/index.cfm?adfg=wildlifenews.view_article

[82] Contribución global de los excrementos de aves a los nutrientes: www.nature.com/articles/s4146

[83] Baas, Peter; Bell, Colin; Mancini, Lauren M.; Lee, Melanie N.; Conant, Richard T.; Wallenstein, Matthew D. (2016). "Phosphorus mobilizing consortium Mammoth P™ enhances plant growth". PeerJ. 4

Chapter Nine

[84] Mahmood, A., Turgay, O. C., Farooq, M., & Hayat, R. (2016). Biopriming de semillas con rizobacterias promotoras del crecimiento de las plantas: Análisis. *Ecología y microbiología FEMS, 92*(8).

[85] Bidabadi, S. S., & Mehralian, M. (2019). Siembra biológica de semillas para mejorar la germinación, el crecimiento de las plántulas y el rendimiento del aceite esencial de Dracocephalum Kotschyi Boiss, una planta medicinal en peligro de extinción en Irán. *Gesunde Pflanzen*, 1-11.

[86] White, J. F., Torres, M. S., Verma, S. K., Elmore, M. T., Kowalski, K. P., & Kingsley, K. L. (2019). Evidencia de microbivoria generalizada de bacterias endofíticas en las raíces de las plantas vasculares a

través de la degradación oxidativa en los espacios periplásmicos de las células de la raíz. *Mejora de PGPR en agricultura sostenible* (p. 167-193).

[87] Journals of the Lewis and Clark Expedition. July 17, 1806

Chapter Eleven

[88] Para más detalles sobre lo que indican las malas hierbas, lea: "Cuando las malas hierbas hablan" por Jay McCaman.

[89] Matos, C. C., Costa, M. D., Silva, I. R., & Silva, A. A. (2019). Capacidad competitiva y mineralización de la rizosfera de la materia orgánica durante las interacciones de la microbiota del suelo con las malezas. *Planta Daninha, 37.*

[90] Trognitz, F., Hackl, E., Widhalm, S., & Sessitsch, A. (2016). El papel de las interacciones planta-microbioma en el establecimiento y control de malezas. *Ecología y microbiología FEMS, 92*(10).

[91] Samad, A., Trognitz, F., Compant, S., Antonielli, L., & Sessitsch, A. (2017). Diversidad de microbiomas compartidos y específicos del hospedador y funcionamiento de la vid y las plantas de malezas que la acompañan. *Microbiología ambiental, 19*(4), 1407-1424.

[92] Lei, S., Xu, X., Cheng, Z., Xiong, J., Ma, R., Zhang, L., ... & Tian, B. (2019). Análisis de la composición de la comunidad y la diversidad bacteriana del microbioma de la rizosfera en diferentes taxones de plantas. *MicrobiologyOpen, 8*(6), e00762.

[93] Sindhu, S. S., Khandelwal, A., Phour, M., & Sehrawat, A. (2018). Potencial bioherbicida de los microorganismos de la rizosfera para el manejo ecológico de malezas. En *Papel de los Microbios Rizosféricos en el Suelo* (p. 331-376). Springer, Singapore.

[94] Elmore, M. T., White, J. F., Kingsley, K. L., Diehl, K. H., & Verma, S. K. (2019). Pantoea. Associated with Digitaria ischaemum. Especies de plantas competidoras inhibidoras de semillas. *Microorganismos, 7*(5)

[95] Lawley, Y. E., J. R. Teasdale y R. R. Weil. 2012. " El mecanismo para la supresión de malezas mediante un cultivo de cobertura de rábano." Revista de Agronomía 104: 205–214.

[96] https://www.slideshare.net/bio4climate/richard-teague-grazing-down-the-carbon-the-scientific-case-for-grassland-restoration-42538237.

[97] Schullehner, J., Hansen, B., Thygesen, M., Pedersen, C. B., & Sigsgaard, T. (2018). Nitrato en el agua potable y riesgo de cáncer colorrectal: un estudio de población a nivel nacional. Revista Internacional sobre el Cáncer, 143(1), 73-79.

Capítulo Doce

[98] Szczepaniec, A., Creary, S. F., Laskowski, K. L., Nyrop, J. P., & Raupp, M. J. (2011). El insecticida neonicotinoide imidacloprid causa brotes de ácaros rojos en olmos en paisajes urbanos. *PLoS One, 6*(5), e20018.

[99] Simon-Delso, N., Amaral-Rogers, V., Belzunces, L.P., Bonmatin, J.M., Chagnon, M., Downs, C., Furlan, L., Gibbons, D.W., Giorio, C., Girolami, V. y Goulson, D., 2015. Insecticidas sistémicos (neonicotinoides y fipronil): tendencias, usos, modo de acción y metabolitos. *Investigación en Ciencias Ambientales y Contaminación, 22*(1),

[100] Mitchell, E. A., Mulhauser, B., Mulot, M., Mutabazi, A., Glauser, G., & Aebi, A. (2017). Una encuesta mundial de neonicotinoides en la miel. *Science, 358*(6359),

[101] Pimentel, D. (1995). Cantidades de plaguicidas que llegan a las plagas objetivo: impactos ambientales y ética. *Revista de Ética Agrícola y Ambiental, 8*(1), 17-29.

[102] M. Eng y otros. Un insecticida neonicotinoide reduce el abastecimiento de combustible y retrasa la migración de los pájaros cantores. *Science.* Vol. 365, Septiembre 13, 2019.

[103] R.L Stanton, C.A. Morrissey and R.G. Clark. Análisis de las tendencias y los impulsores agrícolas de la disminución de las aves de las tierras agrícolas en América del Norte. *Agricultura, Ecosistemas y Medio Ambiente.* Volumen 254, 15 de Febrero, 2018.

[104] Hageman, K. J., Aebig, C. H., Luong, K. H., Kaserzon, S. L., Wong, C. S., Reeks, T., ... & Matthaei, C. D. (2019). Plaguicidas de uso actual en corrientes de Nueva Zelanda: comparación de resultados de muestras al azar y tres tipos de muestreadores pasivos. *Contaminación Ambiental, 254*, 112973.

[105] Szczepaniec, A., Raupp, M. J., Parker, R. D., Kerns, D., & Eubanks, M. D. (2013). Los insecticidas neonicotinoides alteran las defensas inducidas y aumentan la susceptibilidad a los ácaros en plantas de cultivo relacionadas lejanamente. *PloS one, 8*(5)

[106] Szczepaniec, Adrianna, Michael J. Raupp, Roy D. Parker, David Kerns y Micky D. Eubanks. (2013) " Los insecticidas neonicotinoides alteran las defensas inducidas y aumentan la susceptibilidad a los ácaros en plantas de cultivo relacionadas lejanamente." *PloS one* 8, no. 5 (2013)

[107] Chiriboga A (2009) Respuestas fisiológicas de las plantas leñosas a las formulaciones de imidacloprid. MSc tesis. Universidad Estatal de Ohio. 130 p.

[108] https://practicalfarmers.org/wp-content/uploads/2018/10/Jonathan-Lundgren-Insects-and-Soil-Health.pdf

109 Gould, F., Brown, Z. S., & Kuzma, J. (2018). Evolución malvada: ¿Podemos abordar el dilema sociobiológico de la resistencia a los pesticidas?. *Science, 360*(6390), 728-732.

[110] Bass, C., & Jones, C. (2018). Resumen editorial: Plagas y resistencia: resistencia a plaguicidas en plagas de cultivos de artrópodos y vectores de enfermedades: mecanismos, modelos y herramientas. *Opinión actual de la ciencia de los insectos, 27,*

[111] https://www.epa.gov/sites/production/files/2014-10/documents/benefits_of_neonicotinoid_seed_treatments_to_soybean_production_

[112] Douglas, M. R., & Tooker, J. F. (2015). La implementación a gran escala de tratamientos de semillas ha impulsado un rápido aumento en el uso de insecticidas neonicotinoides y el manejo preventivo de plagas en cultivos de campo de EE. UU.. *Ciencia y tecnología ambiental, 49*(8), 5088-5097.

[113] Bourguet, D., & Guillemaud, T. (2016). Los costos ocultos y externos del uso de plaguicidas. En *Sustainable Agriculture Reviews* (p. 35-120). Springer, Cham.

[114] LaCanne, C. E., & Lundgren, J. G. (2018). Agricultura regenerativa: fusionar la agricultura y la conservación de los recursos naturales de forma rentable. *PeerJ, 6,* e4428.

[115] Thakur, M., Sohal, B. S., & Sandhu, P. S. (2016). Impacto de la pulverización de elicitor sobre plagas de Alternaria y el rendimiento de las especies Brassica juncea y Brassica napus. Journal of Oilseed Brassica, 1(1), 78-82.

[116] Simon-Delso, N., Amaral-Rogers, V., Belzunces, L.P., Bonmatin, J.M., Chagnon, M., Downs, C., Furlan, L., Gibbons, D.W., Giorio, C., Girolami, V. y Goulson, D., 2015. Insecticidas sistémicos (neonicotinoides y fipronil): tendencias, usos, modo de acción y metabolitos. *Investigación en Ciencias Ambientales y Contaminación, 22*(1),

[117] Bohlen, P. J., & House, G. (2009). *Gestión sostenible de agroecosistemas: integrando la ecología, la economía y la sociedad*. CRC Press.

[118] Busch, J. W., & Phelan, P. L. (1999). Modelos de mezcla del crecimiento de la soja y el comportamiento de los herbívoros en respuesta a las interacciones de nutrientes nitrógeno-azufre-fósforo. *Entomología Ecológica, 24*(2)

[119] Beanland, L., Phelan, P. L., & Salminen, S. (2003). Interacciones de micronutrientes en el crecimiento de la soja y el desempeño del desarrollo de tres insectos herbívoros. *Entomología Ecológica, 32*(3), 641-651.

[120] Tiwari, S., Singh, A., & Prasad, S. M. (2018). Regulación del estrés de los pesticidas sobre las actividades metabólicas de las plantas. En *Adaptaciones metabólicas en plantas durante el estrés abiótico* (p. 121-132). CRC Press.

[121] Sharma, E., Anand, G., & Kapoor, R. (2017). Terpenoides en plantas y defensa reforzada por micorrizas arbusculares contra insectos herbívoros. *Anales de botánica, 119*(5), 791-801.

[122] http://outgro.co.nz/wp-content/uploads/2013/10/Outgro-Report.pdf.

[123] Agnello, Art, Peter Jentsch, Elson Shield, Tony Testa and Melissa Keller. (2014) "Evaluation of Persistent Entomopathogenic Nematodes." Evaluation of Persistent Entomopathogenic Nematodes for Biological Control of Plum Curculio 22.1: 21-23. Cornell University Dept. of Entomology.

[124] An, R., Orellana, D., Phelan, L. P., Cañas, L., & Grewal, P. S. (2016). Los nematodos entomopatógenos inducen resistencia sistémica en tomate frente a Spodoptera exigua, Bemisia tabaci y Pseudomonas syringae. Control biológico, 93,

[125]Kaaya, G. P., & Hedimbi, M. (2012). El uso de hongos entomopatógenos, Beauveria bassiana y Metarhizium anisopliae, como bioplaguicidas para el control de garrapatas. *Revista Internacional de Ciencias Agrícolas*, 2(6), 245-250.

[126] Boucias, D., Liu, S., Meagher, R., & Baniszewski, J. (2016). Fungal dimorphism in the entomopathogenic fungus Metarhizium rileyi: detection of an in vivo quorum-sensing system. Journal of invertebrate pathology, 136

[127] Vidal, S., & Jaber, L. R. (2015). Hongos entomopatógenos como endófitos: interacciones planta-endófito-herbívoro y perspectivas de uso en el control biológico. *Current Science*.

[128] http://fantasticfungi.com/paul-stamets-bee-friendly/.

[129] Wei, Z., Gu, Y., Friman, V. P., Kowalchuk, G. A., Xu, Y., Shen, Q., & Jousset, A. (2019). La composición y el funcionamiento iniciales del microbioma del suelo predeterminan la salud futura de las plantas. *Science Advances*, 5(9)

[130] Hale, A. N., Lapointe, L., & Kalisz, S. (2016). La alteración por invasores de los mutualismos de plantas subterráneas reduce la adquisición de carbono y altera los patrones de asignación en una hierba del bosque nativo. *New Phytologist*, 209(2), 542-549.

[131] Mao, W., Schuler, M. A., & Berenbaum, M. R. (2017). La interrupción del metabolismo de la quercetina por fungicida afecta la producción de energía en las abejas melíferas (Apis mellifera). *Procedimientos de la Academia Nacional de Ciencias*, 114(10)

[132] Martínez-Medina, A., Fernández, I., Sánchez-Guzmán, M. J., Jung, S. C., Pascual, J. A., & Pozo, M. J. (2013). Descifrando la red de señalización hormonal detrás de la resistencia sistémica inducida por Trichoderma harzianum en tomate. *Fronteras en la ciencia de las plantas*, 4, 206.

[133] Worrall, D., Holroyd, G. H., Moore, J. P., Glowacz, M., Croft, P., Taylor, J. E., ... & Roberts, M. R. (2012). El tratamiento de semillas con activadores de las defensas de las plantas genera un cebado duradero de resistencia a plagas y patógenos.. *New Phytologist*, 193(3), 770-778.

[134] Dufour, R. (2006). Uvas: producción ecológica. *Estados Unidos: ATTRA-Servicio Nacional de Información sobre Agricultura Sostenible*.

[135] Gatarayiha, M. C., Laing, M. D., & Miller, R. M. (2010). Combinando aplicaciones de silicato de potasio y Beauveria bassiana a cuatro cultivos para controlar dos ácaros manchados, Tetranychus urticae Koch. *Revista internacional de gestión de plagas*, 56(4),

Capítulo Trece

[136] https://www.the-scientist.com/news-opinion/epa-cancels-registrations-for-12-neonicotinoid-pesticides-65956

[137] https://www.youtube.com/watch?v=4UkZAwKoCP8

[138] Vea el perfil de Kate Indrelands, General Mills en https://youtu.be/gWglTPo-FJk

[139] https://www.vbs.net.au/wp-content/uploads/2019/03/Graziers-with-better-profit-and-biodiversity_Final-2019.pdf

" *El insecticida común puede dañar el cerebro de los niños más que el de las niñas*". *Scientific American*. 21 de Agosto, 2012.

U.S. EPA (2002). " *Decisión de elegibilidad de reinscripción provisional para clorpirifós*" (PDF). 19 de Noviembre, 2012.

Con Toda Mi Gratitud

Nunca imaginé que escribir un libro sería como correr un maratón y, al mismo tiempo, tan gratificante. Nada de esto hubiera sido posible sin mi familia, en particular mi hermano Jeremy. Como algo de la familia, diseñó la portada del libro, leyó cada capítulo, ofreció críticas y ha estado allí para filmar muchas de mis aventuras en la tierra. Es el chico de ciudad que más conoce el tema del suelo. Te quiero mucho. Siento haberte pegado cuando éramos niños.

Le doy las gracias eternamente a mi mamá, Michele, la mejor compañera de viaje y mayor fan. Me levantas y me sacudes el polvo tras cualquier desafío y estás ahí para celebrar los éxitos. Me diste una independencia feroz, el amor por los viajes y tantas otras peculiaridades de mi personalidad que me permiten vivir la vida con facilidad.

Papá, eres el más amable y generoso de los espíritus. Fomentaste mi amor por la agricultura, la naturaleza y la observación. Este libro no habría sido posible sin la financiación de mi educación y el descubrimiento de la "granja de gusanos". Estoy muy agradecido de no tener que cargar con la deuda de préstamos estudiantiles. Os perdono por no haberme regalado un perrito o un pony. Lo compenso ahora.

Querida Nan-nan, me diste consuelo, inspiración y muchos recuerdos llenos de alegría, sentados en la alfombra disfrutando de la luz del sol con la Enciclopedia Británica y Louis Lamour como compañía. Gracias por tu amor, paciencia y tu arroz con leche.

Ha sido toda una comunidad la que me ha ayudado a hacer realidad este libro, los innumerables oídos, la paciencia, las historias y las críticas. Gracias a todos aquellos que se han reído de mi frase: "¡Terminaré el libro pronto!" Siempre estaré en deuda con Wendy Cashmore y Gwen Grelet, por su inspiradora ayuda editorial, sus astutas ideas y por verificar mis referencias. Ambas son mujeres increíbles, que brindan liderazgo e inspiración a muchas como yo. Una hermosa demostración de que estar involucrada en la ciencia y la agricultura, no significa sacrificar la esencia de lo que significa ser mujer. ¡Me quito el sombrero ante ustedes, queridas amigas!

Para todos en el equipo de Integrity Soils, Michael, Kim, Angus, Jules y Michelle, me consienten como la "estrella", me llaman "torpe" y me inspiran todos los días a mejorar mis defectos. Sobre todo toleran mi caos absoluto con amor, ingenio y cierta resignación de que nunca sabéis dónde me encuentro. Gracias, Jules, por ser mi hombro en el que llorar y por considerarnos extraordinarios a todos. Es un honor para mí estar en este viaje junto con ustedes en esta increíble compañía y por "ser parte de" este trabajo. Todos ustedes son realmente una demostración de cómo se ve la "integridad" en el mundo.

He tenido la suerte de cruzarme con algunas escritoras increíbles: Judith Schwartz, Didi Pershouse y Gretel Ehrlich. Sois una fuente de inspiración. Gracias por vuestra orientación y paciencia.

Para mi familia estadounidense, Kate, Roger, Betsy y Anne, ustedes son como un puerto donde descansar durante la tormenta. Me han acogido con amor incondicional y sois como una familia. Gracias por permitir que mi pony y yo estacionemos en vuestro césped durante los viajes. Vuestro café matutino, abrazos, panqueques al microondas, entusiasmo por la vida y tormentas de ideas vespertinas son una profunda y rica fuente de motivación. Todos los días agradezco que nuestros caminos se cruzaran y tuvieráis el valor de "probar algo", incluida la amistad de una engreída "kiwi".

A todos aquellos que han contribuido a que esté de una pieza: Dave Pratt, Gretta Carney, Nick Pattison, Rachelle y Justin Armstrong. Caroline Masters, Aunty Cathy, Malou y la familia Anderson, Marion Thompson, Bruce y Rachel Nimon , Tony Eprile, Monica Ravenheart, el equipo de WD, Paul y Elli Hawke, Katherine Cross, Charlotte Coddington y Mike Masters. A Wendy Millet, Elaine Patarini y todo el equipo de Women in Ranching, ¡mi perro se emociona! Y al oficial de aduanas de EE. UU. con cara de rata, mientras cerrabas una puerta, me abriste un mundo completamente nuevo lleno oportunidades, muchísimas gracias.

A mis mentores, entusiastas e inoculadores, que abrieron la puerta a los conceptos y principios que sustentan el proceso del suelo: Dr. Arden Anderson, Gary Zimmer, Jerry Brunetti, Di e Ian Haggerty, Steve Erickson, Betsy Ross, Graeme Sait, Daniel Hillel, Stuart Hill, Thelma y John Williams, Gary Zimmer, Masanobu Fukuoka y Elaine Ingham. Y a ti, Chrissy. Y a todos los regeneradores, por su confianza y amor al invitarme a sus hogares, familias y sus tierras. Ustedes han sido mis mejores maestros, fuente de inspiración y la base sobre la que se construyó este libro.

Quiero agradecer a TODOS los que alguna vez me enseñaron algo o me dieron ánimo y aliento. En particular, un agradecimiento nostálgico a Pennie Brownlee. Completé su "Certificado en enseñanza de adultos" cuando tenía 26 años. Comenzó el programa con la declaración; "No se puede enseñar a los demás, hasta que uno se ama a sí mismo". Ha sido un largo camino, pero ahora veo que tenías razón, el amor es la base del aprendizaje, la curiosidad y la salud. Pennie dijo que las palabras más profundas que jamás se le dijeron fueron "Eres una maestra, sal y enseña". ¡Me transmitiste ese mensaje y te escuché! Muchas gracias.

Y a Bryn, a quien dedico este libro. Tu generosidad me permite seguir mis sueños, mientras tú sigues tu camino. Confió en este proceso: cavando profundo es como se encuentra el oro y tu fuerte corazón de guerrero brillará. Te quiero hasta la luna y más allá.

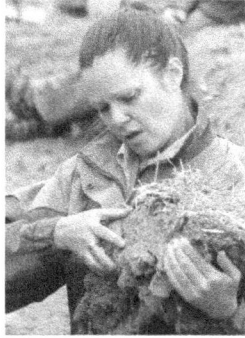

Sobre la Autora

Nicole Masters, nacida en Nueva Zelanda, es una agroecóloga independiente, pensadora sistémica, autora y educadora. Tiene amplia experiencia en ecología, ciencias del suelo y estudios de aprendizaje organizacional en Nueva Zelanda. Nicole es reconocida como una oradora dinámica con amplios conocimientos sobre la salud del suelo.

Su equipo de coach de suelos en Integrity Soils tiene un historial probado de trabajo junto con productores de alimentos y fibra en los EE. UU., Canadá, Australia y Nueva Zelanda, llevando a las empresas agrícolas al siguiente nivel en densidad nutricional, rentabilidad y resultados ambientales.

Nicole ha trabajado en estrecha colaboración con una amplia variedad de sectores de producción: lácteo, ovino y bovino, viticultura, compost, viveros, huertas, caballos de carreras, de terrenos domésticos a cultivos a gran escala. Trabajar junto a clientes tan diversos ha fomentado una amplia comprensión de los desafíos que enfrentan los diferentes sistemas de producción. Ha diseñado y desarrollado programas educativos para diversas organizaciones: consultores, empresas, cuidado de la tierra y servicios de extensión agraria.

Nicole es una de un número creciente de personas que están facilitando el mundo en rápida expansión de la producción de alimentos de calidad y las economías regenerativas biológicas.

Nicole vive actualmente en América del Norte y viaja con su caballo y su remolque. Su equipo en Integrity Soils está disponible para talleres, capacitación en equipo, apoyo, conferencias y masterclasses. Dispone de una amplia gama de cursos sobre suelo y la plataforma Regen, una app para el seguimiento del suelo. Para saber más:

info@integritysoils.co.nz
www.integritysoils.co.nz

www.ingramcontent.com/pod-product-compliance
Lightning Source LLC
Chambersburg PA
CBHW022139020426
42334CB00015B/961